"看護につなげる"
形態機能学

菱沼 典子
聖路加国際大学名誉教授

メヂカルフレンド社

はじめに

　人間は、からだという実体をもち、生物学的な生命を有しています。ですから、人間にはたらきかける仕事をしている私たち看護職には、人体についての知識は必須であり、基礎教育の初年度に必ず学習しています。また社会の人たちからは、看護職はからだについてよく知っているとみなされています。ところが人体の構造（解剖学）と機能（生理学）は苦手だ、という看護学生・看護職が多いのです。

　健康上の問題から、いつもと違う生活を送る（たとえば入院する、手術をする）、あるいはこれまでの生活を変える（たとえば糖尿病で食生活を変える、ストーマ造設で排便の仕方を変える）という状況に遭遇した人々は、とまどいながらも変化した生活を送らなければなりません。そのとき、どんな状況においても、その日の生活を全うできるように支援するのが、看護職の仕事の一つです。自宅とは環境の違う病院での生活のオリエンテーションをするのも、ベッド上だけで24時間過ごす人々の手足になったり情報源になるのも、看護の仕事です。

　毎日の暮らしはあまりに当たり前すぎて、日常生活を支援することの意味を説明するのはかえって難しいかもしれません。しかし、息をして、食べて、飲んで、出して、寝るという、繰り返される毎日の暮らしがあってこそ、生命が維持できます。こうした日々の暮らしと生命維持の関係を恒常性維持の視点から見直し、看護の意義を理解する道筋を、1997～1998年に『クリニカルスタディ』誌に連載しました。本書の第Ⅰ部はその原稿に加筆修正し、1999年に『看護のための人体機能学入門』として出版したものです。

　その後10年が経っても、からだは苦手と思っている看護学生・看護職が多いことには変わりがありませんでした。からだの知識を看護に使うことを、もっと多くの看護学生や看護職に伝えたくて、2009～2010年に「"?"からイメージするからだのふしぎ」を、同じく『クリニカルスタディ』誌に連載しました。今回これを第Ⅱ部として加え、新しい1冊になりました。

　人間のからだは本当によくできています。知れば知るほど感心し、おもしろいものです。本書をとおし、読者の皆さんがからだはおもしろいと思い、からだの知識を日々の看護に使っていくきっかけをつかんでいただければ幸いです。

　本書は、聖路加看護大学での形態機能学の講義や、講演会などでいただいた看護職からの質問、市民との勉強会で得たヒントが土台になっています。関係してくださったすべての方々に、厚くお礼申し上げます。

2012年9月　**菱沼典子**

CONTENTS

I いのちを支えるからだの仕組み　001

PART 1　体液とその循環　001

- CHAPTER 01　体液① 細胞内液、間質液、血漿　002
- CHAPTER 02　体液② 水分出納　009
- CHAPTER 03　血 圧　015
- CHAPTER 04　心臓収縮の機構　022
- CHAPTER 05　脈 拍　030

PART 2　内部環境の恒常性の維持　037

- CHAPTER 06　酸素と二酸化炭素の恒常性　038
- CHAPTER 07　血糖値の恒常性　051
- CHAPTER 08　水素イオン濃度（pH）の恒常性　058
- CHAPTER 09　体温の恒常性　070

PART 3　調節機構　077

- CHAPTER 10　神経性調節と液性調節　078
- CHAPTER 11　神経性調節　自律神経系による内部環境の維持　081
- CHAPTER 12　液性調節　ホルモンによる内部環境の維持　089
- CHAPTER 13　ストレス　100
- CHAPTER 14　まとめとおさらい　からだの仕組みと看護　106

アイコンの説明

p.000 参照　本文の内容に関連するページ数を示しています

看護point　看護場面で役立つポイントを示しています

design／吉名 昌（はんぺんデザイン）
illustration／北原 功

II "なぜ？なに？"から考える からだの不思議 113

CHAPTER 01 呼吸機能とヘモグロビンのはたらき 114
　O_2サチュレーションを測るのは、なぜ？

CHAPTER 02 胎児循環から一人前の循環へ 122
　産声は、なぜ大切なの？

CHAPTER 03 自律神経系のはたらき 130
　喘息の薬を飲むと、ドキドキするのはなぜ？

CHAPTER 04 尿生成のメカニズムと血圧の調整 138
　血圧と腎臓って、どんな関係があるの？

CHAPTER 05 骨の生理と女性ホルモンのはたらき 146
　骨粗鬆症って、なに？

CHAPTER 06 「がん」から学ぶ4つの組織 154
　白血病や脳腫瘍に、「がん」という言葉がつかないのはなぜ？

CHAPTER 07 心臓のはたらき 162
　心臓が自力で動けるのは、なぜ？

CHAPTER 08 やさしく学ぶ免疫の仕組み 170
　自己免疫疾患って、なに？

CHAPTER 09 脳を養う動脈とその病変 178
　頭蓋内圧が上がると、なぜ危険なの？

CHAPTER 10 知られざる!? 脾臓のはたらき 186
　脾臓って、なんだろう？

CHAPTER 11 膵臓のはたらきと糖尿病 194
　ランゲルハンス島って、どんな島？

CHAPTER 12 胆道系の構造とはたらき 202
　"お通じの色が薄い"って、なんのサイン？

CHAPTER 13 記憶の不思議と認知症 210
　「忘れた」と「覚えられない」は、同じこと？

もっと勉強したい方へ〜 Further Readings 218
INDEX〈索引〉 219

Ⅰ いのちを支えるからだの仕組み
PART 1 体液とその循環

私たちが空気に囲まれているように、細胞は水に囲まれています。
このからだの内部の細胞の環境を**内部環境**といいます。
間質液、血漿が、内部環境をつくっています。
内部環境が安定しているからこそ、
細胞は、一定量の仕事を続けていくことができます。
循環器系は、内部環境を整えるために様々な物質の流通を担っています。

CHAPTER 01　体液① 細胞内液、間質液、血漿
CHAPTER 02　体液② 水分出納
CHAPTER 03　血圧
CHAPTER 04　心臓収縮の機構
CHAPTER 05　脈拍

体液① 細胞内液、間質液、血漿

皆さんは、病棟で水分出納量を測ったことがありますか？
食事のときの水分量、輸液量、尿量、ドレーンからの排液量などを測り、
からだに入った水分量と、からだから出た水分量をそれぞれ合計し、その差を見て、
「入ったほうが多い」「出たほうが多い」「だいたい同量だ」などといっていますが、
これは何を意味しているのでしょうか？

keyword ・細胞内液 ・間質液 ・血漿 ・細胞外液 ・膠質浸透圧 ・浮腫 ・内部環境

☐ 細胞内の水を合計すると体重の40％

　からだは細胞からできていますが、細胞の中には水分がかなり含まれています。細胞の中にあるこの水分をすべて合計すると、体重の約40％にも達します（ただし脂肪細胞は例外で、細胞内が脂肪で埋められていて水分はほとんどありません。脂肪細胞以外の細胞の原形質には、水分がたっぷり入っています）。

　この細胞内の水分を細胞内液とよびますが、細胞内液は細胞の中でじっとしているのでしょうか？ いいえ、細胞内液は細胞の膜を通り抜けて、細胞の周囲にある間質液と行ったり来たりしています［▲図Ⅰ-1①］。からだをつくっている細胞は、乾燥した環境の中にいるのではなく、間質液という水に浸かっています。もし、からだの中が乾

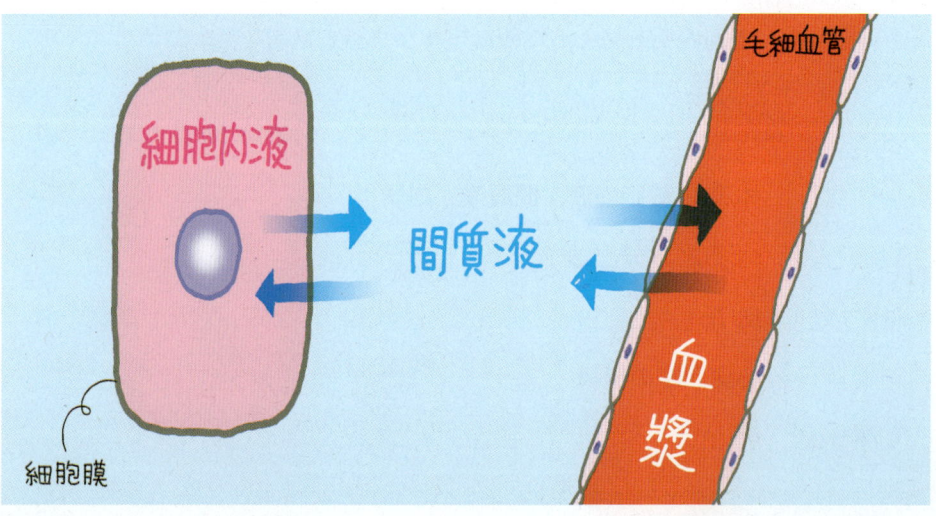

▲図Ⅰ-1① ●細胞内液と間質液

いていて、細胞同士が擦れ合っているとしたらどうでしょう、ちょっと想像してみてください──。息をするたびに、肺の細胞がガサガサと音を立てて擦れたとしたら……、息も途中で止まってしまいそうですね。からだの中は間質液でびしょびしょに濡れた状態になっています。その中に浸かっている細胞は、細胞膜を隔てた細胞内液と間質液の間で、水分ばかりでなく、いろいろな物質のやり取りをして生きているのです。

◻ 間質液は、どこから来る？

では、この間質液はいったいどこから出てくるのでしょうか──。

生きている細胞の周囲を満たしている間質液は、血液の分身です。心臓から送り出された血液は、大動脈からどんどん枝分かれをして毛細血管にやってきます。毛細血管はからだ中に張りめぐらされていて、からだのすべての細胞に必要な水分、酸素、酵素、アミノ酸、糖分などを運ぶ通路です。毛細血管は酸素の多い動脈血が入っている動脈側と、酸素を細胞に渡してしまった後の静脈側とに区別することができます。毛細血管の動脈側と静脈側では、血管にかかる圧力（血圧）が異なっています。動脈側の血圧は約35mmHg、静脈側では約15mmHgといわれています。

さて、間質液はこの毛細血管から血漿が滲み出したものです［▲図Ⅰ-1 ①］。血液を、血液凝固を阻止するヘパリンを入れた試験管に入れて置いておくと、血球成分（赤血球、白血球、血小板）と血漿成分に分かれることはご存じでしょう。試験管の下のほうには血球がたまります。血液の約40〜45％程度が血球で占められ、その上澄みの部分が血漿です［▲図Ⅰ-1 ②］。この血漿が毛細血管の壁を通り抜けて、間質液になるのです。毛細血管の壁は、1層の薄い内膜からできています。血漿の水分や酸素、栄養分などは、この壁から血管外に出て間質液となります[*1]。細胞に直接触れている間質液が、細胞に必要なものを届けているのです。

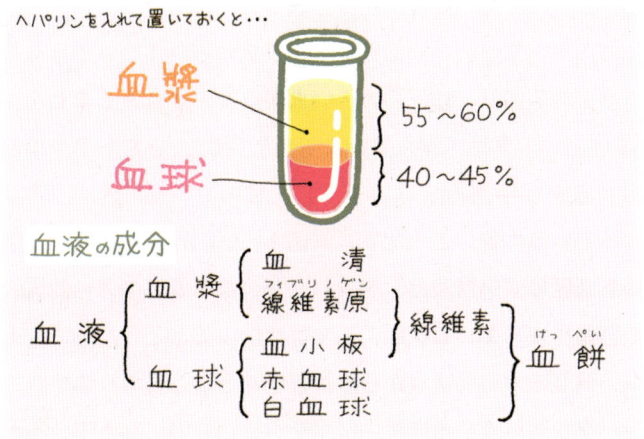

▲図Ⅰ-1 ② ● 血漿成分と血球成分

> **memo**
>
> **＊1　毛細血管壁から血管外へ押し出される力**
> 毛細血管壁から血漿が間質液中に押し出される力は、毛細血管の動脈側の血圧です。物理的な圧力によって濾し出されることを、「濾過」といいます。

◻ 間質液は、どこへ行く？

　毛細血管内から間質液中に血漿成分が移動していきますが、それならば間質液はどんどん増え続けるのでしょうか？　それと同時に血漿は減っていくのでしょうか？　もしそうならば、からだは水膨れしてしまいます。事実、間質液が回収されないと、水膨れが起こります。これが**浮腫**です。浮腫とは、間質液が増えてしまった状態のことなのです。

　通常、間質液は血管内やリンパ管内に回収され、間質液の量も血液の量も一定に保たれています。細胞の外にある間質液、血漿、リンパ液を合わせて**細胞外液**とよんでいます。細胞内液は体重の約40％でしたが、細胞外液は体重の約20％です。細胞内液と細胞外液を合計すると、体重の約60％が水だということになります[＊2]。

> **memo**
>
> **＊2　体重に占める水分量**
> 体重に対する水分の割合は、年齢、性別、体脂肪の量によって異なっています。脂肪が多い人は脂肪細胞が細胞内液をもたないため、体重に占める水分量は少なくなります。一般に女性のほうが男性よりも水分量は少なく、年齢が高いほど水分量が少なくなります。新生児では体重の約80％、高齢者では約50％が体液です。60％という数値は、成人男性での値です。

◻ 血漿と間質液の行き来

　血漿には、いろいろな物質（水のほか、グロブリンやアルブミン、フィブリノゲンなどの**血漿タンパク**や、糖質、脂質、無機塩類など）が含まれています。しかし、血漿に含まれているものすべてが、毛細血管壁を通り抜けられるわけではありません。毛細血管の壁をつくっている膜は、粒子の大きい血漿タンパクは通しません。

　皆さんは**浸透圧**という言葉を覚えていますか？　濃度が異なる2つの溶液が、水が自由に通り抜けられる膜（**半透膜**とよびます）を挟んでいるときは、濃度が同じになるまで水が移動するという性質のことです［▲図Ⅰ-1 ③a］。これを、血漿タンパクをたくさん含んでいる濃度の濃い血液と、タンパクが少なく濃度の薄い間質液とが、半透膜に当たる毛細血管壁を挟んでいる状態に当てはめてみるとどうなるでしょう。濃度の濃い血漿のほうへ、濃度の薄い間質液から水が移動することになります。これを言い換えると、血漿タンパクが間質液から血漿中に水を引き込む力になっているといえます。この力を**膠質浸透圧**とよんでいます［▲図Ⅰ-1 ③b］。さきほど、血漿が間質液に移行

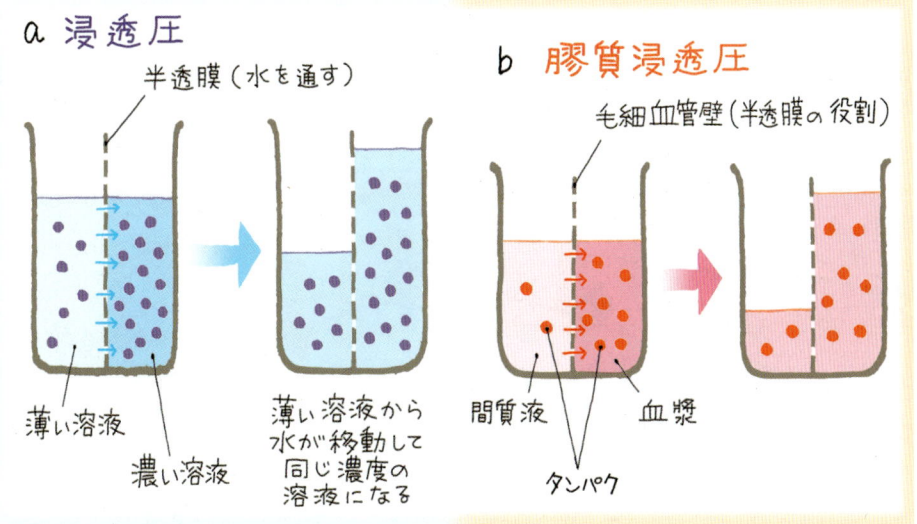

▲図Ⅰ-1③●浸透圧と膠質浸透圧

するのは血圧によると説明しました（memo＊1参照）が、ここに膠質浸透圧の作用も加えて考えてみましょう。

　毛細血管の動脈側の血圧は約35mmHg、静脈側は約15mmHgでしたね。これは血管から水を押し出す力です。これに対し、血液中に水を引き込む力である膠質浸透圧は、動脈側でも静脈側でも等しく、約25mmHgです。動脈側では押し出す力35mmHgに対し、引き込む力25mmHgがはたらき、差し引き10mmHgの圧力で押し出されます。一方、静脈側では、押し出す力が15mmHgに対し、引き込む力25mmHgですので、差し引き10mmHgの力で間質液から血管内へ水が引き込まれています［▲図Ⅰ-1④a］。このように、ちょうど同じ力で押し出され、引き込まれますので、血漿の量も間質液の量も変わらないことになります[＊3]。

> **memo**
> ＊3　間質液と血漿の移動にかかわる因子
> 間質液と血漿の移動に関与する因子には、もう一つ、「組織圧」があります。組織圧は間質液のほうから血管壁にかかる圧力のことで、臓器によって異なっています。しかし、組織圧は、動脈側、静脈側の毛細血管壁に等しくかかる圧なので、水の出入りにはそれほど影響しません。

　さて、血漿タンパクが低くなった状態——たとえばネフローゼ症候群（腎臓で通常は通り抜けない血漿タンパクが膜から漏れ出て尿中に捨てられてしまうため、血漿タンパクが低下しています）や低栄養状態（やはり血漿タンパクが低下しています）では、毛細血管中に水を引き込む力（膠質浸透圧）が低くなるために、間質液がたまって浮腫が起こるのです［▲図Ⅰ-1④b］。また静脈のうっ血があると、静脈側の血圧が高くなります。すると間質液から水を引き込むべきところなのに、押し出す力が強い

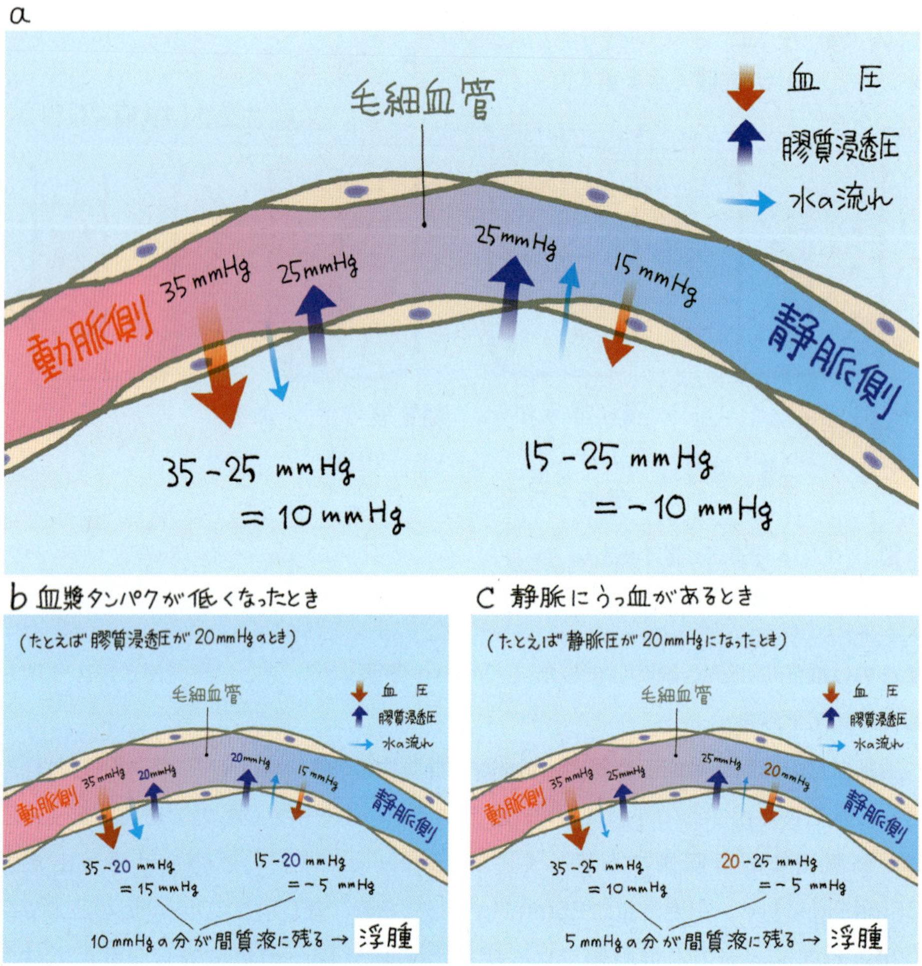

▲図Ⅰ-1④●血漿と間質液の移動の原理

　ものですから、水の回収が十分にできません。このために、やはり**浮腫**が生じてきます［▲図Ⅰ-1④c］。
　血漿と間質液は、濾過圧と浸透圧の力の差で行き来をしますが、押し出す力と引き込む力が同等の場合は、血漿量も間質液量も変化しないのです。細胞外液は体重の約20％ですが、そのうちの15％が間質液、5％が血漿です［▲図Ⅰ-1⑤］。リンパ液[*4]は少量なので、数値としては問題になりません。

p.158参照　リンパ系

memo

＊4　リンパ液とは？
リンパ液は、間質液の一部がリンパ管に入ったものを指します。リンパ管は間質液を回収する一方通行の通路です。最終的には左右の静脈角（鎖骨下静脈と頸静脈が合流する点）に注ぎ、静脈中に戻ります。

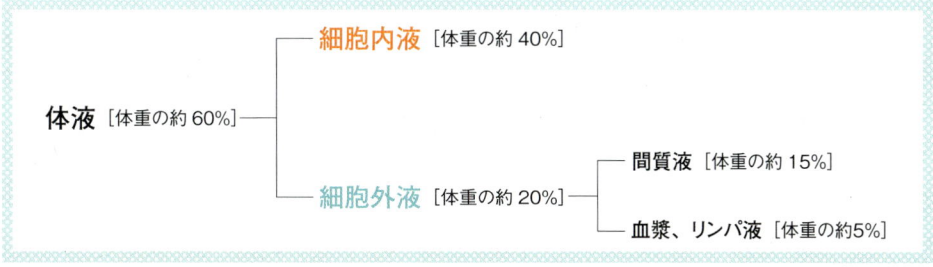

▲図Ⅰ-1 ⑤ ● 体液の割合（成人男性の場合）

　以上のように、血液が循環し、血漿と間質液が出入りし、間質液が細胞に栄養分や酸素を供給しています。また逆に、細胞がつくり出したものは間質液から血液中に運び込まれています。細胞内液、細胞外液を含めたからだの中の水を、体液と総称しています。

細胞の生活環境、人間の生活環境

　細胞から見ると、細胞を取り囲む間質液が細胞の直接の生活環境であるわけです。人間が土と空気を直接の環境としているように、からだの中の細胞は間質液を環境にしているのです。これを生理学の言葉で内部環境[*5]といっています。内部環境に対して、個体を取り巻く環境を外部環境とよびます。

> **memo**
>
> ＊5　内部環境
> 「内部環境」という言葉は、生理学の父とよばれるフランスのベルナール（Bernard. C. 1813〜1878年）が提唱しました。

　さて、からだをつくっている細胞にとって、内部環境はある程度一定でないと困るのです。個体としての私たちにとって、外部環境が一定範囲内にあってこそ、生活が成り立つということと同じです。気温が高すぎても低すぎても死に至ります。酸素が多すぎても少なすぎても同様です。これと同じで、内部環境が一定でなければ細胞の活動は止まってしまいます。

　では内部環境、つまり間質液の何が一定なのでしょうか？　一つには間質液の量です。間質液の温度（体温）、間質液の酸素量、間質液の糖分の量、間質液の水素イオン濃度（pH）、間質液の尿素窒素の量など、たくさんの要素があります。

　細胞の活動に必要なものが常に供給でき、また細胞の活動の結果、細胞から排出される水素イオンや窒素が、速やかに取り除かれなければならないのです。このために間質液はいつも血液との間で物質交換をし、水を入れ替えているのです。となると、間質液を一定に保つには、間質液へ物質を運び、また同時に間質液の不要な物質を運び去る血液がいかに重要であるか、ということがみえてきますね。

■「息をする」「食べる」「飲む」「トイレに行く」で内部環境を維持している

では、血液はどうやって血液自身の条件を保っているのでしょうか——。

私たちは、肺で酸素を取り入れ、二酸化炭素を捨てています。食事をして栄養分を腸から吸収しています。不要な水素イオンや窒素を尿中に捨てています。水を飲んでいます。これらの行為はすべて、個体が外部環境との間で物質を交換する作業です。内部環境を保つ、つまり血液の条件を保つには、からだの中だけでは調達も処理もできないので、外部環境との関係がどうしても必要になります［▲図Ⅰ-1⑥］。私たちは、皮膚の内側の自分のからだの中だけでは生きていけないのです。

これらの外部環境とのやり取りが、看護がかかわる人間の生活行動だということに、気づかれたでしょうか？ 息をする、食べる、飲む、トイレに行くなどの生活行動は、細胞の活動のために、ぜひとも必要な行為なのです。

> **看護point**
> 生活行動を援助する

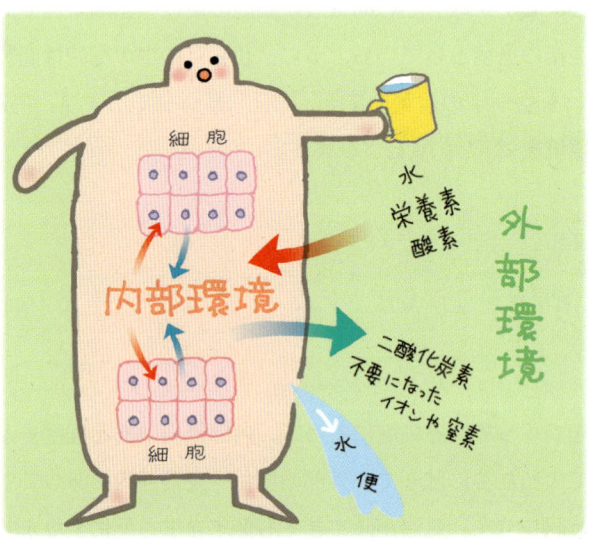

▲図Ⅰ-1⑥●からだの内部環境と外部環境

① 安定した内部環境のなかで、一つひとつの細胞が活動し、その総体として私たちのからだが存在していること
② 内部環境を保つため、外部環境と物質交換をする行動が、日常生活であること

この2項をつなげると、私たちの日常生活行動は、からだをつくっている細胞の活動を支える行為であり、生きていることそのものなのだということになりますね。この日常生活行動を、どんな状況にあってもできるよう援助するのが、看護の役割の一つなのです。

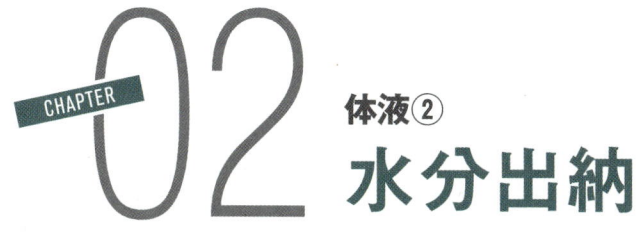

CHAPTER 02 体液② 水分出納

内部環境を保つため、わたしたちは日常生活行動を通じて
外部環境との物質交換をしている、ということがわかりました。
からだの中と外とを出入りする水分量を測定することは、
内部環境が維持されているかどうかを確認するために非常に大切です。
この章では、水分出納について詳しくみていきます。

keyword　・細胞外液　・水分出納量の測定　・不感蒸散　・脱水

■ からだを出入りする水

　からだには、細胞の内部環境を一定範囲内に保つ*¹ために、たくさんの仕組みがあります。そのなかでも<u>細胞外液</u>の循環は、からだの物質流通に欠かせません。細胞外液は、体重の約20%を占めるのでしたね。体重50kgの人では約10Lの水が、血漿と間質液に分布していることになります。<mark>この水は、からだの中で循環していると同時に、からだの中と外の間でも循環しています</mark>［▲図Ⅰ-2①］。

　たとえば、人間は体内でつくった代謝産物のうち、不要なものをからだの外に捨てなければ、内部環境を保てなくなり、生きていけなくなります。そのため、この<mark>不要な代謝産物を水に溶かし、尿という形で外へ捨てている</mark>のです。代謝産物を捨てるためとはいえ、水がからだの外に出ていくだけでは、当然のことながら脱水になってしまいます。ですから、口から飲食によって水分を補給します。私たちは食事をするとき、食物と一緒に水分も摂りますね。水分なしで乾パンを食べられますか？　肉や野菜は動植物の細胞ですから、私たちは、その細胞内液も一緒に摂取していることになります。また、調理に要した水も摂取しています。

　<mark>ヒトのからだは、外部環境との間で水の出入りがあることによって細胞外液量が保たれ、内部環境が安定していられる</mark>のです。

> p.140 参照
> 尿生成のメカニズム

memo

＊1　内部環境を一定に保つ

細胞の内部環境が一定範囲に保たれていることを「恒常性の維持（ホメオスタシス；homeostasis）」といいます。これはアメリカの生理学者・キャノン（W. B. Cannon, 1871〜1945年）が提唱した言葉で、homeo＝同質な、stasis＝均衡状態、という意味です。恒常性の維持は、静態（静止した状態）を表しているのではなく、常に変動しながらかつ一定範囲内にとどまっている調節能力を指しています。

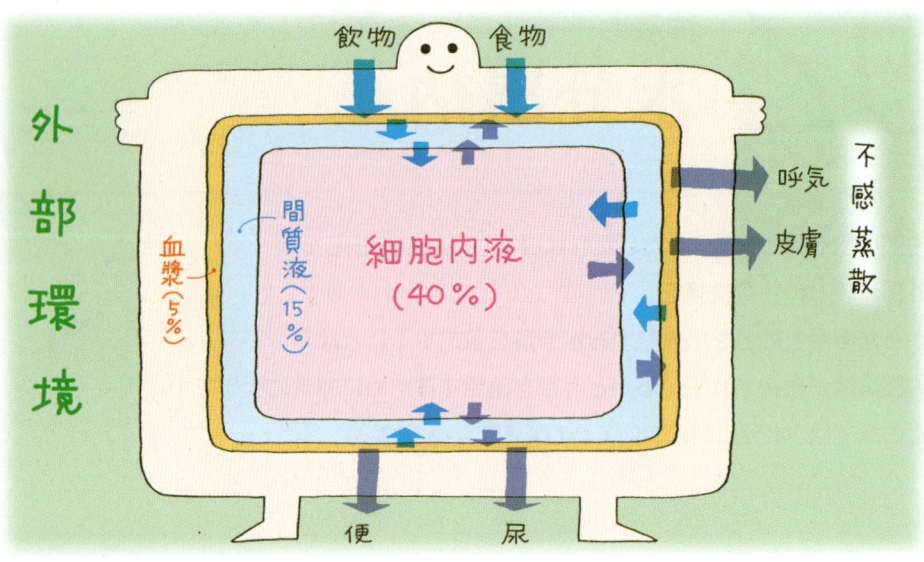

▲図Ⅰ-2①● からだを出入りする水

□ "水分出納量の測定"って？

　臨床で行われている**水分出納量**（in-outバランス）の測定というのは、**からだの中に入った水分量と、からだから出た水分量を測定して比較し、細胞外液量が一定に保たれているかどうかを判断するためのもの**です。この水分出納量の測定は、もちろん間接的な指標なのですが、水分摂取量より排泄量が多ければ、体液が足りなくなっているかもしれないと考えられますし、逆に水分摂取量が排泄量よりも多ければ、からだに水が多すぎてあふれていると予測できるのです。

□ 水分出納の中身

　さて、からだの水分出納は、口から入る飲物と尿がまず思い浮かびますが、それだけなのでしょうか？　通常の生活の場合、私たちのからだに入る水分としては、**飲料水**（水、お茶、味噌汁、ジュース、酒など、水分として測れるもの）と**食物に含まれる水**、これに加えてからだに入った食物が燃焼して最終的に二酸化炭素と水に分解されたもの（この水を**燃焼水**とよんでいます）、この3つがあります。一方、からだから出る水分としては、**尿、便の中の水分**（便が乾燥したら軽くなるのは想像できますね）、吐き出す**呼気に含まれる水分**、**皮膚の表面**から気づかないうちに失われる水分があります。この呼気中の水分と皮膚から失われる水分を合わせて**不感蒸散**[*2]とよんで

> **memo**
> *2　不感蒸散と不感蒸泄
> 看護では「不感蒸泄」という用語が使われていますが、同じ現象を扱う用語として、日本生理学会が規定しているのが「不感蒸散」（insensible perspiration）です。生理学的現象を表す用語として共通の理解をもてるよう、本書では「不感蒸散」という用語を使いたいと思います。

います。

　水の入る量と出る量は、[■表Ⅰ-2①]のような数値が基準と考えられています。実際、私たちが日々の生活のなかで、どれくらいの水を飲んでいるのか、どれくらいの尿を出しているのかを測ってみると、非常に個人差があります。個々人のからだの調節機能が有効にはたらいていれば、数値が[■表Ⅰ-2①]と異なっていても問題はありません。

■表Ⅰ-2① ● 1日のおおよその水分出納量

入る量	出る量
飲水量：1200mL 食物中の水分：600mL 燃焼水：200mL	尿：1200mL 便中の水分：100mL 不感蒸散：700mL※
計：2000mL	計：2000mL

※体表面積や呼気量によって異なるため、目安量を示している。

　この数値表で注目してほしいのは、入る量と出る量それぞれの合計が等しいことです。それでからだの中の水分量が一定に保たれているわけです。また、おおよその飲水量と排出される尿量が等しいこと、燃焼水と食物中の水分を足した量が、便中の水分と不感蒸散を足した量と等しいことがわかりますね。このなかで実際に測定することができるのは、飲水量と尿量です。食物中の水分量と燃焼水、便中の水分量、不感蒸散で失われる水分量は、測定は通常困難です。

🔲 臨床における「水分出納」の見かた

　看護においては、この測定できる水分摂取量と尿量を比較して、体液の過不足を推し量っているのですが、両者がほぼ等しいと安心するわけです。しかし、安心できるのは、測定困難な他の水分の出入りが「正常」になされている場合に限られます。

　たとえば、水分摂取量と尿量は等しいけれども、病気で食事を摂れなかったとしたらどうでしょうか。食事はできなくとも不感蒸散は必ず生じていますから、食物中の水分の量だけ不足していることになります。下痢で便中に失われる水が多かったら、やはり水が不足します。呼吸が速かったら不感蒸散量は増えますね。発熱があって発汗が多かったらどうでしょう。汗は不感蒸散とは別ですから、[■表Ⅰ-2①]にあげてある以外で水分を失う要因になります。このほか、ドレーンから排液が出ていたら、これも水分を失うことになります。日常的なものでは、鼻汁や喀痰も水分を含んでいますから、鼻汁や喀痰が多いときも水分を失います。

　飲水量と尿量を、体液の過不足をみる指標にする場合、食事や下痢や発汗やドレーンからの排液などの、その他の水分出納がどうなっているかを含めて考えないと、誤った判断をしてしまうかもしれません。このことをぜひ覚えておいてください。

もう一つ、臨床で水分出納にかかわってくるのが輸液です。輸液はからだに入る水分量です。経口の水分摂取量と輸液量を合わせて尿量と比較するとき、やはり食事がどうなっているか、他の水分喪失はないか、水分出納の全体像をチェックすることを忘れないでください。

■ 最低でも、1日500mLの尿が必要

私たちのからだは、水分が足りなくなると尿量を減らして体液量を保つという調節機構をもっています。

夏の暑い日、汗が大量に出ると尿量が減って、濃縮された濃い色の尿が出た、という経験があるでしょう。汗で出た分、尿量を少なくするという作業は、腎臓が行っています。しかし、血液中の尿素窒素（BUN）など、不要なものは尿に溶かして捨てなければ血液の恒常性を保てません。ですから腎臓の機能が正常ならば、ある程度の水分は、どうしても尿として捨てられていきます。不要な代謝産物を体外に捨てるためには、成人では1日につき約500mLの尿が最低限必要です。ただし、年齢とともに腎臓で水を再吸収する力が衰え、不要物を捨てるのにたくさんの水が必要になってきます。お年寄りの尿は比較的薄く、量が多いのはこのためです。

■ 事例で考えてみよう；水分出納の見かたの実際〈Yさんの場合〉

ここまでをふまえ、事例をもとに、水分出納の観察を行ってみましょう。

71歳の女性・Yさんは、1か月前から食欲不振があり、徐々に発語が減り、10日前から経口摂取ができなくなって入院してきました。尿は失禁ですが出ています。Yさんの入院時の血液検査の結果を［■表Ⅰ-2②］で見てください。

ナトリウムイオン（Na^+）が非常に高く、浸透圧は400mOsm/Lを超えています。明らかに血液の濃縮が起こっていることがわかります。尿素窒素（BUN）、クレアチニン（Cr）がそれぞれ高値なのも、食べていないのに総タンパク（TP）が7.0gを超えているのも、脱水による血液の濃縮の結果でしょう。

血管内に濃度が高い溶液があると、間質液が血液のほうへ移動します［▲図Ⅰ-1③］。

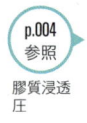
p.004
参照
膠質浸透圧

■表Ⅰ-2② ● Yさんの血液検査の結果

検査項目	Na^+	K^+	Cl^-	BUN	Cr	TP	浸透圧
基準値	135〜147 [mEq/L]	3.6〜5.5 [mEq/L]	98〜108 [mEq/L]	8〜23 [mg/dL]	0.7〜1.5 [mg/dL]	6.7〜8.3 [g/dL]	275〜285 [mOsm/L]*
入院時	179↑↑	4.3	143↑↑	144.6↑↑↑	3.1↑↑↑	7.1	417↑↑↑
2日目	155↑	3.2	128↑	77↑↑	2.6↑	5.8↓	—
5日目	143	3.0↓	109	26	1.4	5.5↓	—

＊Osm：オスモル（浸透圧の単位）

から、間質液が減ってきます。こうなると、皮膚がしわになって乾いてきます（浮腫とは反対の状態です）。さらに脱水が進むと細胞内液が間質液に移動して、細胞内まで脱水になります。

経口摂取ができなければ、入る水分は燃焼水の200mLだけです。これに対して出ていくのは不感蒸散と最低尿量と、便が出ていればその水分ですから、700mL＋500mL＋100mL＝1300mLと見積もれますね。経口摂取ができないと、1300mL－200mL＝1100mLで1日に約1Lの水が不足する計算になります。

Yさんに、さっそく輸液が開始されました。看護記録によるYさんの入院後の水分出納を［■表Ⅰ-2③］に表しました。5日目から流動食を開始しましたが、それまでの間、食事は摂取していませんでした。［■表Ⅰ-2③］に、その他の水分出納を加えて計算したのが［■表Ⅰ-2④］です。入る水の量として、輸液量、経口摂取量は変わりませんが、燃焼水が加わります。出る分には不感蒸散（ここでは少なめに見積もって600mLで計算してみました）と便中の水分量が加わります。水分出納の差引量を5日間で累計すると、看護記録から作成した［■表Ⅰ-2③］では＋4585mLで約4.6Lオーバーになりますが、不感蒸散などを加えてみた［■表Ⅰ-2④］では＋1585mL

■表Ⅰ-2③ ● Yさんの水分出納量（看護記録による）

		入院当日	1日目	2日目	3日目	4日目	5日目
入る量	輸液量	1050	2350	2540	1780	1450	1050
	経口摂取量	0	0	20	30	30	950
	計	1050	2350	2560	1810	1480	2000
出る量	尿量	785	900	1380	1800	1000	800
差	差し引き量	＋265	＋1450	＋1180	＋10	＋480	＋1200
	累計		＋1715	＋2895	＋2905	＋3385	＋4585

単位はすべてmL

■表Ⅰ-2④ ● Yさんの水分出納量（■表Ⅰ-2③に燃焼水などを加えたもの）

		入院当日	1日目	2日目	3日目	4日目	5日目
入る量	輸液量	1050	2350	2540	1780	1450	1050
	経口摂取量	0	0	20	30	30	950
	燃焼水	200	200	200	200	200	200
	計	1250	2550	2760	2010	1680	2200
出る量	尿量	785	900	1380	1800	1000	800
	不感蒸散	600	600	600	600	600	600
	便中の水分量	100	100	100	100	100	100
	計	1485	1600	2080	2500	1700	1500
差	差し引き量	－235	＋950	＋680	－490	－20	＋700
	累計		＋715	＋1395	＋905	＋885	＋1585

単位はすべてmL

で約1.6Lのオーバーです。ちなみに、Yさんの入院時と退院時の体重の差は2kgでした。これらの値から、Yさんの身体的変化は、[■表Ⅰ-2④]で表した数値のほうが、より正確であることがわかると思います。

　ここでもう一度、輸液が入ってから2日目、5日目の血液検査の結果を見てください[■表Ⅰ-2②]。入院時と比べてどうでしょうか。輸液により血液の濃縮が改善されるにしたがって、ナトリウムイオンや尿素窒素、クレアチニンなどの値が劇的に改善しています。もし、腎機能が落ちているなら尿素窒素やクレアチニンの値にこのような改善は望めません。総タンパクも低くなっています。ナトリウムイオンやクロールイオン（Cl^-）の値も、5日目には基準値程度に落ち着いていますね。入院時の血液が、いかに濃縮されていたかがわかると思います。

　Yさんの場合は、症状からみて中等度の脱水に当てはまりました。Yさんの退院時の体重は44.5kgでしたが、この値から血漿の量を計算してみましょう。血漿は体重の約5％ですから、44.5×0.05≒2.2L[*3]になります。入院時と退院時の体重の差は2kgでしたから、血漿がほとんどなくなっていた（もちろん間質液が血漿を補っていたわけですが）に等しいということだったのです。

> **memo**
> ***3　kgとLの換算**
> 水の場合は比重が1ですから、1L＝1kgと考えられます。水以外の物質では比重によって換算も変わってきますが、ここでは1L＝1kgとして計算しています。

普通の生活行動がとれるよう援助するのが、看護の仕事

　先ほどの事例のYさんは、食事をする、水を飲むという生活行動ができなくなって脱水に陥りました。食事をする、水を飲むという生活行動の最も一般的な方法は、口から取る経口摂取です。輸液はその代行手段です。この点から輸液を考えると、輸液は「食べる」「飲む」の延長として、看護者が取り組めるものですね。なるべく普通の生活行動がとれるように援助するという看護の役割からみると、「輸液をしているから安心」なのではなく、1日も早く輸液から経口摂取に戻れるように援助することが看護の仕事です。そのためには、どんな援助手段があるのか――、「飲水を勧める」「食事介助を行う」などの確実な方法が私たちに求められています。

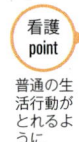
看護point
普通の生活行動がとれるように

血圧

体液の内部環境を保つためには、常に体液が移動していなくてはなりません。
その役割を務めているのが血液です。
この章では、血液が全身をめぐるために必要となる心臓の役割と、
その心臓の機能の指標である血圧について考えてみましょう。

keyword　　・血液による物質の運搬　・虚血　・心拍出量　・血圧

☐ 血液が、からだを支えています

　私たちのからだは、皮膚に囲まれた1個の個体ですが、おびただしい数の細胞が集まってできています。その一つひとつの細胞には、それぞれの役割があります。ホルモンや酵素を合成したり[*1]、収縮したり[*2]、情報を伝えたり判断したり[*3]、あるいは表面を覆う[*4]はたらきなどをしています。こうした役割を果たすためには、酸素やブドウ糖、その他の栄養分を必要とし、また役割を果たすべく活動を行えば代謝産物である二酸化炭素や尿素窒素、尿酸などを細胞の外へ排出します。こういった一つひとつの細胞の活動の総体が、私たちのからだなのです。
　さて、この細胞の活動を支えているのが間質液であり、間質液の量や成分を一定に保たせているのが血液だったことを思い出してみてください。

> **memo**
> ＊1〜4　細胞の種類
> ＊1：分泌物を作り出す細胞を「腺細胞」といいます。
> ＊2：収縮する能力をもつ細胞は「筋細胞」です。筋細胞の集まりを「筋組織」といいます。
> ＊3：情報を伝え処理する能力をもっているのは「神経細胞」です。
> ＊4：表面を覆う細胞と腺細胞をあわせて「上皮」といいます。

p.154
参照
上皮組織

◎ 血管は川、赤血球は船

　血液は自分の通る通路を確保して、からだの中を循環しています。酸素や栄養やホルモンなどを必要な細胞に届け、また外部環境へ捨てる代謝産物を処理器官へ運んでいます。つまり血管はからだの中の流通路、血液は流通の媒体なのです。
　血管を川にたとえると、川の水が血液です。物を運ぶ船が赤血球だったり、血漿タンパクだったりするわけです。赤血球は、酸素や二酸化炭素の運搬船ということにな

p.115
参照
赤血球による酸素の運搬

ります。

p.116参照
貧血とは

貧血のときに、脈が速くなったり息切れがするのは、酸素の運搬船が不足しているためです。いくら酸素を取り入れても、その酸素を必要としている細胞に運ぶことができないために、細胞からは常に"酸素が足りないよ！"という信号が出ています。その信号に反応して呼吸が速くなり、また、少ない運搬船を速く細胞へ回すために血流のスピードアップが図られ、脈が速くなるのです。

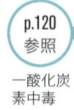
p.120参照
一酸化炭素中毒

一酸化炭素中毒が死を招くのは、酸素の運搬船を一酸化炭素が奪ってしまうからです。酸素と一酸化炭素はいずれも赤血球を運搬船にしますが、一酸化炭素のほうがすばやく船に乗り込んでしまうため、酸素が乗れなくなってしまうのです。ですから赤血球が循環していても、細胞に酸素が運ばれてこないので細胞の死へつながるわけです。

◎ 心筋の虚血は全身の虚血につながる

では、川（血管）の水（血液）、つまり血流が保たれなかったらどうなるでしょう。細胞に流れてくる血液が少なくて、細胞の活動が障害される状態を虚血といいます。血液が不足したり、血管が細くなったり、詰まったりした場合に虚血が生じます。

たとえば心筋に虚血が起こると、血液が供給されない部分の心筋細胞が活動を停止してしまいます。酸素やブドウ糖が足りなくなって細胞がはたらけなくなるのです。心筋というのはいっせいに収縮することによって、血液を全身に押し出す大きな力になるのですが、心筋の一部が収縮せずにいると、この大きな力が出せなくなってしまいます。

p.162参照
心筋は横紋筋

このように心筋の細胞に虚血が起こると、心臓から全身の細胞に十分な血液を送り出せない状態になり、全身の細胞が虚血に陥る危険があるわけです。

心臓のはたらきとその指標

◎ 心臓が血液を拍出する力と、からだの活動量の関係

1回の心臓の収縮で駆出される血液量を1回（心）拍出量（stroke volume）といいます。通常1回拍出量は70〜90mLです。これに心拍数をかけたものが、毎分（心）拍出量（cardiac output per minute）です［▲図Ⅰ-3①］。たとえば心拍数を60回/分とすると70mL×60回＝4200mLの血液が、1分ごとに心臓から大動脈に拍出され、それによってからだ中の細胞に必要な酸素や栄養を供給しているわけです。

もしも心臓の収縮力が小さくなったら、1回拍出量が少なくなりますね。たとえば50mLに減ったらどうなるでしょう？ 50mL×60回＝3000mLと、からだはおよそ3/4の活動量にしか耐えられなくなります。心疾患で運動量を制限するのは、このためです。

これを逆の立場からみてみましょう。全身の筋肉の運動量が多くなったとき、筋肉にはもっとたくさんの酸素やブドウ糖が必要になるのはわかりますね。そういう場合、心臓は心拍数を増やしたり、または1回の拍出量を増やすことによって対応しています。

このようにからだの細胞の要求に合うように、血液をリズミカルに循環させるのが心

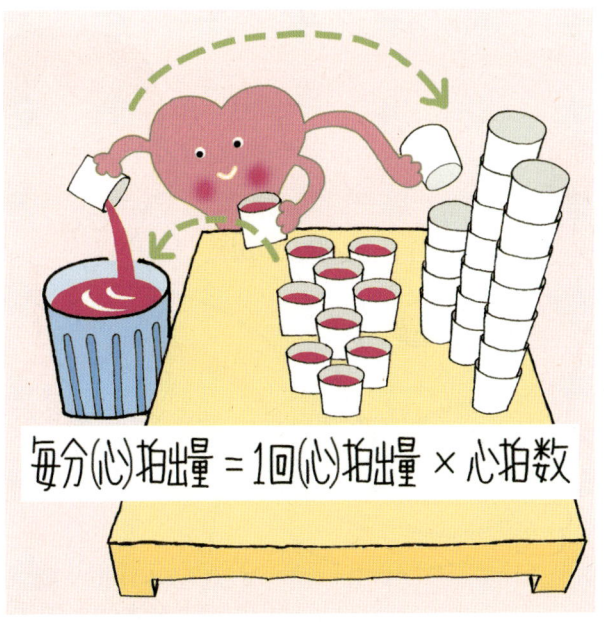

▲図Ⅰ-3①● 毎分心拍出量

臓の役割なのです。

◎ 心臓のはたらきを知る指標

こうした心臓のはたらきをアセスメントするために皆さんはどんな指標を使っていますか？ 皆さんが毎日、何回となく測定している血圧、脈拍、あるいは心拍、これらこそが心臓が血液を押し出す力、および押し出された血液の量を推し量る指標です。もちろん直接心拍出量を測定するのが一番確実な方法なのですが、これは手術時やICUやCCUなどで行われるもので、一般的な観察方法ではありません。

■ 心臓のはたらきを知る指標；血圧

◎ 血圧とは

血管内の血液の示す圧力が血圧（blood pressure）です。

血圧には動脈圧、静脈圧、毛細血管の圧などが含まれますが、一般に血圧というと、動脈圧を意味しています。血管内の血液の圧力を、血管壁に当たる圧力から測定しています。

血圧の測定に一番よく用いられる部位は上腕動脈です［▲図Ⅰ-3②］。心臓から拍出された血液は、大動脈から枝分かれをしていきますが、鎖骨下動脈から腋窩動脈を経て、上腕動脈になります[*5]。その上腕動脈の壁にかかる圧力を、外側から測っているのが、一般的な"血圧測定"です。

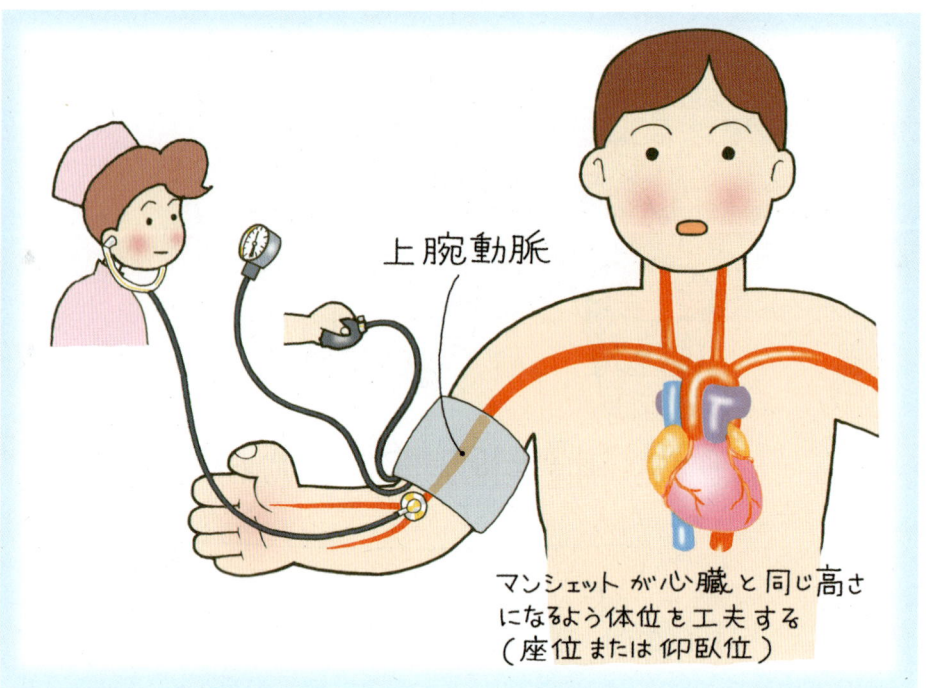

▲図Ⅰ-3②● 上腕動脈を用いた血圧測定

> memo
> **＊5　血管は、ひと続き**
> 血管は、川にたとえられるように、生体内の物流の交通網です。東海道新幹線が山陽新幹線と名前を変えるように、血管もひと続きなのに名前が変わっていきます。その場所や行き先を表すような名前がついています。ですからからだの部位を表す用語（例：腋窩など）や骨の名前（例：鎖骨、上腕骨など）と血管名はよく一致します。

◎血圧は、血液が血管壁に当たる音を聴いて測る

　血圧を測るときは、マンシェットの空気袋（ゴム嚢）に、血圧よりも高い圧を加えていったん血流を止め、それから徐々にかける圧を減らしていきます。マンシェットの空気圧が血圧と同じになり、さらに低くなると、止まっていた血流が流れ出します［▲図Ⅰ-3③］。その血液が血管壁に当たる血管音（コロトコフ音）を聴診器で聴き、値を読み取ります。

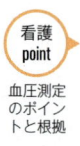
看護point
血圧測定のポイントと根拠

　血圧測定のとき、マンシェットは上腕動脈に等しく圧がかかるように、また、空気袋の中心がきちんと動脈の上にくるように巻くのでしたね。衣服で腕を締めつけないよう気をつける理由もわかりますね。すでに服の圧がかかっていると、実際の血圧より少しの圧を加えただけで血流が止まってしまい、正確な値が読み取れないことになります。マンシェットの幅は、上腕の長さの2/3が適切といわれています。細すぎると実際より高い値になります。したがって成人と小児ではマンシェットの幅は異なりますし、成人でも大腿にマンシェットを巻いて膝窩動脈で測定する場合は、上腕動脈で測定すると

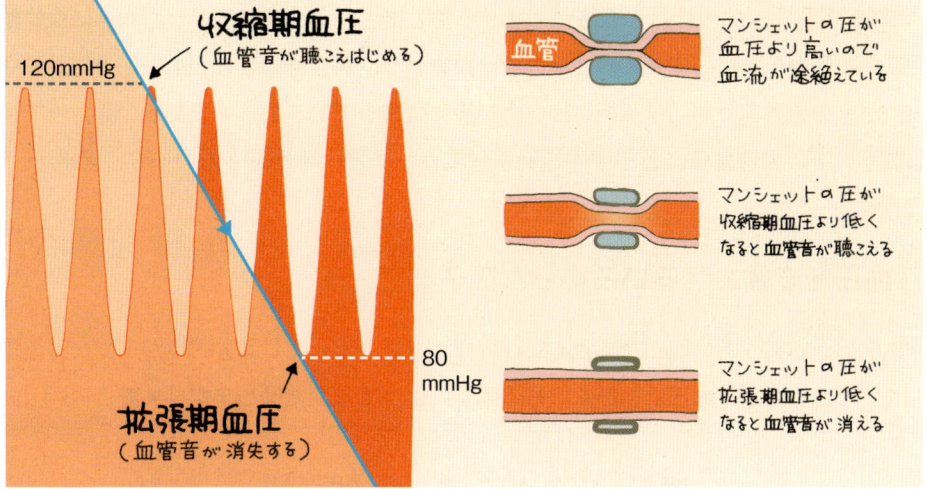

▲図Ⅰ-3③ ● 血圧測定時の血管音の聴こえ方

きよりも幅の広い、大腿の長さの2/3の幅のマンシェットが必要です。

◎ 収縮期血圧と拡張期血圧

　最初にコロトコフ音が聞こえたときの圧を最高血圧または**収縮期血圧**といい、コロトコフ音が聞こえなくなるときの圧を最低血圧または**拡張期血圧**といいます［▲図Ⅰ-3③］。

　さて、大動脈は直径が3～4cmもある太い血管です。動脈の血管壁は**内膜・中膜・外膜**の3層からできています［▲図Ⅰ-3④］。中膜にはしっかりとした**弾性線維**があるので、血管壁はゴムのような弾力性があります。収縮期に心臓からドーンと押し出された血液は、血管壁の弾性線維を引き伸ばします。血液で膨らんだ血管は、血液を血管の中央へ押し戻しながら元の状態に戻ります。これは中膜の弾性線維に、引き伸ばされ

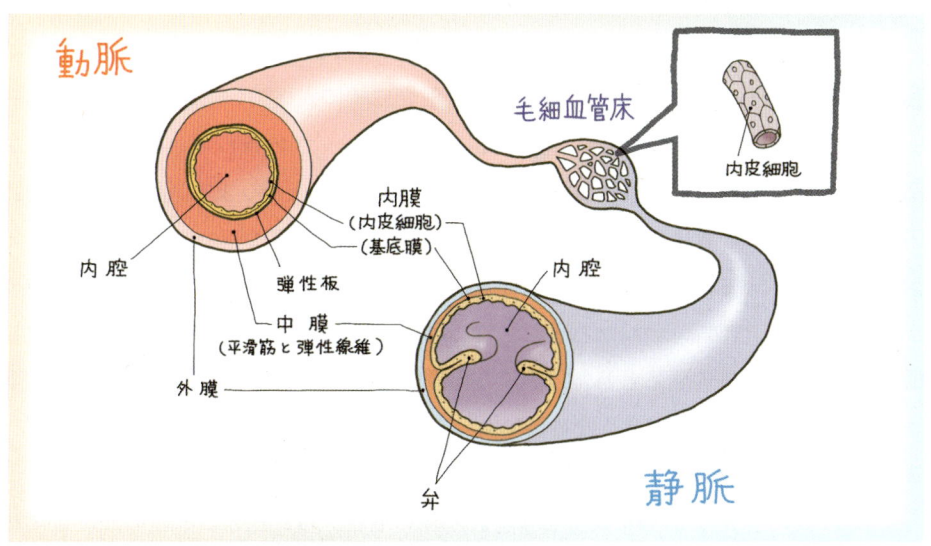

▲図Ⅰ-3④ ● 動脈と静脈の構造

たらそのぶんだけ元に戻る（収縮する）という性質があるからです。

　<mark>収縮期血圧</mark>というのは、血液が心室から押し出され、<mark>血管が広がったときに血管壁にかかる圧力</mark>です。心室からの血液の流出が終わり、引き伸ばされた血管が元に戻る間が、心室の拡張期です。<mark>拡張期には、大動脈にたまっている血液を大動脈の弾力性で押し流すので、血流は保たれますが、血管壁にかかる圧力は小さくなります。</mark>これが<mark>拡張期血圧</mark>です。

◼ 血圧を変動させるいろいろな因子

　血圧は、心臓が各細胞に行き渡るだけの血液を送り出しているかどうかを調べる指標です。しかしながら<mark>血圧は、いくつもの因子によって値が変動します</mark>［◼表Ⅰ-3①］。

■表Ⅰ-3① ● 血圧を上昇／下降させる因子

血圧を決定する因子	血圧上昇	血圧下降
大動脈壁の弾力性	少ない	有り
細動脈	収縮	弛緩
心筋の収縮力	強い	弱い
血液量	多い	少ない
血液の粘稠度	高い	低い

◎ 大動脈壁の弾力性

　<mark>大動脈壁の弾力性</mark>は血圧の決定要因の一つです。ふつうはゴムのような弾力が圧を緩和しているのですが、弾力性が少なければ少ないほど、血管壁は大きな圧力を受けます。

◎ 末梢血管抵抗（細動脈の収縮／弛緩）

　血液は、大動脈から分岐して、動脈→細動脈→毛細血管へと流れていきます。<mark>血液は毛細血管内に最もたくさん分布しています。</mark>毛細血管に入る前の細動脈の壁には、<mark>平滑筋</mark>と<mark>弾性線維</mark>があります。この平滑筋には<mark>自律神経</mark>が分布しています。細動脈が収縮すると、毛細血管に流れる血液が減り、動脈の血圧は上がります。反対に、細動脈が開ききって毛細血管に血液が行きすぎると、心臓に還る血液が減ってしまいます。そうすると肺を回って酸素を取り入れる血液が減り、全身は酸素不足に陥っていきます。これが<mark>ショック</mark>です。ショック時には、血圧は非常に低くなります。<mark>体内に一定量しかない血液を、毛細血管にどれだけ流すかの調節をしているのが細動脈</mark>なのです。細動脈の収縮具合が血圧を大きく左右します。これを<mark>末梢血管抵抗</mark>とよんでいます。

◎ 心筋の収縮力

　<mark>心筋の収縮力</mark>も血圧値に関係します。心筋の収縮力は、通常、心室の血液量に比例します。<mark>心臓に戻ってくる還元血液量が多くなればなるほど、収縮力も大きくなりま

す（**スターリングの心臓の法則**）。ですから、運動をして循環血液量が増えても心臓は対応ができるのです。この収縮力が衰えてしまうと、心室の血液を全部拍出することができなくなって、いつも血液が心臓にたまった状態になってしまいます。この心臓の機能障害を**心不全**といっています。

◎ **血液量**

血液量も血圧に関係します。血管は閉鎖された回路になっていますね（もちろん水の移動はありますが）。心臓は一定の容積の閉鎖回路内の血液を循環させる原動力です。少ない血液を回すのなら少ない力ですみますが、内容量が多ければ大きな力が必要になります。降圧薬（血圧を下げる薬）の一つに、利尿薬（尿量を増加させる薬）がありますが、これは、尿の排泄を促すことで血液量を減らして血圧を下げるために用いられているのです。

◎ **血液の粘稠度**

血圧には、**血液の粘稠度**も関係します。容器の中のものをかき混ぜるとき、ネバネバした溶液とサラサラした溶液では、使う力の大きさが違うでしょう。これと同じことで、粘稠度の高い血液は、高い血圧がなければ循環しません。

🔲 血圧測定の目的は？

以上のように血圧は、血管の条件、心臓の収縮力、血液の条件に左右されます。血圧が低くなることは、細胞への物質供給ができなくなることです。これは細胞の死、そして個体の死をもたらします。**心筋梗塞**や**心不全**で心臓が血液を送り出す力がなくなったり、**大出血**をして血液量が減ったり、**ショック**で全身の血液の分布が不適当だったりすると、血圧が下がってしまいます。反対に血液量が多い、末梢血管抵抗が強い、**動脈硬化**で血管の弾性がなく、また内腔が狭くなった場合などに血圧は高くなります。"血圧の測定"は、からだの外からは見えない容器（血管）と内容物（血液）とポンプ力（心臓）がそれぞれどんな状態なのか、また細胞に血液が十分供給されているかを推し量ることなのです。

p.164 参照
心筋梗塞とは？

CHAPTER 04 心臓収縮の機構

心臓が、全身に血液を十分に循環させるはたらきをしているかどうかを
アセスメントするための指標の一つが血圧でした。
もう一つの指標は、脈拍数および心拍数です。
脈拍や心拍は、どのようにして生じているのか、知っていますか？
心臓の収縮の仕組みに焦点を当てながら、考えてみることにします。

keyword　・脈拍　・心拍　・心臓の構造　・小循環　・大循環　・刺激伝導系　・心筋の収縮
　　　　　・心電図

◻ 脈拍と心拍

　脈拍は、どのようにして生じるのでしょうか？　心室から大動脈へ駆出された血液によって、血管内圧が上昇します。この圧は動脈に沿って伝わっていき、末梢の血管壁を拡張させます。この末梢の血管壁の拡張が脈拍（pulse）です。ですから脈拍というのは、心臓の収縮の結果をみていることになります。

　一方、心拍は心臓の拍動そのものです。心臓の収縮に伴って、心臓の弁が開閉するときに生じる心音を聞いて、心拍をとらえています。

　通常ならば、心拍がそのまま脈拍に反映し、心拍数と脈拍数は同じです。しかし、心臓から脈拍を測っている血管までの間に何らかの障害があれば、心拍と脈拍の数に差が出ることになります。

◻ 心臓の構造と血液の流れ

　では、心拍や脈拍の源である心臓の収縮は、どんな機構で起こるのでしょうか。

◎ 心臓の構造

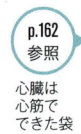
p.162参照
心臓は心筋でできた袋

　心臓は心筋とよばれる筋肉からできている袋です。心臓の構造を［▲図Ⅰ-4①］で確認してください。左右それぞれに心房と心室があり、その間には尖弁があって、心房から心室へ血液が移動しています。

　機能的に右心と左心には大きな違いがあり、左右の交通はありません。左右それぞれの心室からは心臓の外へ血液を送り出す動脈が出ています[*1]。心房には、心臓へ血液を運んでくる静脈が入っています[*1]。

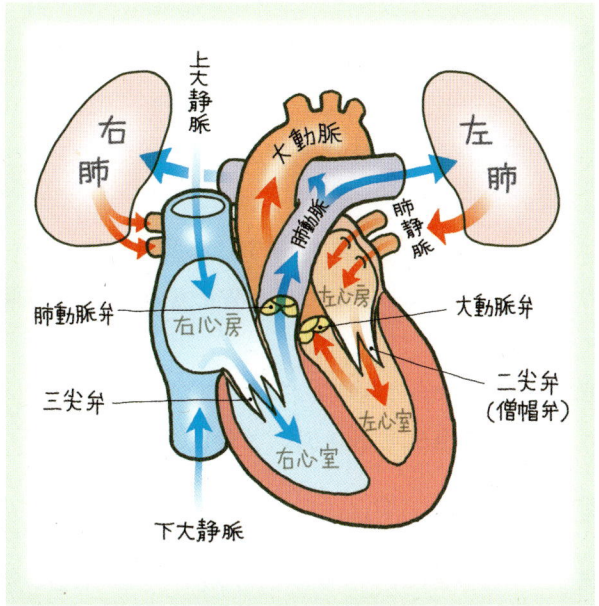

▲図Ⅰ-4①●心臓の構造と血液の流れ

> **memo**
>
> **＊1　動脈と静脈**
> 動脈、静脈という用語は、心臓を中心にして名づけられています。心臓から出る血管を動脈、心臓に入る血管を静脈といいます。血液に関しては、酸素分圧が高いものを動脈血、低いものを静脈血とよんでいます。肺動脈と肺静脈は血管の名称と中を流れる血液の性質が逆になっているため（肺動脈には静脈血が流れ、肺静脈には動脈血が流れている）、よく試験で試されるところです。原則さえ知っていれば考えられることですから、ひっかからないようにしましょう。

◎血液の流れ

さて、[▲図Ⅰ-4①] で場所と名称を確認しながら、血液の流れを追ってみましょう。

まず全身を巡り酸素を供給し終えた**静脈血**が、**上大静脈**と**下大静脈**を通って**右心房**に還ってきます。右心房が収縮すると血液は**右房室弁**（**三尖弁**といいます）を通って**右心室**へ流れ込みます。次に右心室が収縮すると血液は**肺動脈弁**を通って**肺動脈**へ駆出されます。このとき三尖弁は閉じて、右心室から右心房へ血液が逆流するのを防ぎ、同時に右心房には上・下大静脈からまた静脈血が入ってきます。

肺動脈に出た**静脈血**は、左右の**肺動脈**に分かれて**左右の肺**に入ります。肺で血液は二酸化炭素を捨て、新たに酸素を取り入れて静脈血から動脈血に変わります。この酸素含有量の多い**動脈血**は、**肺静脈**を通って**左心房**に戻ってきます。左心房が収縮すると、動脈血は**左房室弁**（**二尖弁**または**僧帽弁**といいます）を通って**左心室**へ流れ込みます。左心室の収縮により動脈血は**大動脈弁**を通って**大動脈**へ出ていきます。この血液が**全身**に送られます。

◻ 小循環と大循環

右心系は肺循環（小循環ともいいます）のポンプです。血液を送り出す肺までの距離が短いので、少しの圧力ですむため、右心室の壁の筋肉は左心室に比べて薄い構造になっています。

一方、左心系は体循環（大循環ともいいます）のポンプです。こちらは全身の末梢にまで血液を送り出さなければなりませんから、左心室の壁の筋肉は厚く強い収縮力をもつ構造になっています。

このように心臓の左右のはたらきは異なっていますが、左右の心房は同時に弛緩・収縮し、これを受けて左右の心室も同時に収縮・弛緩をしています。

◻ 心筋の収縮

心臓は血液を送り出す仕事をしていますので、心房や心室の収縮が何といっても大事です。この心筋の収縮はどうやって起こるのでしょうか——。

筋肉は、心筋でも骨格筋でも内臓筋でも、すべて筋細胞内にある収縮タンパクからできているフィラメント（線維）を滑走させ、収縮します。フィラメントの滑走は筋細胞膜の脱分極から始まります。

［▲図Ⅰ-4②］を見てください。筋肉が静止状態にあるとき（収縮が起こっていないとき）、筋細胞膜の内側はマイナス（−）、外側はプラス（＋）の電位をもっています［▲図Ⅰ-4②a］。きれいにプラスとマイナスが分かれているので、この状態を"分極している"といいます。さて、細胞膜にはナトリウムやカルシウムを通す門（チャネ

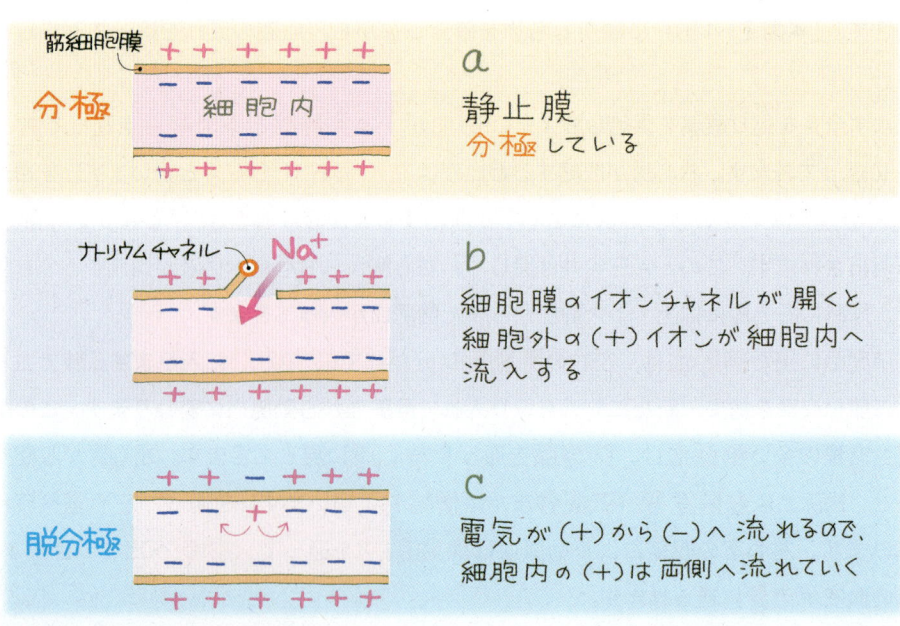

▲図Ⅰ-4② ● 筋細胞の興奮

ルといいます）がありますが、分極しているときはチャネルは閉じています。ここに刺激が加わるとチャネルが開き、細胞外から細胞内に向かってプラスイオンがなだれ込み［▲図Ⅰ-4②b］、その部位では細胞内がプラス、細胞外がマイナスの電位に逆転します。細胞膜を挟んで分極していたものが乱れてしまいますが、この状態を脱分極とよんでいます。膜の一部で興奮が起こると、プラスからマイナスに流れるという電気の性質にしたがって、興奮が次々に伝わっていきます［▲図Ⅰ-4②c］。脱分極がある一定の値（閾値）を超えると細胞内の電位が一気に高くなり［▲図Ⅰ-4③］、これを活動電位とよびます。活動電位が生じる現象を、興奮といっています。

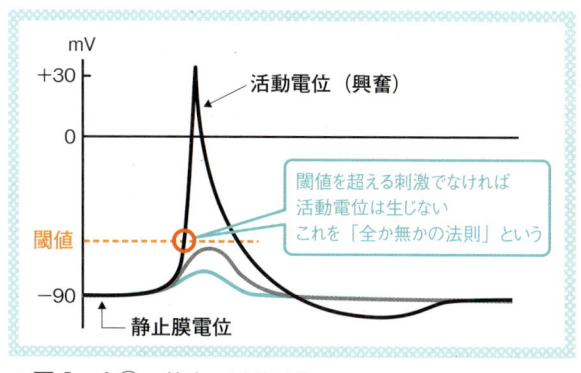

▲図Ⅰ-4③●筋肉の活動電位

　この細胞膜の興奮が、細胞内の筋小管系とよばれる袋の中にたまっているカルシウムイオンの動きを刺激します。カルシウムイオンが細胞内に放出されると2本のフィラメントの間に連結橋がかかり、連結橋によって細いフィラメントが太いフィラメントの間に滑り込むことができるのです。こうして筋収縮が起こる*2というわけです。

> **memo**
> **＊2　筋収縮の起こり方**
> 筋収縮の起こり方は、骨格筋、心筋、平滑筋それぞれによって、イオンの動き方などに多少の違いがあります。心筋では、カルシウムチャネルの開放による細胞外からのカルシウムイオンの流入が大切な作用をしています。

　フィラメントには、太いフィラメントと細いフィラメントの2種類があります。太いフィラメントはミオシンというタンパクからできており、細いフィラメントは主にアクチンというタンパクからできています。
　アクチンフィラメントには、ミオシンフィラメントの連結橋の頭部と結合する部位があります［▲図Ⅰ-4④］。筋が弛緩しているときは、アクチンフィラメント上に存在している調節タンパクがその結合部位にフタをしています。そこへ細胞膜の興奮が起こってカルシウムイオンが放出されると、カルシウムイオンは調節タンパクに結合し、フタ

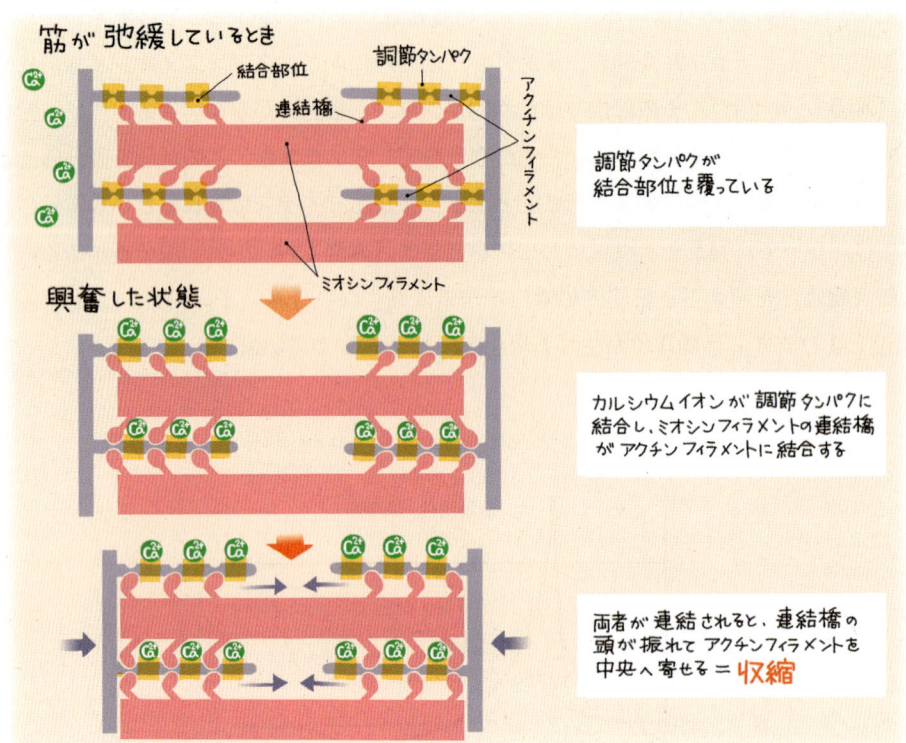

▲図Ⅰ-4④●筋収縮の仕組み

をはずす作用が起こります。これにより結合部位が露出し、ミオシンフィラメントの連結橋の頭部がこの結合部位を見つけ出してくっつきます。

両者が連結されると、ミオシンの特性により連結橋の頭が振れてアクチンフィラメントを中央へ寄せます。連結橋の頭部は次々に結合部を変えて（歩みを進めるように）、フィラメントをどんどん中央へ寄せます。ミオシンフィラメントもアクチンフィラメントも、それ自体が短縮するわけではなく、アクチンフィラメントが滑り込むことによって筋が短くなります。これが筋の収縮です。

筋細胞膜の電気的変化が、最終的にフィラメントの滑走という物理的変化に転換されて、筋の収縮という仕事がなされているわけです。

骨格筋、内臓筋と心筋の違い

さて、細胞膜を脱分極させる刺激を与えているのは、骨格筋や内臓筋では神経です。ところが心筋では事情が違ってきます。

p.166参照
刺激伝導系

心臓には刺激伝導系とよばれる自動能をもつ特殊な心筋群があります。この心筋群の心筋細胞は、神経の支配がなくても自ら筋細胞を収縮させる刺激を発生する能力をもっています。心臓は刺激伝導系から始まる脱分極によって、収縮が起こるのです。刺激伝導系は心臓の歩調取りあるいはペースメーカーとよばれています。

◻ 心臓のペースメーカー；刺激伝導系

　刺激伝導系は、洞房結節に始まり、房室結節、ヒス束、右脚、左脚、プルキンエ線維につながります［▲図Ⅰ-4⑤］。このなかで洞房結節[*3]が最も刺激の発生頻度が多く、通常私たちの心臓は洞房結節からの規則正しい信号に従って収縮を繰り返しています。もし洞房結節に異常が起こってはたらかなくなると、代わりに房室結節[*4]が刺激を出して心臓を動かします。この場合、心拍と脈拍は少なくなります。それは、房室結節の刺激を出す頻度が洞房結節の刺激を出す頻度よりも少ないためです。

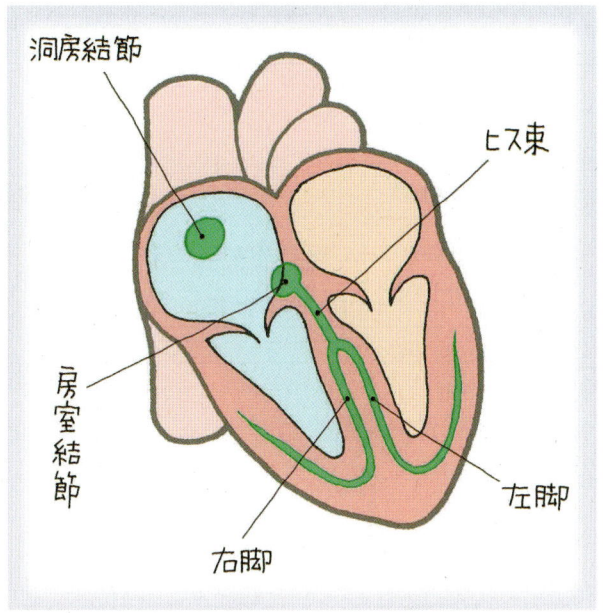

▲図Ⅰ-4⑤ ● 刺激伝導系

memo

*3、4　洞房結節と房室結節
* 3：洞房結節を sinoatrial node といいます。sino は洞、atrial は心房、node は結節の意味です。洞房結節から出る刺激で心臓がリズムを刻んでいる場合を、sino からとって「サイナスリズム」とよびます。
* 4：房室結節は日本人の田原淳が発見しました。房室結節のことを「田原の結節」ともよびます。

p.167 参照

田原淳

　洞房結節からの刺激は、左右の心房筋を収縮させます。洞房結節と房室結節の間にある刺激伝導系の特殊心筋と、心房筋の収縮によって興奮が房室結節に伝わります。次いでヒス束に伝わり、ヒス束から心室中隔内を走る右脚、左脚に分かれ、これが左右の心室筋に刺激を伝え、収縮を起こさせています。

　したがって、洞房結節からの電気刺激の発生が不規則であったり、刺激伝導系内の伝

わり方が遅くなったり、あるいは刺激伝導系が断裂していたりすると、心臓の収縮のリズムに乱れ（**不整脈**）が起こります。心拍や脈拍は心臓の収縮の結果だけをみていますから、不整脈が、どこでなぜ起こっているのかまではとらえられませんね。これを見ることができるのが**心電図**です。

◻ 心電図

◎ 心電図の観察の基本

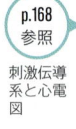
p.168 参照
刺激伝導系と心電図

心電図は細胞膜の電気的変化をとらえて、目で見られるようにしたものです。
　心房の収縮が **P波** です。P波から **Q波** までの間は、刺激が房室結節からヒス束に伝わっているときです。**QRS波** から **T波** の終わりまでが心室の収縮を表しています〔▲図Ⅰ-4⑥〕。

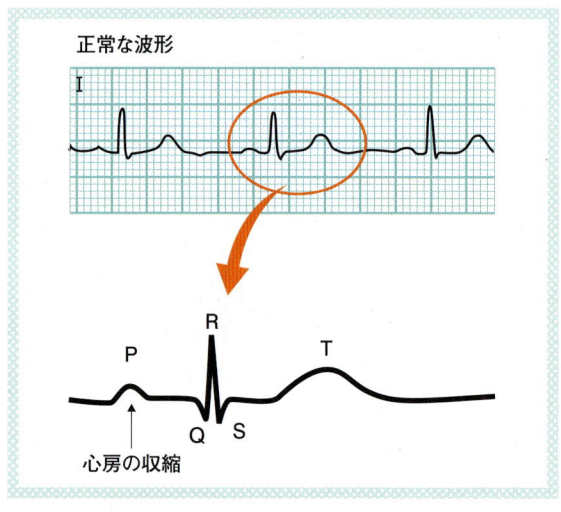

▲図Ⅰ-4⑥ ● 心電図の基本波形

看護 point
心電図の見かた

　心電図を見るときは、①まずP波を探しましょう。**P波が規則正しく出ていれば洞房結節は正常とみなすことができます。**②次にP波に続いてQRS波が現れているかどうかを確かめましょう。心室の収縮が起こっているかどうかは、P波では確かめられません。ですから、心室の収縮を示すQRS波が現れているかどうかを確認します。P波があってもQRS波が出ていないような場合は、心室から血液が駆出されていない状態ですね。**心室の収縮を表すQRS波とT波が、血液を循環させるという心臓の機能を果たしているかどうかを示しています。**

◎ 自律神経による刺激伝導系の支配と、植え込み式ペースメーカー

　刺激伝導系がつながっていない場合、心房と心室がお互いに関係なしで、それぞれのリズムで収縮してしまうこともあります。心房が収縮して心室の血液が充満するのですから、心房と心室がバラバラに収縮するのでは困ります。このような場合に**ペースメー**

カーの植え込み手術が行われることがあります。からだの外から規則的に心筋を刺激し、リズムをとって収縮させるのです。

心臓の収縮は、刺激伝導系によって起こるのですが、もちろん自律神経*5の支配を受けています。今、自分の心臓を速く打たせようと思っても勝手にはできません。でもドキッとすることがあったり、運動をしたりすると心臓は速く打ちますね。この調節は自律神経が行っています。交感神経の緊張が高まると、心臓の収縮力そのものが強くなり、また心拍数も増加します。しかしペースメーカーを植え込んでいる患者さんでは、そのペースメーカーには自律神経はもちろん作用しませんから、いつも同じ心拍数を打っています。ですから、急激にからだが酸素を必要とするようなことは避けなければなりません。

> p.083 参照
> 自律神経

memo

＊5　自律神経
自律神経という言葉はすでに聞いたことがあるでしょう。これはからだの構造と機能をふまえて看護技術を考えるとき、とても大事なキーワードです。内臓を支配する機構として、自律神経系をマスターしてほしいと思います。Ⅰ-CHAPTER11やⅡ-CHAPTER03もじっくり読んでみてください。

■ 心臓が血液を循環させている

からだの各細胞に届くように張りめぐらされた流通路の元締めとして、心臓が血液を循環させていることが、イメージできたでしょうか。

今晩ふとんに入ったら、腹這いになって左の胸に手を当てて、あなたの心臓が収縮するたびに心尖部が胸壁に当たる場所を探してみてください。トントンという心拍を感じることができるはずです。

CHAPTER 05 脈 拍

心臓が担う、からだの物質の流通機構が順調かをみる指標が、血圧であり心拍数でした。
もう一つ、私たちが最も頻繁に観察している指標が脈拍です。
看護者の手が患者さんのからだに触れる機会として、最も多いのが脈拍測定でしょう。
看護者の指先が、脈に触れない患者さんに出会ったことがあるでしょうか。
自分の心臓の音が聞こえるくらいドキドキしながら脈を探す、あの感覚——。
これは、脈拍が"いのち"に直結していることを、皆さんが知っているからです。

keyword　・脈拍　・脈拍測定のポイント　・頻脈／徐脈　・不整脈

脈拍とは？

　一般に動脈は、からだの中の深い位置にありますが[*1]、いくつかの動脈は外から触れることができます［▲図Ⅰ-5①］。脈拍を測るとき、最もよく用いられる場所が**橈骨動脈**です。皆さんは、自分の脈拍を何か所で触れられますか？

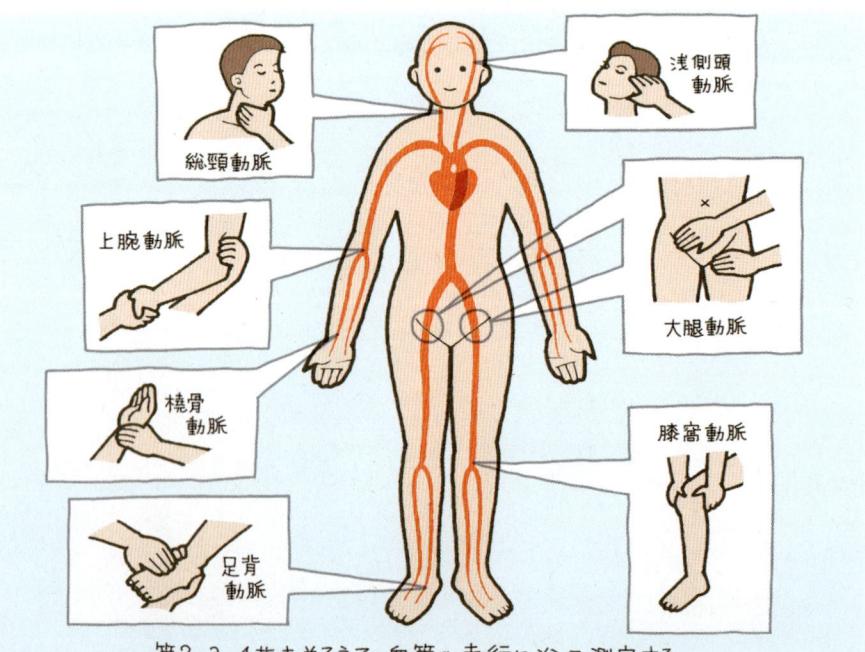

▲図Ⅰ-5① ● 脈拍の測定部位

PART 1 体液とその循環

> **memo**
>
> **＊1 動脈の特徴**
> 一般に動脈は伴行静脈と並んで走行していますが、動脈のほうがからだの深部にあり、静脈は、より浅い部位を通っています。静脈には、皮膚に近いところを走る表在の静脈もあります。動脈は各組織に酸素や養分を運ぶ役割があり、また圧が高く、傷つくと出血が多くなるためか、構造的に静脈よりも保護されています。

> p.019 参照
> 血管の構造

　心臓の収縮は、末梢の動脈の血流に反映されます。心室から送り出された血液が大動脈壁に当たって生じる波動が、末梢の動脈壁に伝わりますが、これをとらえたものが**脈拍**です。

　さて皆さんは脈拍測定のとき、何に注意しながら測っていますか？ **数**、**リズム**、**大きさ**など、確認すべきことがありますね。それぞれについて、詳しくみていきましょう。

🔲 脈拍数

◎ 脈拍数のとらえ方

　脈拍数を数えるときは、<mark>1分間に何拍しているか</mark>を、秒針のついた時計で時間を計りながら数えますね。

　脈拍数の基準値は成人で60～80回といわれており、60回以下を**徐脈**（50回以下を徐脈とする考え方もあります）、100回以上を**頻脈**といいます。しかし、脈拍数は**年齢**によって異なりますし［■表Ⅰ-5①］、**体位**によっても違ってきます。臥位よりは座位、座位よりは立位になるにしたがって、交感神経の緊張度が高まるため、脈拍数は少し増加してきます。ですから<mark>継続して経時的に脈拍を測定するときは、測定時の体位を一定にしないと、変化をとらえにくい</mark>ことになります。

　また、個々人の脈拍数について、変化や異常の有無を判断するためには、<mark>その人のふだんの脈拍数を基準に考える</mark>必要があります。

　心臓の1回拍出量が多い人では、脈拍が少なくても全身の細胞に酸素を運ぶのに十分な場合があります。たとえば運動をする人で、平常時の脈拍数が50回くらいのことがあります（これを**スポーツ心臓**といいます）。からだがある同じ量の血液（すなわち**心拍出量**＝1回拍出量×心拍数）を得るためには、1回拍出量が多ければ脈拍（心拍）

> 看護point
> 患者さんのふだんをよく知る

■表Ⅰ-5① ● 脈拍数（心拍数）の基準値

発達段階	脈拍数（心拍数）[回/分]
新生児	130～145
乳児	110～130
幼児	100～110
学童	80～90
成人	60～80

数は少なくてすみますし、1回拍出量が少ないのであれば脈拍（心拍）数が多くなければいけません。スポーツ心臓の場合は、1回拍出量が多いので脈拍（心拍）数が50回くらいでも、血液を効率よくからだに回すことができるのです。

通常、脈拍数は心拍数と同じ数です。心臓では刺激伝導系で収縮の歩調取りがされていますが、生体の条件の変化に応じて意思とは関係なくリズムを変化させているのは自律神経です［▲図Ⅰ-5②］。交感神経が緊張を高めると心拍数・脈拍数が増加し、副交感神経が優位になると心拍数・脈拍数は減少します。

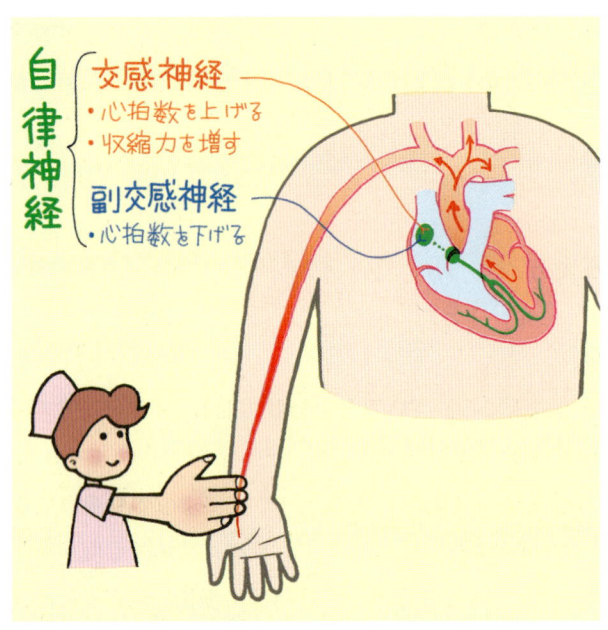

p.083参照
自律神経

▲図Ⅰ-5② ● 心拍と脈拍のつながりと自律神経支配

◎脈拍数が多くなる場合（頻脈）

からだが酸素やブドウ糖をたくさん欲しい場合、たとえば運動をしているときや、発熱で代謝（細胞での酸化作用）が亢進しているとき、または代謝速度をコントロールしている甲状腺ホルモンの分泌過剰の状態などでは、脈拍数が増えます。運動をして心臓がドキドキしているのがわかるようなとき、自分の脈拍数を数えてみてください。ふだんの数と比べてみると脈拍がずいぶん増えているはずです。必要な酸素やブドウ糖を細胞に届けるのが血液の仕事ですから、からだの酸素やブドウ糖の使用量が増えた場合、心拍出量を増やすための一つの方法として、心臓の収縮回数を増やすのです。その結果、脈拍数が多くなります。このような、必要に応じて調節する人体の力はすばらしいですね。

また、血液量が減っているとき（出血など）や酸素を運ぶ赤血球が減っているとき（貧血など）、低酸素状態（高山病など）では、血液中の酸素の絶対量が少なくなります。不足している酸素量を補うために、血液の回転を増やしてスピードで解決しよう

とします。こういう場合も脈拍数が増えてきます。

このほか、脈拍数が増えるケースとして、からだの状態に合わせて脈拍数が変化するのではなく、心臓の刺激伝導系の異常で脈拍数が変わることがあります。たとえば、発作性頻拍(ほっさせいひんぱく)ではドキドキしているというより、心臓がタッタッタッと打っている感じになり、脈が150回以上も触れることがあります。

◎ **脈拍数が少なくなる場合（徐脈）**

一般に副交感神経が優位で心身ともに安定した状態では、脈拍数が多少減少しますが、スポーツ心臓でないかぎり40台に下がることはほとんどありません。徐脈では、全身の細胞に血液を十分に送り届けられないおそれがあるので、気をつけなければなりません。徐脈を起こす病態としては、刺激伝導系の異常、頭蓋内圧(とうがいないあつ)の亢進、ジギタリス製剤の中毒(ちゅうどく)などがあります。

心臓の第一のペースメーカーである洞房結節がはたらかないと、下位の房室結節からリズムが発生します。刺激伝導系は下位になるほど刺激の発生頻度が低くなり、徐脈が起こります。また、房室結節で刺激が伝わらないために、徐脈になることもあります[▲図Ⅰ-5③]。徐脈では心拍出量が低下しますから、細胞に酸素や栄養分が十分に行き渡らなくなり、意識障害を呈することがあります。脳は酸素不足、ブドウ糖不足に最も弱い組織です。徐脈による心拍出量の低下によって脳が障害される危険性があるような場合は、人工ペースメーカーの植え込み手術の適応になります。

頭蓋内圧が高くなると、脳内の血管は圧迫され、循環が阻害されて血液中の二酸化炭素が増えます。これが延髄(えんずい)の血管運動中枢(けっかんうんどうちゅうすう)を刺激し、血圧を上げて血流を確保しようとします。同時に心拍数も下げてしまいます（この一連の現象をクッシング現象といいます）。徐脈で血圧が高いというのは、一見よい状態に思えますが、大変に危険な頭蓋内圧亢進のサインなのです。

ジギタリス製剤は心筋の収縮を高める薬ですが、心拍数は減少させます。ジギタリス製剤を服用している場合は、脈拍数の変化を注意してみる必要があります。

p.181 参照
頭蓋内圧の亢進

脈拍 ↓ ↓ ↓ ↓
P波
心電図

P波が規則正しく出ており、サイナスリズムであるが、3回に1回しか心室の収縮が起こっていない。

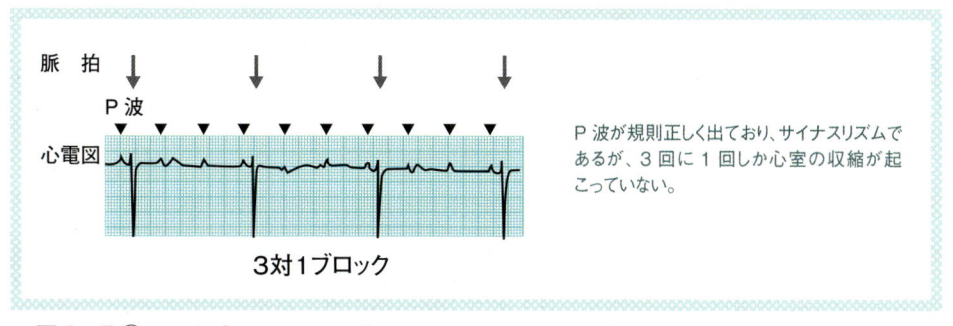

3対1ブロック

▲図Ⅰ-5③● 房室ブロックによる徐脈の例

◻ リズム

◎ 脈拍のリズムのとらえ方

脈を測るときは、数だけでなく拍動のリズムが規則正しいかどうかもみていますね。通常、リズムは一定です。心臓が規則正しく収縮していれば、脈拍も規則正しく打っています。

心臓は、刺激伝導系のはたらきによって一定の規則正しいリズムで収縮と弛緩を繰り返していることを勉強しました。洞房結節の電気的変化にしたがって心筋の収縮が起こっていることを、サイナスリズムといいましたね。これは心電図上で、P波が規則正しく出ているかどうかを見ることによって確認できます。

> p.027
> 参照
> サイナスリズム

もしリズムが不規則であれば、どういうふうに不規則なのかを把握する必要があります。たとえば「トン、トン、トン……トン、トン、トン……トン」というように3拍打っては1回抜けているということもあるでしょう。「トントントン、トン、トン」というように速く打ったり遅く打ったりする場合もあります。まったく規則性がないようなこともあります。このようなリズムの乱れを総称して不整脈といいます。

> 看護point
> 脈拍のアセスメント

患者さんのもともとのリズムを知っていれば、たとえ不規則なリズムであっても、それがいつもと同じリズムであれば特に問題はないといえることもあるでしょう。ふだん規則正しい脈なのに乱れているという場合は、心電図をとってみましょう。脈拍では心臓収縮の結果しか診ることができませんから、刺激伝導系の機能や心臓の収縮状態の観察には、心電図が必要となります。

また、不整脈を観察したときは、脈拍と同時に、聴診器を胸に当てて心拍を測定しましょう。心臓が収縮していても、波動を伝播させるだけの血液量がないと脈拍が触れないことがあります。心拍数は80回で脈拍数は65回、などということも起こるのです。

◎ 不整脈

サイナスリズムなのに脈が飛ぶ

脈拍を測定していて、規則的な脈がきたるべきところで抜けることがあります。心房から心室へ刺激が伝わらない房室ブロックが起こっていると考えられます。

期外収縮

なんらかの刺激発生の異常で、心室の収縮が終わらないうちに次の収縮の指令がきてしまう期外収縮［▲図Ⅰ-5④］では、まだ心室内に送り出すべき血液がないのに心室が収縮をしますので、有効な血液の拍出ができません。したがって脈が触れないのです。心室は続けて収縮したため、休息時間が長くなり、次の拍動では血液をたくさん送り出すことになります。この場合、脈をとっていると、リズムが途切れたと思うとドキンと大きな脈を触れることになります。

リズムに規則性がない

サイナスリズムでは、規則正しいリズムで脈を打っていますね。ところが、洞房結節

の異常や心筋の被刺激性の異常などにより、脈が不規則になる場合があります。

　心房が1分間に200〜400回収縮する**心房粗動**や、400〜600回打つ**心房細動**では、心房の興奮がすべて心室に伝わるわけではありません。==伝わり方が不規則になり、伝わったときだけ心室が収縮します==。このため脈拍も不規則になります［▲図Ⅰ-5⑤］。

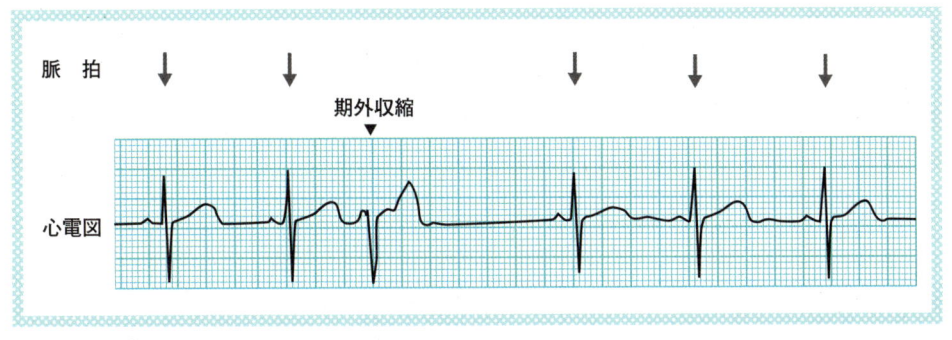

▲図Ⅰ-5④ ● 期外収縮

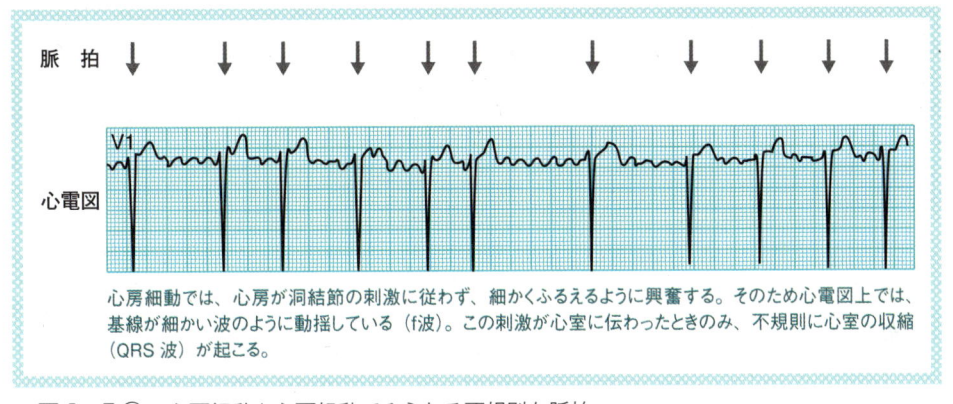

心房細動では、心房が洞結節の刺激に従わず、細かくふるえるように興奮する。そのため心電図上では、基線が細かい波のように動揺している（f波）。この刺激が心室に伝わったときのみ、不規則に心室の収縮（QRS波）が起こる。

▲図Ⅰ-5⑤ ● 心房細動や心房粗動でみられる不規則な脈拍

脈の大小

　脈拍は、心収縮によって送り出された血液が血管壁に当たり、その波動が末梢の動脈壁に伝わったものですから、**拍出される血液量**、**血管の弾力性**、通路に当たる**血管の障害の有無**が脈拍に関係してきます。

　心臓から脈拍を測定している末梢動脈に至るまでの間に何か障害があると、脈拍が小さい、あるいは脈をとらえられないということが起こります。**腫瘍**に圧迫されて血流が細くなっていたり、**動脈が詰まっている**場合などです。

　また、心機能が落ちて1回拍出量が非常に少ない場合も、脈拍が小さくなり、時には触れなくなります。心室は血液を送り出すところですから、まず血液を心室内にたっぷりためて、それを心室筋の収縮によって押し出さなければ仕事になりません。==心室が痙

==攣した状態で、十分な拡張も収縮もしない**心室粗動**や**心室細動**を起こすと、心機能はゼロになりますので、生命の維持ができない状況に陥り、非常に危険です。==

> **看護point**
> 脈が触れないときには

　脈が小さいとか触れないという場合は、他の動脈で測定し、局所的問題か全身性の問題かをすばやく判断し、全身性の問題であれば、心拍の確認、心電図をとるという次のステップに進まなければなりません。

☐ 1分の意味

　脈拍の測定とは、心臓が血液を送り出している状態を間接的に観察することです。==1分間測定するのは、心拍出量（＝1回拍出量×1分間の心拍数）が心機能をみる基準だから==です。1分単位の心拍出量を推し量るために、脈拍を測定しているのですから、患者さんの心機能を把握するために、1分かけて測定したいと思います。

> **看護point**
> 脈拍の測定時間

　ただし、何度か測定して、その患者さんの脈拍の状況を把握できた場合、30秒測定して2倍する、または15秒測定して4倍することもあります。

Ⅰ いのちを支えるからだの仕組み
PART 2 内部環境の恒常性の維持

血液と間質液は細胞の内部環境であり、内部環境が安定しているからこそ、
細胞は一定量の仕事を続けていくことができるのでしたね。
循環器系は内部環境を整えるために、様々な物質の流通を担っていますから、
血液の流通量やスピード（この指標が血圧や脈拍でした）も、恒常性を保っています。
では、血液はどんな物質を運搬し**内部環境の恒常性**を保っているのでしょう？
どんな物質が、どんな恒常性をもって、内部環境を構成しているのでしょうか？
PART 2 では、血液によって体内を流通している物質一つひとつについて
詳しくみていきます。

CHAPTER 06　酸素と二酸化炭素の恒常性
CHAPTER 07　血糖値の恒常性
CHAPTER 08　水素イオン濃度（pH）の恒常性
CHAPTER 09　体温の恒常性

CHAPTER 06 酸素と二酸化炭素の恒常性

内部環境を保つため、血液が体内を流通させている物質のうち、
まずは、酸素と二酸化炭素についてみていきます。
私たちは、外部環境から酸素を取り入れ、二酸化炭素を外部環境に捨てることで、
内部環境の酸素と二酸化炭素の恒常性を維持しています。
そして酸素を細胞に届け、二酸化炭素を細胞から運び出しています。
その仕組みを考えてみることにしましょう。

keyword　・呼吸　・気道　・呼吸音　・ガス交換　・外呼吸／内呼吸
　　　　　　・酸素分圧／二酸化炭素分圧　・呼吸中枢　・1秒率　・呼吸運動

☐ 呼吸の意味

　私たちのからだをつくっている細胞は、それぞれ違う仕事を受け持っています。たとえば筋細胞は、収縮して運動を引き起こします。小腸の内面を覆っている細胞（単層円柱上皮）は、養分を吸収する役目を果たしています。甲状腺の細胞はホルモンをつくっています。それぞれ仕事の内容は異なっていますが、酸化作用（燃焼）によって、それぞれのはたらきのためのエネルギーをつくり出すという点は共通しています。つまり、私たちのからだのすべての細胞は酸素を必要としているのです。

　さて、細胞内の酸化作用の結果、二酸化炭素と水ができます。この水は燃焼水としてからだの中で使われますが、二酸化炭素はからだにとっては不要な物質ですので、外に捨てていかなければなりません。ですから「息をすること（呼吸）」は、単に鼻から息を吐いたり、吸ったりするという行為だけを指すのではなく、その本当の意味は、酸素を細胞に取り入れて、細胞内で酸化（燃焼）してエネルギーをつくり出すこと、そして、その結果できた二酸化炭素を体外に捨てることなのです。

　酸素は肺の中に吸い込まれた息の中から血液中に取り込まれ、赤血球に乗って運ばれます。そして末梢の毛細血管から細胞へ取り入れられます［▲図Ⅰ-6①］。ここに至って初めて、吸った息は意味をもちます。また細胞でできた不要な二酸化炭素を血液によって運び去り、肺の空気中に捨てて、それを体外に排出し、息を吐くことが完了するのです。

　私たちのからだを生かすために、内部環境は、常に細胞に十分供給できるだけの酸素を用意していなければなりません。また、二酸化炭素は血液の水素イオン濃度（pH）を左右するので、体内にため込んではおけず、常に産生されたぶんを捨てていかなけれ

p.154 参照　上皮組織

p.115 参照　赤血球による酸素運搬

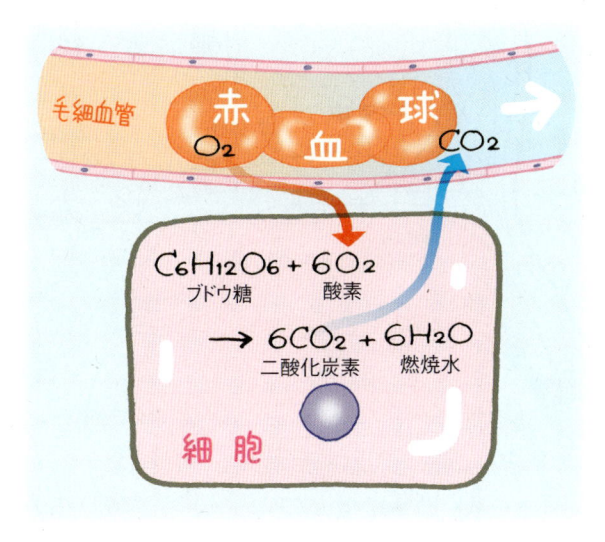

▲図Ⅰ-6①●細胞内での酸化作用

ばなりません。内部環境の酸素濃度も二酸化炭素濃度も、恒常性が保たれているのです。この恒常性を維持するために、私たちは息を吐いたり吸ったりしているのです。からだの中には酸素を貯蔵しておく場所はなく、また二酸化炭素を集めて、フタをしておくようなところもありません。ですから呼吸は止まることなく、繰り返されているのです。

息を吸う、息を吐く

吐く息を呼気、吸う息を吸気とよびます。呼気と吸気が出入りする道、つまり鼻腔から肺胞までを気道といいます。気道は消化管のような一方通行ではなく、出るもの（呼気）と入るもの（吸気）が、1本の道を共通に使っています。このため息を吐けなければ吸えない、吸えなければ吐けないことになるのです[*1]。

> **memo**
> **＊1　有効なガス交換**
> 空気がからだに入ってから肺胞に至るまでのうち、ガス交換にあずからない気道の容積を「死腔」といいます。浅い呼吸では、死腔の中を吸気と呼気が行ったり来たりするだけになり、有効なガス交換ができません。

◎鼻

鼻は、吸い込んだ外気に温度および湿気を与え、大気中のゴミを取り除く空調器官です。この役割を果たすため、鼻腔には毛細血管に富んだ粘膜に覆われた上・中・下3段の鼻甲介があって表面積が広くなっています［▲図Ⅰ-6②］。この鼻腔を通る間に外気は温められ、湿気を含みます。

▲図Ⅰ-6②●鼻の構造

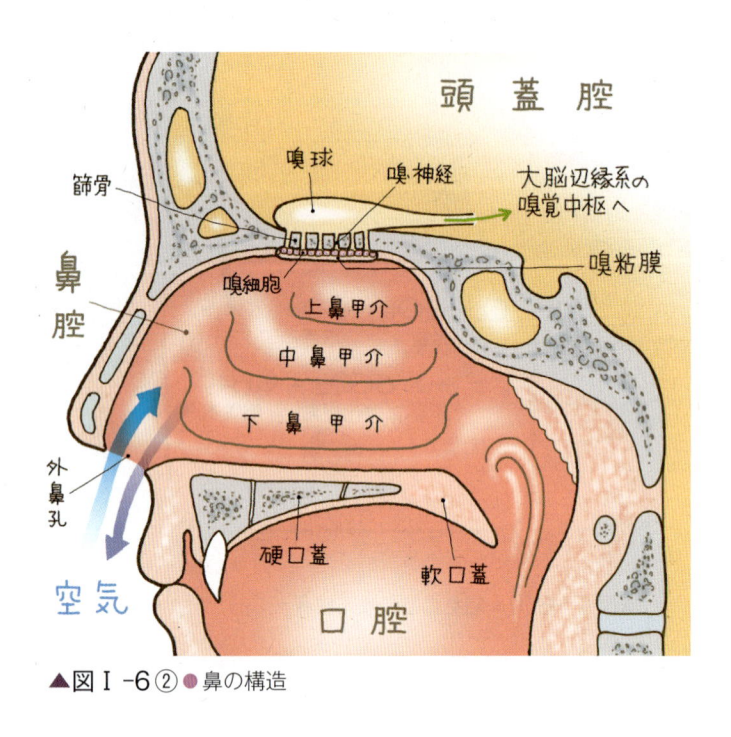

　また鼻は、においの**感覚器**でもあります。においのもととなる化学物質が鼻粘膜の最上部にある嗅細胞に受容されると、嗅細胞は電気的興奮を生じて、物質の情報が電気信号に変換されます*2。嗅細胞から出た信号は、鼻腔と頭蓋腔の境にある篩骨の穴を通って直接嗅球に入ります。ここでニューロンを換えて、大脳辺縁系に向かいます。

> **memo**
>
> *2　物理化学的刺激を電気信号に置き換える
> 感覚器はからだの外部および内部のいろいろな情報を受け取る器官です。情報は圧力や光や音波や熱や化学物質など、物理化学的な刺激です。感覚器にある受容細胞は、これらの刺激を受けると、これを細胞膜の電気信号に変換します。光も音波も、みんな電気信号になってからだの中を伝わっていくのです。感覚受容器は、物理化学的刺激を電気信号に置き換える装置です。

　大脳辺縁系は、新皮質に対し**旧皮質**といわれています。新皮質は人類で発達していますが、旧皮質は進化の過程で古くから共通してある皮質です。==大脳辺縁系は快・不快を感じ分けます。==生命維持にとって、快はプラスの刺激、不快は危険信号になります。外部環境からの感覚刺激のうち、においは辺縁系（旧皮質）にも中枢があり、快・不快の情動的な判断がされています。何のにおいなのか、という認知は新皮質でなされています。嗅覚以外の感覚（視覚、聴覚、皮膚感覚、味覚）は新皮質に中枢があります。

　今日の日常生活のなかで、においから得る情報量は、視覚や聴覚に比べ少なくなっていますが、大脳辺縁系に中枢があるということは、生物が古くから外界の情報を得るのに嗅覚を用いていた証拠です。においにはいい香りがある一方、「くさい」とか「ムッ

PART2 内部環境の恒常性の維持

とするにおい」など非常に不快なにおいがあります。不快なにおいによって本能的に身を守る反応ができるのは、大脳辺縁系に中枢があるからこそでしょう。

◎ 咽頭、喉頭

さて、鼻腔から入った空気は、**咽頭**を経て**喉頭**に入ります。咽頭とは、鼻腔と口腔の突き当たりの部分です。==咽頭は気道であり、また食べ物が通る道でもあります。==咽頭から、空気は喉頭へ、食べ物は食道へ、それぞれ分かれていきます。喉頭に入って声帯[*3]を越えると、気管です［▲図Ⅰ-6③］。

> **memo**
> ***3　呼気が声帯を通ると**
> 日常生活のなかで最も多く用いられるコミュニケーションの手段は会話です。私たちは、呼吸器と消化器とに分化した器官を応用して声を出しています。呼気が左右の声帯の間を通り抜けるエネルギーと、口腔の形、口腔・鼻腔の共鳴によって音がつくられます。

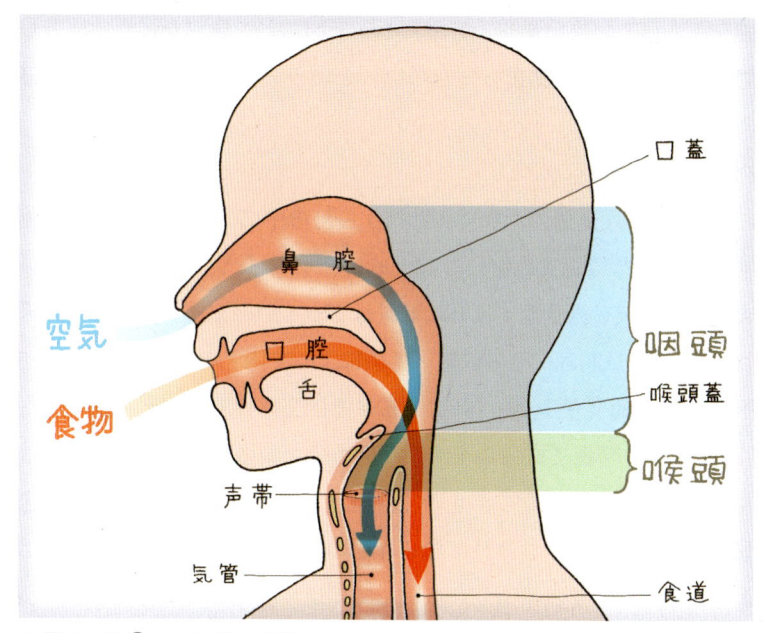

▲図Ⅰ-6③● 上気道の構造

◎ 気 管

==気管は馬蹄形の**軟骨**が並び、内腔を保って呼気・吸気の通路を形づくっています==［▲図Ⅰ-6④］。もし軟骨がなければ内腔は閉じてしまい、呼吸のたびにものすごい圧力をかけないと呼気も吸気も通れないでしょう。これに対し、気管の後ろにある食道は、筋肉の壁だけで軟骨はありません。食べ物や飲み物の重さが内腔を押し広げて通過していきます。気管が食道に接するところは、ちょうど馬蹄型の軟骨がない部分で、気管の**膜様部**とよばれています。ですから食べ物が通るとき、気管の軟骨に当たることなく、スムーズに通過できるのです。からだは実にうまい構造をもっていると思いませんか？

p.132 参照　気管と食道の構造の違い

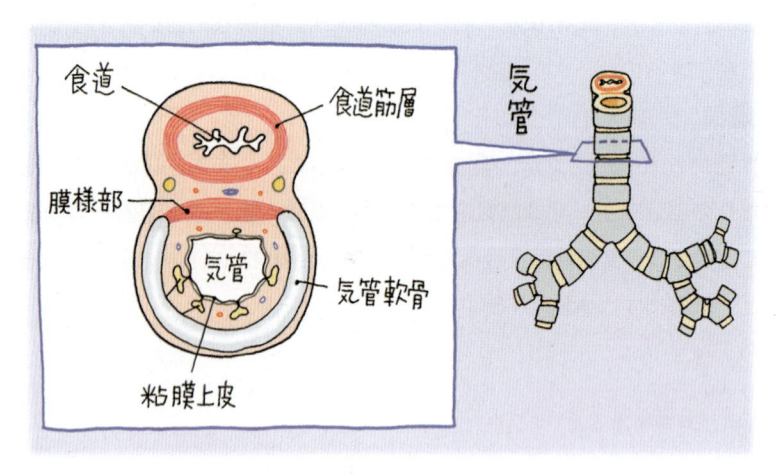

▲図Ⅰ-6④●気管と食道

　ただし、食道を通過する内容物が大きいと、膨らんだ食道が気管の膜様部を圧迫し、気管の内腔をふさいでしまいます。皆さんもイモ類などを食べたときに経験したことがあるかと思いますが、"胸が詰まって苦しい"というのは、食道が気管を圧迫するためです。

◎気管支から肺へ

p.132 参照
気管支の分岐

　気管は左右の**主気管支**に分かれて、肺門から肺の中に入り、分岐を繰り返して**肺胞**に至ります。分岐した気管支の壁にも部分的に**軟骨**があり、内腔がつぶれないようになっていますが、分岐を繰り返すほどに軟骨は減っていきます。そして細気管支になると**平滑筋**が輪状に取り囲み、その収縮・弛緩によって内腔の大きさを調節しています。
　気道の平滑筋は、**副交感神経**（肺に分布する副交感神経は迷走神経（ぐす））の緊張で収縮し、**交感神経**の緊張で拡張します。交感神経が緊張するような状況では、からだがたくさんのエネルギーを消費しますので、当然、酸素の需要が高まっています。全身の細胞に酸素を十分に供給しなければならないので、気道は拡張して空気をたくさん取り込めるようにするのです。平滑筋が収縮して気道が狭くなる病気として、**気管支喘息**があります。気管支喘息の発作のときにアドレナリン系の薬が有効なのは、交感神経がはたらいたのと同じ状況をつくり出すからなのです。

p.136 参照
気管支喘息と薬

　終末細気管支の枝は、**呼吸細気管支**から**肺胞管**を経て**肺胞嚢**になり、最後は**肺胞**になります［▲図Ⅰ-6⑤］。呼吸細気管支では平滑筋が減少し、**弾性線維**が出てきます。肺胞は1層の呼吸上皮でできた袋です。鼻から吸い込んだ息は肺胞に到着して、ようやくその周囲を取り囲む**毛細血管**との間でガス交換を行えるのです。

◎肺動脈、肺静脈

p.186 参照
からだの中にある「門」

　肺門から気管支が肺の中に入っていきますが、**肺動脈**も気管支と一緒に並んで入ります。肺動脈は右心室から静脈血を肺に運んでいる動脈です。肺動脈は肺の中を気管支枝の分岐に沿ってずっと一緒に走っていきます。そして最後に、肺胞の周りで毛細血

管になり［▲図Ⅰ-6⑤a］、肺胞気との間でガス交換をします。すなわち二酸化炭素を捨て、酸素をもらうのです。ガス交換を終えた血液（動脈血）は、肺静脈を通って心臓の左心房に還ります［▲図Ⅰ-6⑤b］。

　肺動脈はガス交換という仕事をする必要上、数億個もある肺胞に最も効率よく、確実に到達するために気管支と並んで走るという構造をとっています。一方、肺静脈はガス交換を終えた血液を肺から心臓に戻す役割ですので、気道と肺動脈とは別に、その周囲を通っています。肺静脈にはリンパ管が並んで走っています。

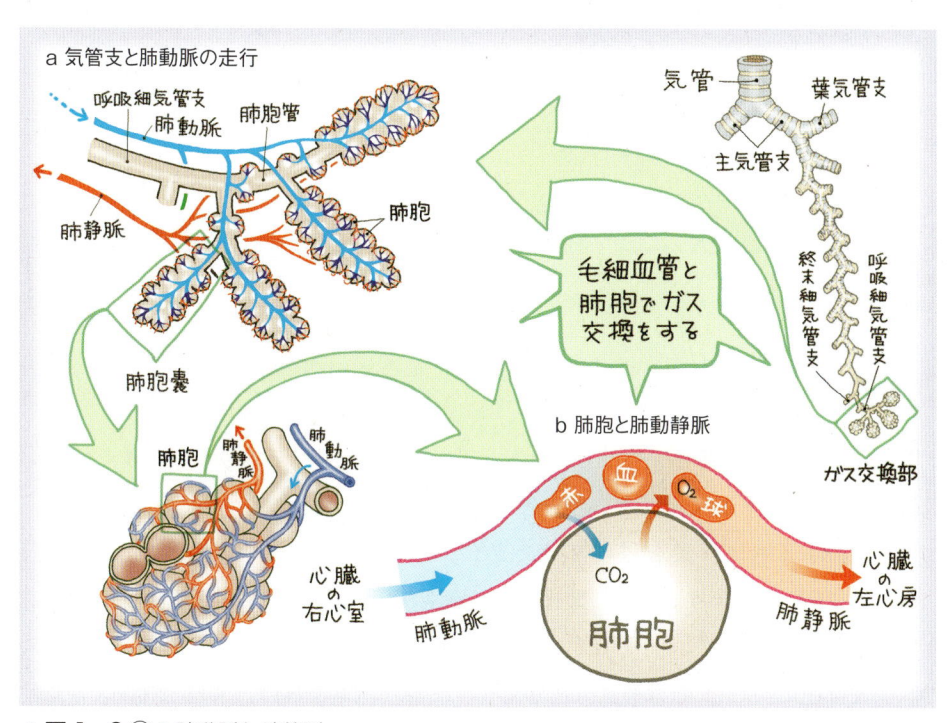

▲図Ⅰ-6⑤●肺動脈と肺静脈

◎ 呼吸音

　さきほど説明したように、気道は一本道です。吸気と呼気は同じ道を往復します。吸う息も吐く息も、ちゃんと肺胞に届き、また肺胞から出なければ、呼吸の機能、つまりガス交換に役立たないことになりますね。

　聴診器を使って肺の呼吸音を聴いたことがありますか？ 肺の隅々で呼吸音が聴こえるかどうかは、大事な観察ポイントです。右肺は上葉・中葉・下葉の3肺葉、左肺は上葉・下葉の2肺葉からできていますが、呼吸音を聴くときは、すべての肺葉をチェックします。気管支の分岐の構造上、葉の単位で病変が起こることが多いからです。たとえば上葉に行く気管支が詰まっていて上葉に空気の出入りがなかったとしても、下葉ではきれいな呼吸音が聞こえます。上葉に肺炎が起こっていても、下葉の音はきれいです。

　どこで呼吸音を聴いたらすべての肺葉の呼吸音を聴くことができるか、［▲図Ⅰ-6⑥］

看護point
呼吸音の聴診のポイント

を見ながら考えてみてください。

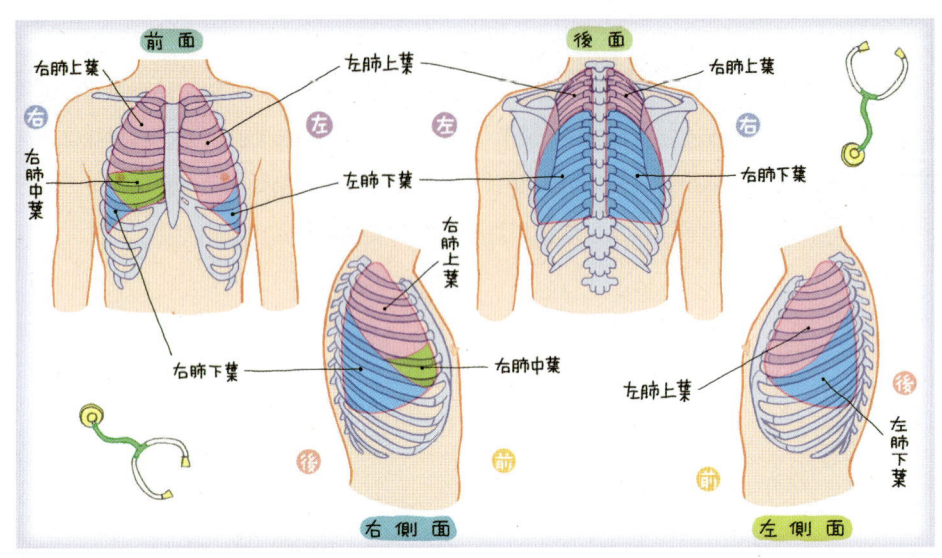

▲図Ⅰ-6⑥●肺葉の境界

ガス交換

「呼吸」とは、からだをつくっているすべての細胞に体外から取り入れた酸素を配り、二酸化炭素を体外に捨てる、という一連のはたらきです。

動脈血は細胞に酸素を供与するために、常に100mmHg程度の酸素分圧（Po_2）を有しています。また二酸化炭素を細胞から受け取るために、細胞内の二酸化炭素の濃度より低い40mmHg程度の二酸化炭素分圧（Pco_2）を保っています。動脈血とは逆に、静脈血は酸素分圧が低く、二酸化炭素分圧は高くなっていて、肺胞気（これは大気ですね）から酸素を得て、肺胞気に二酸化炭素を捨てています。

肺胞の呼吸上皮と、その周囲の毛細血管（静脈血）中の赤血球との間で、酸素と二酸化炭素の移動がありますが、これを外呼吸とよんでいます。一方、動脈血の赤血球と細胞の間での酸素と二酸化炭素の移動を内呼吸とよんでいます。外呼吸も内呼吸も酸素と二酸化炭素という気体の移動なので、これらをガス交換［▲図Ⅰ-6⑦］といいます。臨床では、動脈血中の酸素分圧および二酸化炭素分圧を血液ガスといっており、肺でのガス交換の程度を知る指標として用いられています。

ガス交換の原理は拡散です。拡散とは、同一気体の間で、気体の分圧[*4]の差により、分圧の高いほうから低いほうへ、双方の分圧が平衡に達するまで気体が移動するという原理です。ですからガス交換というのは、酸素と二酸化炭素が入れ替わるのではなく、酸素は酸素同士、二酸化炭素は二酸化炭素同士で、分圧の高いほうから低いほうへ移動することです。

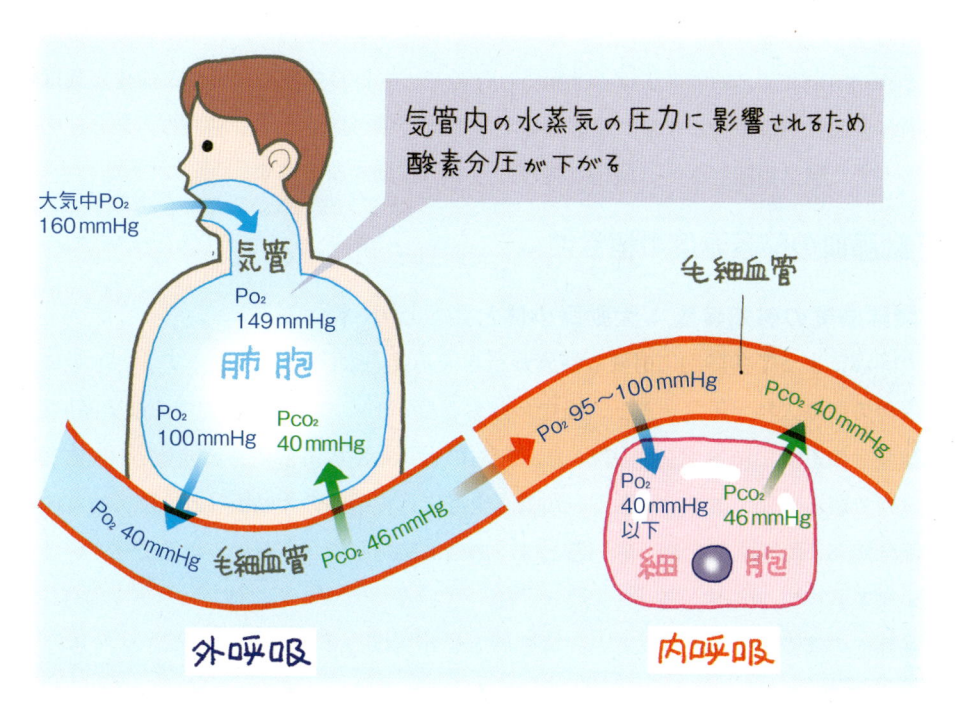

▲図Ⅰ-6⑦● ガス交換

> **memo**
>
> **＊4　気体の分圧**
> ガス分圧（partial pressure）は、「全圧」×「全気体のモル数に対するその気体のモル数の比」です（モル；molは物質量の単位です）。
> たとえば空気中の酸素分圧は、
>
> $$\text{全圧（＝大気圧＝760mmHg）} \times \frac{\text{酸素のモル数（16）}}{\text{全気体のモル数（76.2）}} ≒ 160\text{mmHg}$$
>
> となります。
> ある混合気体の全圧に対し、それぞれの気体が占める割合によって各気体の圧が決まってくることを表しています。分圧は略語「P」で表示します（酸素分圧＝P_{O_2}、二酸化炭素分圧＝P_{CO_2}など）。

◎ **外呼吸**［▲図Ⅰ-6⑦］

　肺胞周囲の毛細血管の血液は**静脈血**で、その酸素分圧は約40mmHgです。肺胞気の酸素分圧は約100mmHgですから、**拡散**の原理に従って、**酸素は肺胞気から血液中に移動**し、血液の酸素分圧は約95〜100mmHgとなります。一方、二酸化炭素分圧は、静脈血中で約46mmHg、肺胞気中で約40mmHgであるため、**拡散**によって**二酸化炭素は血液中から肺胞気へ移動**します。

◎ **内呼吸**［▲図Ⅰ-6⑦］

　動脈血は細胞に酸素を運びます。動脈血の酸素分圧は約95〜100mmHgです。細胞内は酸素を消費しているので、酸素分圧は40mmHg以下です。ここでも**拡散**の原

理に従って、血液中から細胞内へ、酸素は移動します。細胞内の二酸化炭素分圧はおおよそ46mmHgで、動脈血中は40mmHgなので、やはり拡散によって二酸化炭素は細胞内から血液中に移動します。動脈性の毛細血管の中の血液と、細胞内のガス分圧の差によって、酸素が細胞へ、二酸化炭素が血液中へ移動するのです。

動脈血の酸素濃度の恒常性

◎ 酸素濃度の感知装置；大動脈小体と頸動脈小体

内呼吸によって各細胞に必要な酸素が行き渡ることが呼吸の目的です。外呼吸による酸素の取り入れが不足すると、血中の酸素濃度が低くなります。血中の酸素濃度は、大動脈弓の近くにある大動脈小体と、左右の内頸動脈の基部にある頸動脈小体という場所で感知しています［▲図Ⅰ-6⑧］。全身に行く手前の大動脈弓と、脳に行く内頸動脈分岐部で酸素濃度を測っているとは、本当に私たちのからだはうまくできていると思います。

動脈血の酸素濃度が低くなると、大動脈小体からは迷走神経、頸動脈小体からは舌咽神経を伝わって、延髄の呼吸中枢に低酸素の情報が伝えられます*5。呼吸中枢は呼吸の深さや回数を調整して、酸素の取り込みを促進させます。血中の酸素濃度については、低い場合のみ、調整が行われます。ですから酸素濃度が高ければ、呼吸中枢は刺激されません。生体にとっては、酸素濃度が低いことが問題なので、その感知装置を備えているというわけです。

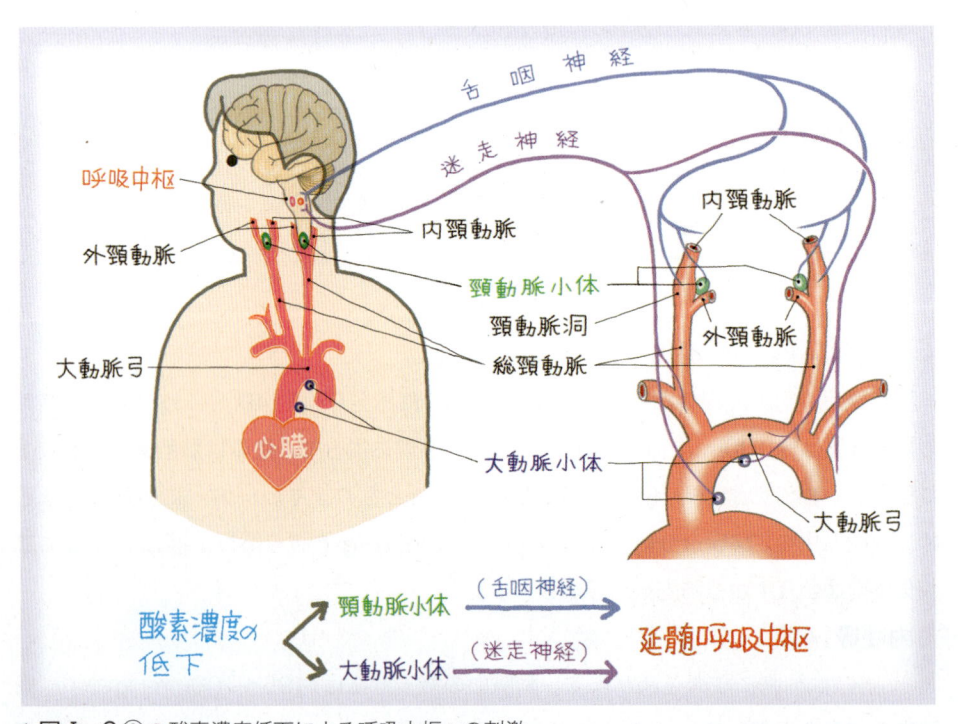

▲図Ⅰ-6⑧ ● 酸素濃度低下による呼吸中枢への刺激

＊5　迷走神経と舌咽神経
迷走神経は第X脳神経、舌咽神経は第IX脳神経です。からだの内部の情報を中枢に伝える求心性の感覚神経として、これらの自律神経（副交感神経）がはたらいています。

> p.083 参照
> 迷走神経

　空気中の酸素濃度が足りていても、肺胞に入る空気が少ないと、酸素の取り入れが不足し、呼吸が速くなります。標準予測値（性別、年齢、体格から割り出される肺活量の予測値）に対する肺活量の割合（**%肺活量**といいます）が **80%以下** になると、換気障害があるとみなされます。肺胞が十分に開かない、たとえば胸水がたまって肺を圧迫しているとか、肺胞の周囲の肺の間質に滲出液があるなどで、肺胞が拡張できず拘束されている状況です。この状態を **拘束性（換気）障害** とよんでいます。**肺の容量が少なくなっているため、空気の取り込みが十分でなく、酸素が不足し、息苦しいのです。** 場合によっては、酸素の濃度を濃くするために酸素吸入で対応します。

　肺に異常がなくても、高地や換気の悪い室内で空気中の酸素濃度が低いと、酸素不足が生じます。この場合も、呼吸中枢が刺激され、呼吸が速くなります。

◻ 動脈血の二酸化炭素濃度の恒常性

　二酸化炭素の変化の様子を示した次の化学式を見てください。細胞内で代謝の結果生じた二酸化炭素は、呼気を通じてからだの外に捨てられています。二酸化炭素は水と反応して **炭酸** になりますが、炭酸をからだの中にためておくとどうなるでしょうか。二酸化炭素からできた炭酸は、**水素イオン** と **重炭酸イオン** になります（イオン化します）。

$$CO_2 + H_2O \rightarrow H_2CO_3 \rightarrow H^+ + HCO_3^-$$
二酸化炭素　　水　　炭酸　　水素イオン　　重炭酸イオン

　水素イオンを放出するものを **酸** といいますが、まさに炭酸は酸なのです。**水素イオンが増えると、血液は酸性になります** ＊6。

＊6　血液が酸性になる
血液が酸性になることを「アシドーシス」といいます。acidosis とは、acid（酸）と osis（状態）の意味です。

> p.058 参照
> アシドーシス

　内部環境が酸性かアルカリ性かは、細胞が行う化学反応に重要な影響を与えます。もともと血液は、やや **アルカリ性**（pHは7.35〜7.45）に保たれています（pH＝水素イオン濃度は、7.0が中性です）。pHが少し変わると、化学反応が起こらなくなったり、

違う反応が起こったりすることはご存じでしょう。生体は血液のpHを7.35～7.45という、ごく狭い範囲に保つようにしています。このpHですと細胞の代謝がスムーズに進みます。ですから二酸化炭素からできる炭酸、炭酸からできる水素イオンを増やすわけにはいかないのです。このために二酸化炭素を肺から体外に捨てているのです。息を吐くことの重要性はここにあります。

体内の二酸化炭素が増えると、延髄にある化学受容器がこれを感受して、呼吸中枢を刺激します*7。

> **memo**
>
> ***7 二酸化炭素が増えすぎると**
> ただしCO_2濃度が極端に増加すると中枢神経を抑制するので、呼吸中枢も抑制され、さらに昏睡に陥ることがあります。これを「CO_2ナルコーシス」といいます。

気管支喘息や肺気腫では、息を吸うことより吐くことが困難になります。なんらかの原因で気道が閉塞した状態なので、これを閉塞性（換気）障害とよんでいます。息を吐くとき、通常は吐きはじめて1秒間に、呼息量の70%以上を出してしまいます［▲図Ⅰ-6⑨］。この割合を1秒率といいますが、閉塞性換気障害の場合は1秒率が70%以下に下がります。肺胞のガス交換に障害がなく、肺胞気中に二酸化炭素を捨てることができても、肺胞気が交換されなければ呼吸ができないことと同じですね。このような場合は、気道を広げるような薬を使ったり、ゆっくり長く息を吐き出すことが必要になります。

この逆に、息を吐き出しすぎると、血液中の二酸化炭素が減りすぎてしまうことがあります*8。過換気の状態では、手足のしびれが生じ、痙攣を起こすこともあります。この場合は、本人の呼気をもう一度吸うよう、紙袋を口に当てて呼吸をさせますが、これは二酸化炭素濃度を上げるためです。

p.064 参照
過換気症候群

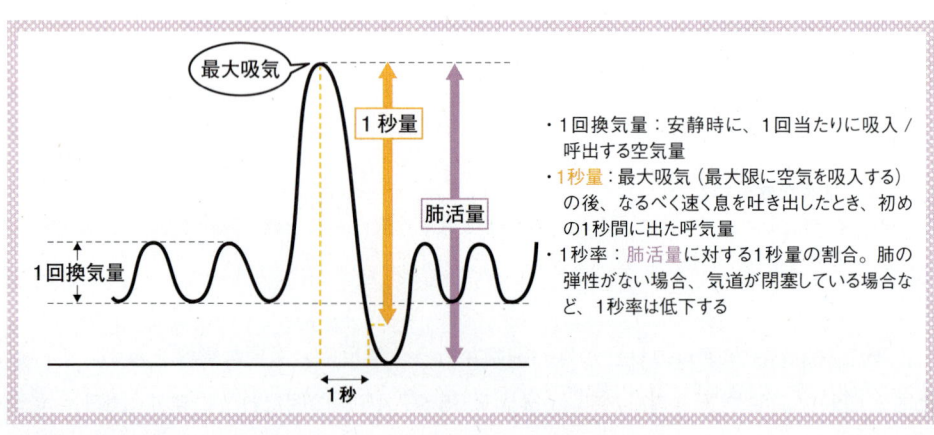

- 1回換気量：安静時に、1回当たりに吸入／呼出する空気量
- 1秒量：最大吸気（最大限に空気を吸入する）の後、なるべく速く息を吐き出したとき、初めの1秒間に出た呼気量
- 1秒率：肺活量に対する1秒量の割合。肺の弾性がない場合、気道が閉塞している場合など、1秒率は低下する

▲図Ⅰ-6⑨● 1秒率

PART2 内部環境の恒常性の維持

memo

*8　二酸化炭素が減りすぎると
呼吸によって二酸化炭素が減りすぎた状態を、「呼吸性アルカローシス」といいます（alkalosis；alkali［アルカリ］＋ osis［状態］）。二酸化炭素が体外に出てしまうため、炭酸が減り、水素イオンも減ってしまうので、血液はよりアルカリ性に傾きます。

p.058 参照
アルカローシス

◻︎ 呼吸運動

息を吸ったり吐いたりするのは、**呼吸筋**による運動の繰り返しです。大気を吸い込むとき、**胸郭**と**腹部**が動くことは知っていますね。肋間神経の支配を受ける**外肋間筋**を使って胸郭の前後径を広げ、横隔神経の支配を受ける**横隔膜**の収縮によって胸郭の縦径を広げます。胸郭の容積を大きくすることによって、胸郭の中にぴったり収まっている肺の容積を大きくしているわけです。

p.131 参照
呼吸筋

胸郭の内部を**胸腔**といいますが、胸腔の内圧は通常－3～－6mmHg程度の**陰圧**になっています。呼吸筋のはたらきによって胸郭が広がると、胸腔内圧はさらに引き下げられて、－6～－9mmHg程度にまで下がります。肺は胸郭にくっついているので前後上下に引っ張られ、広がらざるを得ないのです。このとき、外界から空気を引き込みます。空気が吸引されていくのが、**吸息**なのです［▲図Ⅰ-6⑩］。

吸気の正常なメカニズムに対して、人工呼吸器は陽圧をかけて空気を送り込んでいる点で、非常に異なっています。

さて、引き伸ばされた肺は、その**弾性**によって収縮します。肺の収縮と呼吸筋の弛緩によって胸郭は元に戻りますが、その力で、肺胞気は押し出されます。これが**呼息**です。肺は弾性線維に富む組織で、弾性線維はゴムのように伸ばされると縮む性質があり

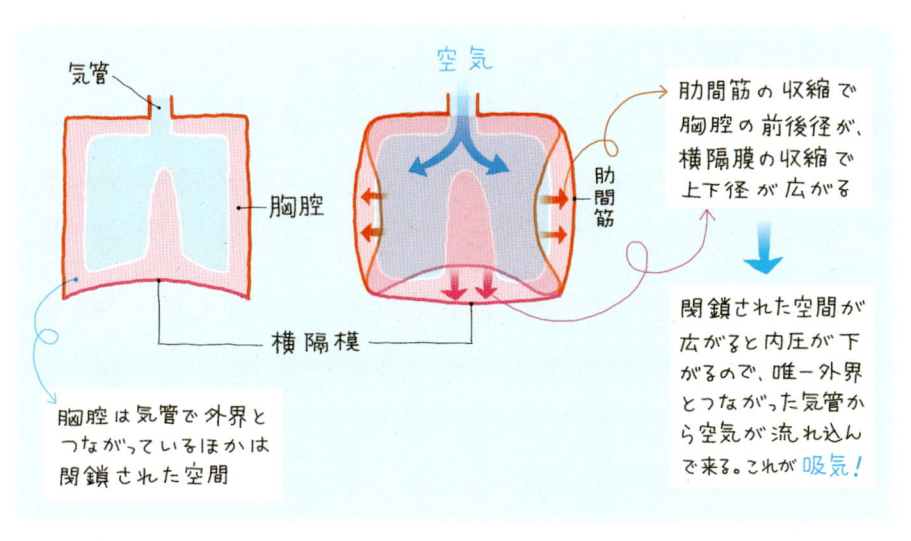

▲図Ⅰ-6⑩●吸息のメカニズム

ます。吸気による肺の伸展に対する収縮という営みが呼息なのです。

■ 換気量

1回の呼吸運動で出入りする呼吸気量を**1回換気量**といいます。吸い込んだ空気は、すべて肺胞に届くわけではありません。鼻から肺胞に至るまでの気道は真空ではなく、もちろん空気があります。そこにある空気はガス交換には直接かかわらないのです。これを**死腔**とよんでいます。

成人では1回換気量がおおよそ450〜500mLです。このうち死腔量は約150mLですから、ガス交換にかかわる有効な換気量（**肺胞換気量**）は300〜350mLということになります［▲図Ⅰ-6⑪］。深い呼吸のほうが肺胞換気量が増えるので、ガス交換に有利です。死腔内を空気が行ったり来たりするような浅い呼吸は、肺胞に届かないので呼吸になりませんね。

換気量450mLの場合（正常）　　　　換気量300mLの浅い呼吸の場合

死腔 150mL　　　　　　　　　　死腔 150mL

有効な換気 300mL　　　　　　　有効な換気 150mL

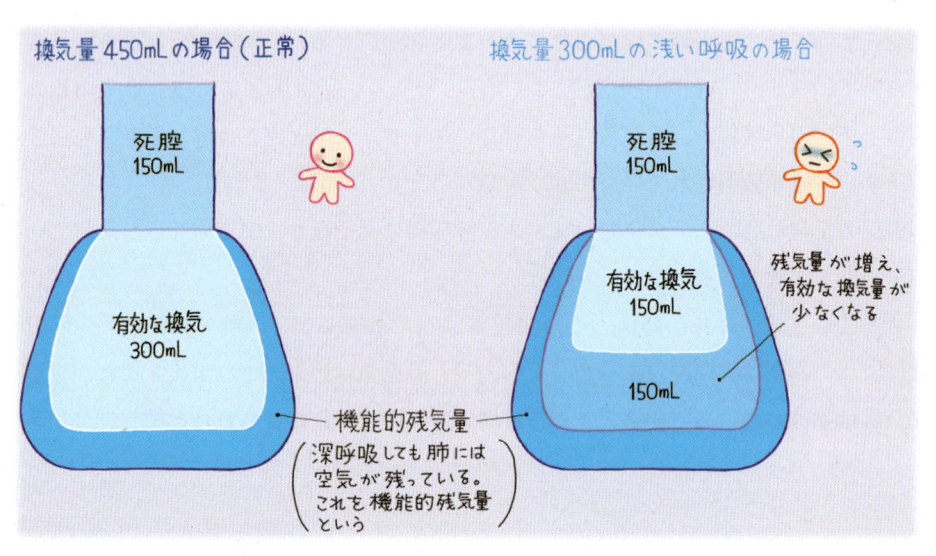

　　　　　　　　　　　　　　　　残気量が増え、有効な換気量が少なくなる

　　　　　　　　　　　　　　　　150mL

機能的残気量（深呼吸しても肺には空気が残っている。これを機能的残気量という）

▲図Ⅰ-6⑪●死腔と換気量

◎「呼吸」の観察の方法

看護point 呼吸測定のポイント

看護者が呼吸を測るときは、==呼吸の数と深さをみること、肺の空気の出入りを確かめるために呼吸音を聞くこと、呼吸のリズムをみること==が必要です。呼吸は、呼吸中枢の律動的なインパルス（衝撃）発射によって昼夜休みなしに行われていますが、**随意的な調節が可能**です。息をこらえることができたり、深呼吸ができるのは、**大脳皮質**からの指令によって呼吸筋を支配できるからです。呼吸を観察するときは、患者さんの随意的な調節が加わらないよう、脈拍の測定から続けて測るなど、さりげなく行うのはこのためです。

CHAPTER 07 血糖値の恒常性

私たちのからだをつくっているたくさんの細胞は、
細胞の中でブドウ糖や脂肪を燃やして、エネルギーをつくり出しています。
燃やすということは、「酸素と結合すること(酸化)」です。
この章では、酸素と結合する燃料に注目してみましょう。

keyword ・糖質（ブドウ糖）　・血糖値　・糖新生　・インスリン　・糖尿病　・空腹感／満腹感

□ エネルギー源としてのブドウ糖

からだのエネルギー源は、主として**糖質（炭水化物）**、**脂肪**です。これらが不足した場合、**タンパク質**もエネルギー源となります。これらは三大栄養素とよばれますが、このうち臨床場面で最も問題になるのは糖質、つまり血液中の**血糖値**です。なぜエネルギー源として糖質（ブドウ糖）が重要視されるのでしょうか——。

◎ なぜブドウ糖か；理由その1

安静にしているときの**筋細胞**のエネルギー源は**脂肪酸**（脂肪が分解されると脂肪酸とグリセリンになります）ですが、運動を始めると筋細胞は血液中の**ブドウ糖**をたくさん取り込んで使い、さらに筋細胞中にためた**グリコーゲン**（糖質は、血中ではグルコースとして、肝臓や筋ではグリコーゲンとして蓄えられます）を使います。なぜ運動時にブドウ糖を使うかというと、==ブドウ糖が酸化してエネルギーを出すほうが、脂肪をエネルギーに変えるよりもずっと速い==からです。今すぐ使う燃料としてはブドウ糖が一番便利なのですが、私たちのからだが飢餓状態になった場合、最初にエネルギー源として使われるのが糖質、次いで脂肪、最後がタンパク質です。

◎ なぜブドウ糖か；理由その2

筋細胞と違って**脳**と**赤血球**は、安静時も常時ブドウ糖をエネルギー源として使っています。低血糖の発作で意識を失うのは、脳の神経細胞にブドウ糖が行き渡らないためです。筋細胞は、ブドウ糖をグリコーゲンという形で細胞内に蓄えていますが、神経細胞にはその蓄えがありません。ですから==脳は、常にブドウ糖と酸素を供給してもらわないと、生きていかれない組織==なのです。しかも神経細胞は、酸素やブドウ糖が切れて細胞が死んでしまうと、再生できないといわれています。したがって、血液中の酸素濃度やブドウ糖量が重要なポイントになるのです。

p.196 参照　ブドウ糖は細胞のエネルギー源

◻ 血糖値の恒常性

　酸素が常に細胞に供給されるのと同じように、細胞のエネルギー源としてのブドウ糖の重要性がわかりましたね。細胞の中でブドウ糖は酸素と結合し、二酸化炭素と水になりますが、この化学反応を起こすときに**エネルギー**が生まれるのです（下の化学反応式を参照）。酸素だけあっても、ブドウ糖だけあっても、どちらでもダメなのです。

> p.119 参照
> エネルギーの産生

$$C_6H_{12}O_6 + 6O_2 \rightarrow 6CO_2 + 6H_2O$$
ブドウ糖　　酸素　　　　二酸化炭素　　水　　（→エネルギー）

　そこで**ブドウ糖が血液中にどれだけあるかが問題になります**。これをみる指標が**血糖値**です。血糖値とは、血液1dL（100mL）中に含まれているブドウ糖の量を示したものです。

　血液中のブドウ糖は、食事や飲み物に含まれているブドウ糖から吸収されるので、食事や糖を含む飲み物を摂取した後は、血糖値が上がります。では食事をしない夜間の睡眠中には、血糖値は下がり続けるのでしょうか？

　[▲図Ⅰ-7①]は1日の血糖値を測ってグラフにしたものです。これでみると、血糖値は食後一時的に上昇しますが、食事と食事の間、また夜間も、ある一定値を保っていることがわかります。とってもお腹が空いたと感じているときでも、60～70mg/dLに保たれています。

　細胞は、もちろん昼間の活動時のほうが活発にはたらいていますが、夜間も活動を続けています。ですから、**細胞はいつもブドウ糖を必要としています**。もし食べたり飲んだりしたときだけブドウ糖が得られるとしたら、常に食べ続けていなくてはなりませんね。そうしないですむのは、からだの中にブドウ糖を蓄えるシステムがあり、血液中の血糖をある一定範囲内に維持するはたらきがあるからです。

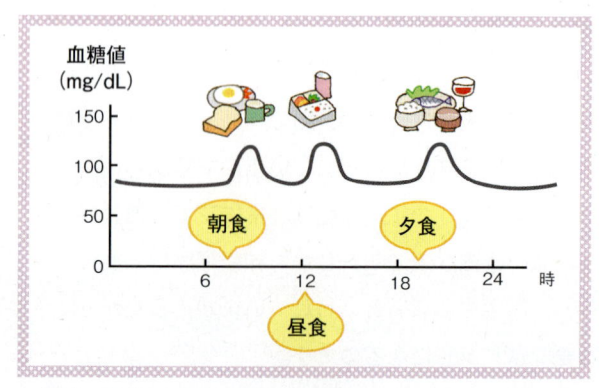

▲図Ⅰ-7① ● 1日の血糖値の動き

◻ ブドウ糖の流れ

　食物中の糖質は、小腸から血液中に吸収されます［▲図Ⅰ-7②］。吸収されるときの糖の形は**単糖類***¹といわれる、ブドウ糖、果糖、ガラクトースですが、このなかの大部分はブドウ糖です。

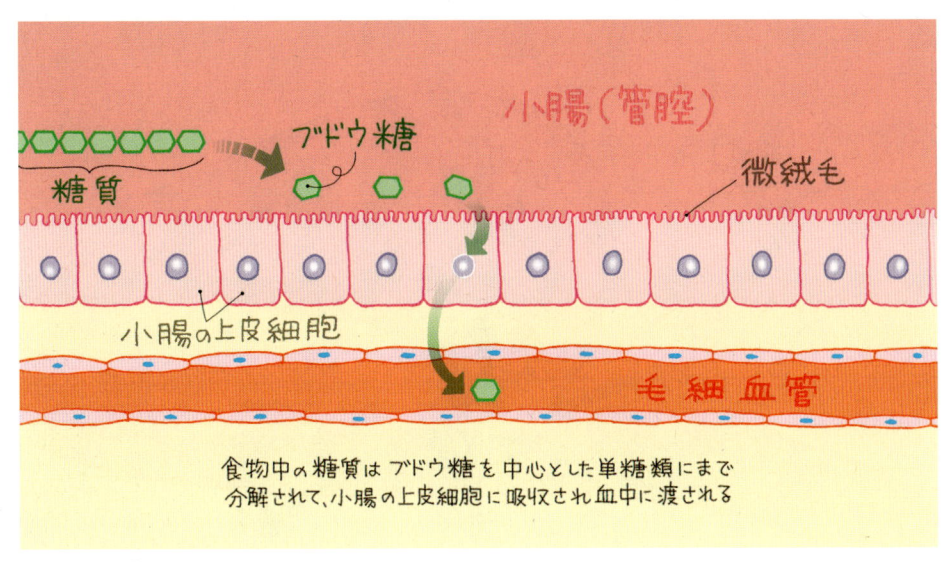

▲図Ⅰ-7② ● ブドウ糖の吸収

> **memo**
> *1　単糖類
> 単糖類はいずれも6個の炭素をもっていますので、「6炭糖」ともいいます。

　小腸の上皮細胞に吸収され、血液中に移動したブドウ糖は、**門脈***²を通って肝臓に運ばれます。肝臓でブドウ糖の約5％は肝細胞の中に入り、**グリコーゲン**という炭水化物に変わります。30～40％は脂肪に変わって貯蓄されます。

> **memo**
> *2　門脈とは？
> 門脈とは、毛細血管網を2度作る静脈のことを指します。小腸および結腸に分布する動脈は上腸間膜動脈と下腸間膜動脈です。これらの動脈は小腸と結腸で毛細血管になり、上腸間膜静脈と下腸間膜静脈に移行します。多くの一般の静脈は、このまま大静脈に流れていくのですが、上・下腸管膜静脈は合流して門脈になり、肝臓に入ります。肝臓の中で門脈は再び毛細血管になります。2度目の毛細血管網です。その後、この血液は肝静脈になって下大静脈に注がれます。
> 　からだには門脈が2か所あります。1つがこの肝臓に入る門脈、もう1つは下垂体にある門脈（下垂体門脈）です。通常"門脈"とよぶときは、肝臓の門脈を指しています。

肝臓を通り抜けた残りのブドウ糖は、血液中に入って全身を回りますが、筋細胞でもブドウ糖をグリコーゲンにして蓄えますし、ほかの組織でもブドウ糖を取り込んで使いますので、食後に高くなった血糖値は、2時間もすれば元の値に戻るのです。

一度増えた血糖値が下がった後も、糖は細胞内に取り込まれて使われていくのですが、それでも下がり続けないのは、肝臓に蓄えられたグリコーゲンが糖に分解されて再び血液中に出ていくからです［▲図Ⅰ-7③］。

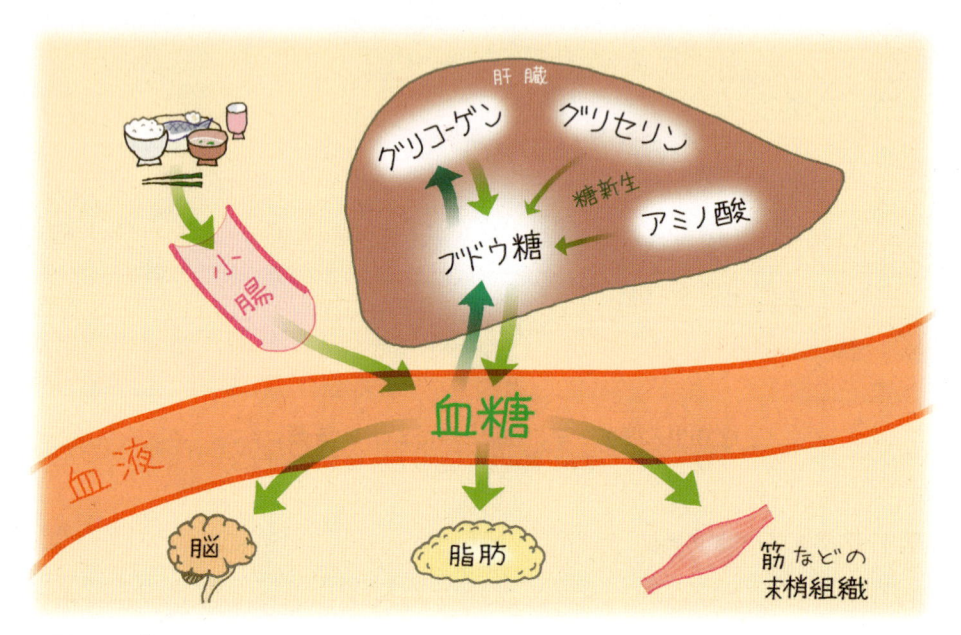

▲図Ⅰ-7③●血液中への糖の出入り

◎糖新生

グリコーゲンの分解だけで間に合わないときは、肝細胞はアミノ酸からブドウ糖をつくり、時にはグリセリンからもブドウ糖をつくり出します［▲図Ⅰ-7③］。これを糖新生とよんでいます。糖新生ができるのは、ブドウ糖もアミノ酸もまたグリセリンも、体内での代謝経路が共通しているからです。このようにして食事を摂らない時間帯も、ある一定範囲内の血糖値を維持しているのです。

□インスリンと血糖値

血糖値が保たれるためには、血液中に入る糖分と、血液から出ていく糖分のバランスが問題になります。血液から糖分が出ていくとき、つまりブドウ糖が筋細胞や脂肪細胞などに取り込まれるときは、インスリンという膵臓から分泌されるホルモンを必要とします［▲図Ⅰ-7④］。なんらかの理由でインスリンが不足したり、細胞膜のインスリン受容体の不調があると、糖の取り込みが阻害されます。そのため血糖値が高くなってしまいます。糖尿病[3]を"豊穣の大地の中の飢餓"と形容するのは、血液には糖がた

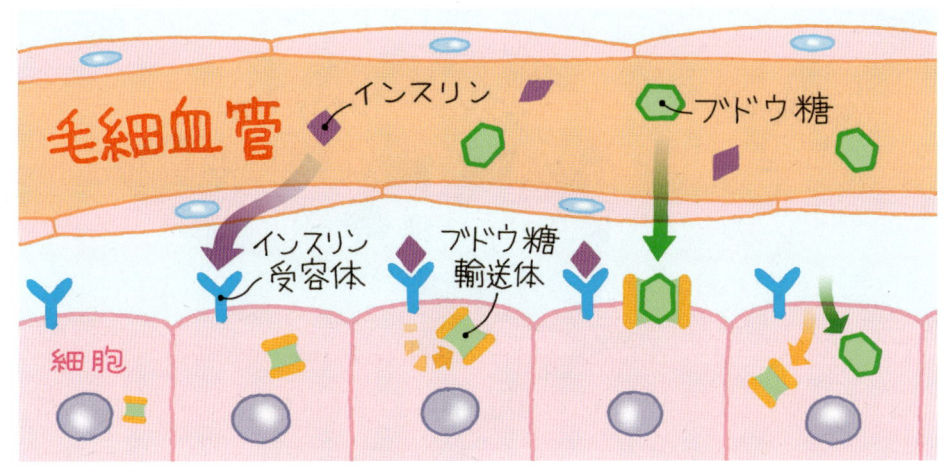

▲図Ⅰ-7④●インスリンの血糖下降作用

くさんあるのに、細胞はその糖を利用できない——つまり飢餓状態になっているからなのです。ただし脳や赤血球などの糖の取り込みにインスリンを必要としない細胞は、インスリン不足でも糖を取り込むことができます。

> **memo**
> *3　糖尿病
> 糖尿病は diabetes mellitus といいます。diabetes は尿の意味で、mellitus は蜜のような、甘いという意味です。DM はこの略です。

p.198 参照
DM

さらにインスリンの不足は、肝臓の糖新生を促進し、肝臓からの糖の放出を増加させます。ですから、糖尿病では血液から出ていく糖は抑制され、入ってくる分が促進されるという状態になってしまいます。

[▲図Ⅰ-7③] と [▲図Ⅰ-7⑤] を比べてみてください。

糖を細胞に取り込む作用をもっているのはインスリンだけです。血糖値を下げるホルモンはインスリン1種類のみなので、インスリンの不足があっても、それに代わってやってくれるものが生体内にはありません。したがって、糖尿病では食事療法とインスリンの補給が治療となります*4。食事療法によって血液中に加わる糖をコントロールし、インスリンによって組織の糖利用を促進し、肝臓の糖新生を抑制するわけです。

> **memo**
> *4　糖尿病の種類
> 糖尿病にはインスリンの補充によって解決されるもの（1型糖尿病）とインスリンがあっても細胞に作用できない2型糖尿病があります。ここで述べているのは、1型糖尿病の場合です。

血糖値を下げるホルモンがインスリンだけなのに対し、血糖値を上げるホルモン、すなわち肝臓でのグリコーゲン分解や糖新生を促進するホルモンはたくさんあります。

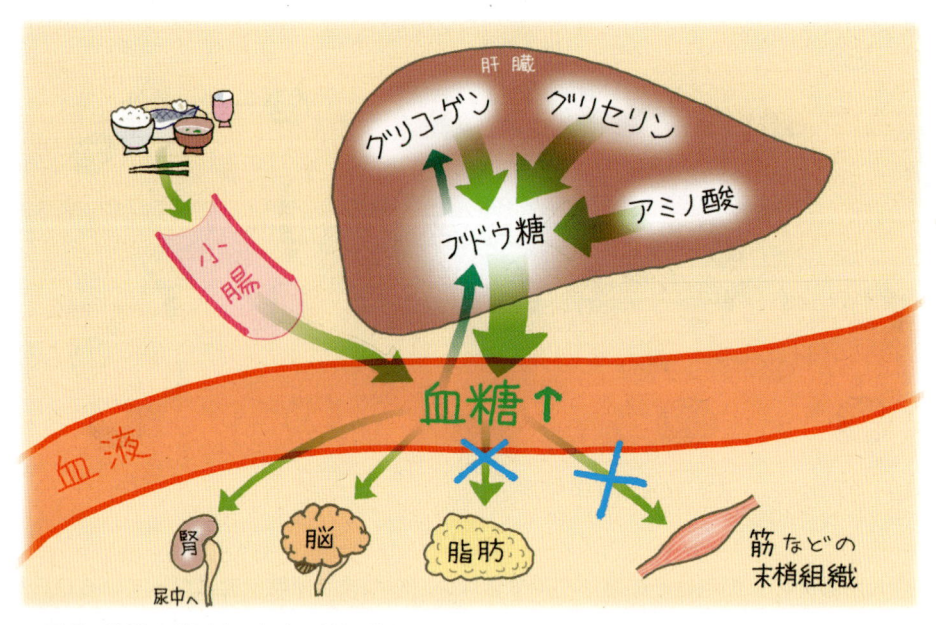

▲図Ⅰ-7⑤ ● 糖尿病の場合の糖の動き

成長ホルモン、副腎皮質ホルモンの**糖質コルチコイド**（＝グルココルチコイド、糖代謝ホルモン）、**アドレナリン**、**グルカゴン**です［▲図Ⅰ-7⑥］。

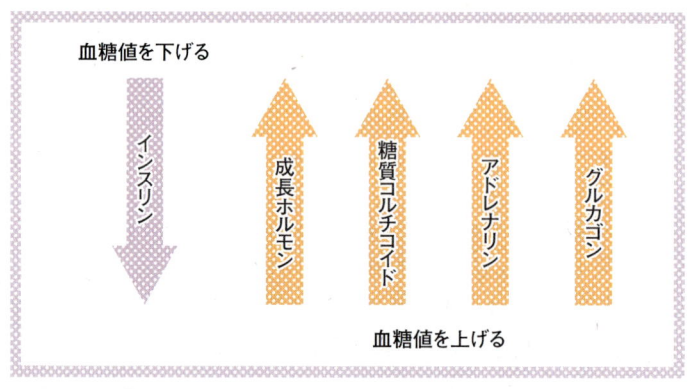

▲図Ⅰ-7⑥ ● 血糖値を下降／上昇させるホルモン

　生体にストレスが加わると、アドレナリンや糖質コルチコイドが分泌されます。糖尿病の人で急に血糖値が上がる原因の一つは、この**ストレス**です。
　==ストレスが加わると、どんな種類のストレスであっても生体は同じ反応を引き起こします。==闘う姿勢か、場合によっては逃げる姿勢です。闘うにしても逃げるにしても、どちらも骨格筋を使う作業ですね。筋肉がはたらくためにはブドウ糖が必要です。ブドウ糖を供給するために生体はアドレナリンや糖質コルチコイドを分泌し、肝臓からの糖の放出や糖新生を促進します。ところが現代社会ではストレスを筋肉運動で解決できないので、血糖が使われず高い血糖値のままになってしまうのです。

p.100 参照
ストレスとは？

◻ 空腹感と満腹感

　さて、通常、血糖値の調節がうまくできている場合でも、毎日、からだに食物を取り込まないと糖は不足します。私たちが毎日繰り返して食べているのは、からだに必要な糖、タンパク、脂肪、ミネラルなどを外界から取り入れるためです。食物を探しなさいというサインが**空腹感**です。

　私たちのからだは、食物を採取したり狩りをしていた大昔の時代のつくりをしています。いつでも食べられるわけではなかったので、余分なエネルギーを脂肪としてたくわえようとしてきました。==摂食をコントロールしているのは視床下部です==。視床下部の複数の核が関与しており、糖の利用度を感知できる細胞やインスリン濃度を感知できる細胞の情報、胃の伸展の情報などが集約されると考えられています。摂食の促進と抑制のメカニズムはまだすべてはわかっていませんが、満腹を感じて摂食を抑制するのは、血中のインスリン濃度と脂肪細胞から分泌されるレプチンというホルモンが有力だといわれています。

　私たちの日常生活では、からだの中からの空腹のサインを待たずに食べたり、満腹を無視して食べ続けたり、あえて食べなかったりしているように思えますが、皆さんはいかがですか？　今日の日本のような飽食の時代では、自分のからだのサインにもっと耳を傾け、またサインに忠実になるとよいのかなと思います。

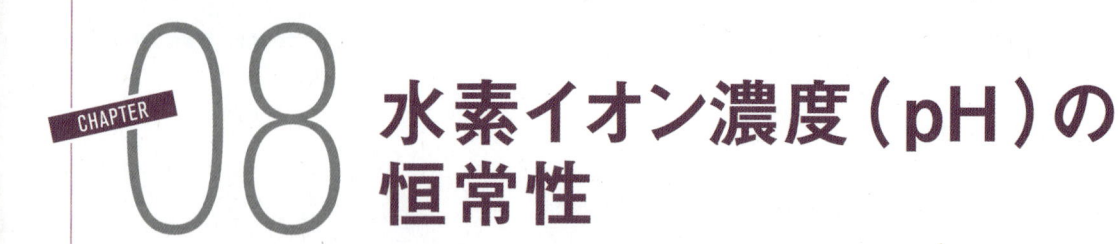

CHAPTER 08 水素イオン濃度（pH）の恒常性

この章では、細胞を取り囲む内部環境の条件のなかで、
最も厳しく設定されている水素イオン濃度（pH）について考えてみましょう。
pHは、細胞が一定の化学反応を起こしていくうえで、非常に大切な条件です。
pHの設定が変わりますと、私たちの細胞は仕事ができなくなってしまいます。
「アシドーシス」「アルカローシス」という言葉を聞いたことがありますか？
重度のアシドーシス、アルカローシスは、生体を死に追いやりますので、
pHは医療の場で大変重要な指標となっています。

keyword　・アシドーシス／アルカローシス　・mEq/L　・pH　・炭酸　・重炭酸イオン
・ケトアシドーシス　・代謝性アシドーシス／アルカローシス　・過換気症候群
・呼吸性アシドーシス／アルカローシス

☐ アシドーシス、アルカローシス

　アシドーシス（acidosis）というのは、acid（酸）の状態という意味でしたね。血液が酸性に傾いた状態を指す用語で、いろいろな原因で起こってくる病態です。血液のpHは 7.35～7.45 が正常範囲です［▲図Ⅰ-8①］。からだをつくっている細胞は、pHが7.35～7.45の環境では、代謝活動*1がスムーズにできます。

　アシドーシスは、pHが7.35より酸性に傾いたとき、つまり数値が低くなったときをいいます。逆にpHが7.45より高値になると、アルカローシス（alkalosis）です。alkali（アルカリ）の状態を指しています。もともと血液はややアルカリ性を保っていますが、正常範囲を超えるアルカリ性では、やはり細胞の代謝活動は障害されます。

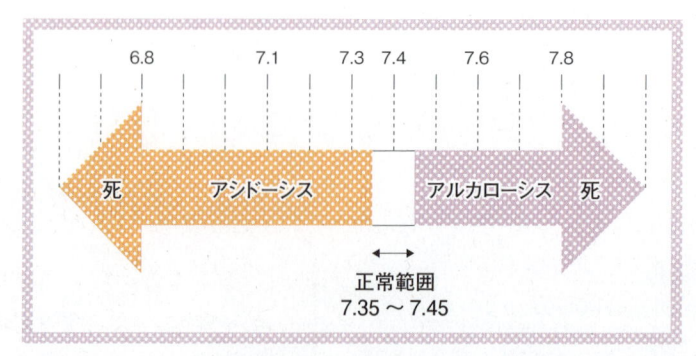

▲図Ⅰ-8①● pHの正常範囲とアシドーシス・アルカローシス

> **memo**
>
> **＊1　細胞内の代謝活動**
> 細胞内で起こる代謝活動（それぞれの細胞が酸素を使って熱源を燃やし、そのエネルギーでタンパクやホルモンをつくるなどの仕事をすること）は化学反応です。この化学反応から、からだをみているのが生化学です。生化学もからだの理解には必要な知識ですから、一緒に勉強してください。

アシドーシスでもアルカローシスでも、限度を超えると細胞は代謝を続けられなくなります。細胞の代謝活動が止まるということは、どういうことでしょうか？　これは細胞の死であり、個体の死を意味するのです。

私たちのからだの内部環境、つまり体液にはたくさんの構成要素があり、それぞれの恒常性が大事なのですが、なかでも**水素イオン濃度（pH）**は最も優先されている要素です。からだは他の要素の恒常性を犠牲にしてでも、pHを保とうとしています。

まずは、このpHを考える際に必要な電解質＊2の単位についてみてみましょう。

> **memo**
>
> **＊2　電解質とは？**
> 電解質とは、水の中で陽イオンと陰イオンに解離する分子のことをいいます。なお、イオンは電気的な性質をもつ原子です。

◻ mEqとは？

mEq/Lは、電解質の単位です。皆さんは**メック**という単位を聞いたことがありますか。メックとはmEqのことで、Equivalent（**当量**）の1000分の1という意味です。

当量は、化学的に反応できる1電荷を基準にした考え方で、**1当量**は「原子量/原子価（g）」で表されます。ナトリウムイオンを例にしてみますと、ナトリウムイオン（Na^+）は1価のイオンですので、ナトリウムの原子量23にグラムをつけた23gを、1当量とよびます。1ミリ当量は23mgということになります。クロールは原子量35.5でクロールイオン（Cl^-）は1価ですから、クロール1当量は35.5g、1ミリ当量は35.5mgです。カルシウムは2価のイオン（Ca^{2+}）ですから、原子量40を2で割った20gが1当量になります。1当量は、化学的に反応できる量を意味していますから、同じ当量数の陰イオンと陽イオンがあれば、反応して手をつなぐことができるのです［▲図Ⅰ-8②］。1当量がどんな重さをもっていても関係ありません。

さて「ここにナトリウム23mgとクロール35.5mgがあります。このナトリウムとクロールはどんな反応をするでしょうか？」と問われたらどうしますか。これと同じ質問で「ナトリウム1mEq（ミリ当量）とクロール1mEqがあります。このナトリウムとクロールはどんな反応をするでしょうか？」と問われたら、いかがでしょうか。

どちらも同じ意味ですが、23mgと35.5mgと重量で考えるより、1mEqずつが反

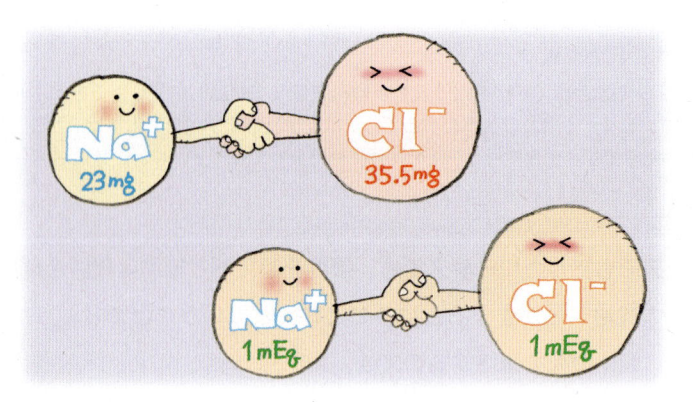

▲図Ⅰ-8②●イオンの反応

応できると考えたほうがわかりやすいですね。というわけで、電解質は1リットル中に何ミリ当量（mEq/L）入っているかで表しています。

□ pH（水素イオン濃度）

では、話を pH に戻します。

皆さんは、どこかで次の式［式1］を見たことがあるでしょう。

$$pH = 6.1 + \log \frac{HCO_3^-}{H_2CO_3} \qquad \cdots\cdots 式1$$

対数（logで表されます）が出てくるからといって敬遠しないでください。この式（ヘンダーソン・ハッセルバルヒの式）で重要なのは、**pHは、分母の炭酸（H_2CO_3）と分子の重炭酸イオン（HCO_3^-）の割合で決まる**ということです。細胞内での酸化の結果、細胞から血液中へ排出される二酸化炭素は、水と反応して炭酸になります［式2］。

$$CO_2 + H_2O \rightarrow H_2CO_3 \qquad \cdots\cdots 式2$$

この炭酸は、血液中ですばやくイオン化し、**水素イオン**（H^+）と重炭酸イオン（HCO_3^-）になります［式3］。

$$H_2CO_3 \rightarrow H^+ + HCO_3^- \qquad \cdots\cdots 式3$$

この、血液中の水素イオンの量を表したのがpHですね。

式3を見ると、pHは炭酸の量と重炭酸イオンの量から決まるという、式1が理解できるでしょう。ではもう一度、式1を見ながら考えてください。炭酸と重炭酸イオンの割合で、pHが決まることをしっかり頭に入れてください。実際に対数の計算をする必要はありません。分母が増えたり減ったり、また分子が増えたり減ったりしたら、両者の割合はどのように変化するでしょうか？

通常、私たちのからだは、炭酸は1.35mEq/L、重炭酸イオンは27mEq/L程度です。この数値を式1に当てはめますと、

$$pH = 6.1 + \log \frac{27}{1.35} = 6.1 + 1.3 = 7.4 \quad \cdots\cdots 式4$$

となります［式4］。7.4と、血液のpHの正常範囲内になっていますね。

炭酸と重炭酸イオンは1.35対27ですから、これは1対20の割合です（「1.35÷1.35」対「27÷1.35」という計算をします）。27や1.35という絶対数がどう変化しようと、両者の割合が1対20に保たれていればpHは変化しませんね。1対20の割合が崩れると、アシドーシスやアルカローシスが起こってくるわけです。具体的な例で考えてみましょう。

☐ 糖尿病のケトアシドーシス

糖尿病はご承知のように、インスリンの相対的・絶対的不足またはインスリンによるブドウ糖の細胞内取り込みに問題があって細胞内の糖が不足する疾病です。細胞の活動のエネルギー源である糖が得られないので、脂肪やタンパクにエネルギー源を求める結果、通常は生産されない量のケト酸ができ、これが血液中に蓄積されます。このとき何が起こるかを考えるのには、［▲図Ⅰ-8③］が役立ちます。

［▲図Ⅰ-8③a］は、血液（血漿）の電解質のグラフです。このグラフを読むうえで基本となるのは、陽イオンと陰イオンは常に同量含まれているということです。たとえば陽イオンのナトリウムイオンが減ったとしても、陽イオンの高さが陰イオンより低くなることはありません。陽イオンに合わせて陰イオンの高さも低くなるからです。このとき、その調整にあたるのが陰イオンの一番上の欄にある重炭酸イオン（HCO_3^-）です。重炭酸イオンは通常は腎臓で再吸収されるので、尿中に捨てられることはないのですが、ほかの陰イオンが多くなると尿中に捨てられて、陰イオンの総量を調節しています。

糖尿病で、有機酸であるケト酸が増えた場合、ケト酸が増加した分、重炭酸イオンが減ってしまいます。［▲図Ⅰ-8③b］はその様子をグラフに表したものです。重炭酸イオンが少なくなったら、pHはどうなるでしょうか？ p.60の式1に戻って考えてみま

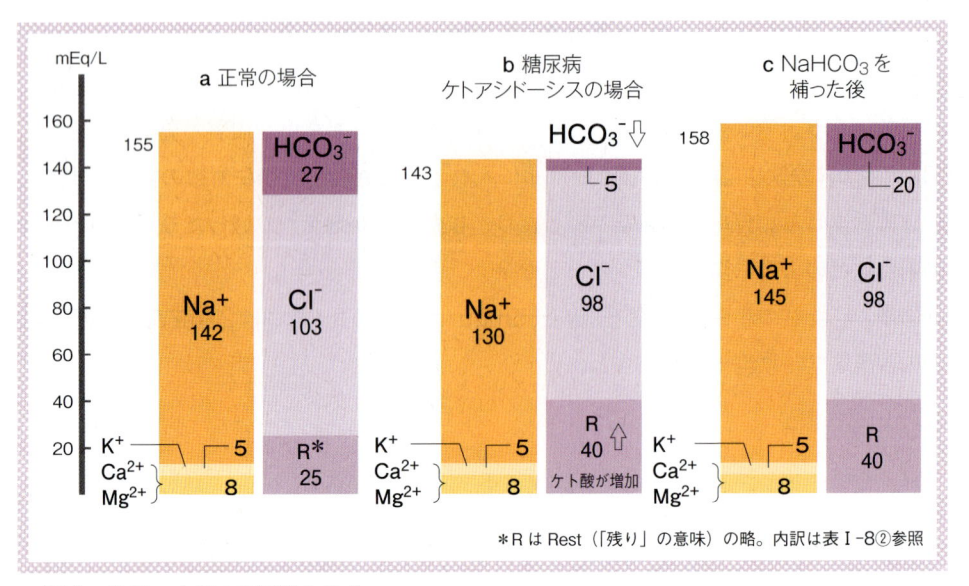

▲ 図Ⅰ-8 ③ ● 血漿の電解質の組成

しょう。

　炭酸と重炭酸イオンが1対20だとpHは正常範囲内でしたね。重炭酸イオンが減って1対15、あるいはひどくなって1対10にまでなると、定数である6.1に足す数値が減るので、pHは7.4より小さな値になります[*3]。これが**ケトアシドーシス**の状態なのです。

> **memo**
> **＊3　計算は"ざっくり"でOK**
> 実際に対数の計算をする必要はなく、$\frac{HCO_3^-}{H_2CO_3}$ が $\frac{20}{1}$ の割合から減ると定数6.1に加える数値が減り、したがって7.4にならないのでアシドーシスが生じ、逆に両者の割合が大きくなると7.4より値が大きくなってアルカローシスになる、ということが理解できていれば十分です。

　このとき、からだの中では当然、アシドーシスを是正するよう調整が行われます。どのようにすればpHを正常範囲に戻すことができるでしょうか。pHは炭酸と重炭酸イオンの割合で決定されるのですから、==重炭酸イオンが減ったのなら炭酸も減らして、1対20の割合に近づければよい==のです。ではどうやって炭酸を減らしたらよいでしょうか。

　炭酸は、もともと細胞でできた二酸化炭素が水と反応してできたもの［式2］ですが、この反応は可逆的です。つまり、体内では炭酸を水と二酸化炭素に分解することができます。炭酸を体外に捨てるには、この反応を利用して==二酸化炭素を呼気の中に捨てる方法==があるのです。二酸化炭素をより多く体外に捨てるには、大きな呼吸を繰り返して呼気量を増やさなければなりません。これが**クスマウルの大呼吸**です。

　糖尿病によるアシドーシスの症状として、クスマウルの大呼吸を覚えていた人もいる

でしょう。からだは、なんとかアシドーシスを是正しようと、必死の呼吸をしているのです。アシドーシスが進むと死に至るからです。ケトアシドーシスが進み、この呼吸性の代償作用が及ばなければ死が近い状態になるので、重炭酸ナトリウム（商品名例：メイロン）を入れるような治療が行われます。重炭酸ナトリウム（NaHCO₃）は、体内で重炭酸イオンとナトリウムイオンになります［式5］から、不足している重炭酸イオンを補うことができるのです。

$$NaHCO_3 \rightarrow Na^+ + HCO_3^- \quad \cdots\cdots\cdots 式5$$

［▲図Ⅰ-8③c］は重炭酸ナトリウムを補ったときの電解質のグラフです。総量が増えて電解質の濃度は変わってしまいますが、それよりもアシドーシスを是正し、pHを正常範囲に戻すことのほうが優先されるのです。

☐ 代謝性のアシドーシス、アルカローシス

糖尿病のケトアシドーシスでみたように、重炭酸イオンが少なくなることによって起こるアシドーシスを、代謝性アシドーシスといいます。腎不全でリン酸水素イオンや硫酸イオンまたは有機酸の排泄ができなくなると、重炭酸イオンが少なくなってアシドーシスを起こします［▲図Ⅰ-8④b］。これも代謝性のアシドーシスです。

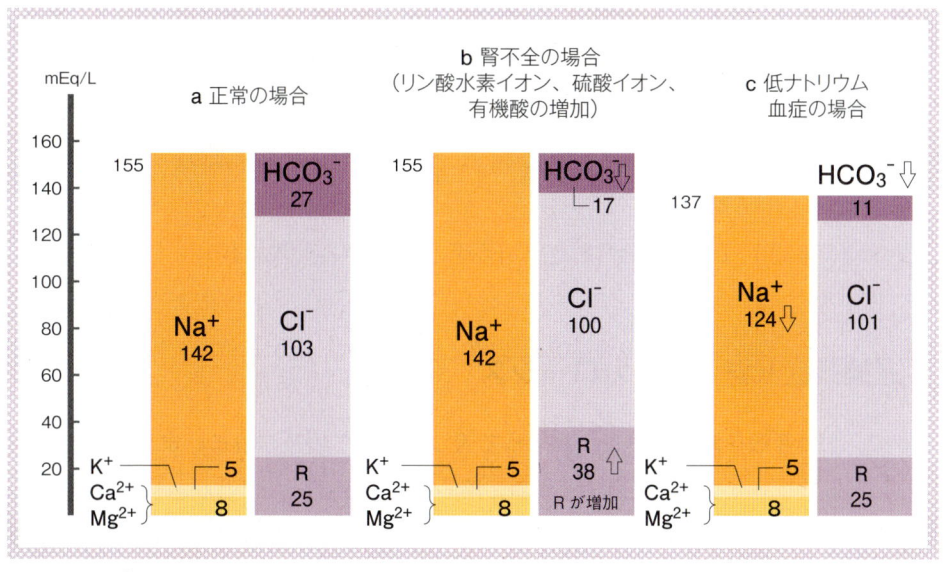

▲図Ⅰ-8④●代謝性アシドーシスの例（HCO₃⁻が低下する）

もう1つの例は、ナトリウムイオンが下がって、それに合わせて重炭酸イオンが下がる場合です［▲図Ⅰ-8④c］。ナトリウムの摂取不足、腎臓からのナトリウム漏出など

が原因で起こります。また陰イオンのクロールイオンが増加し、そのために重炭酸イオンが追い出されてしまうことがあります。ひどい下痢では、膵液などに含まれる重炭酸イオンが一緒に排出されてしまい、アシドーシスになることがあります。これらはみな、代謝性アシドーシスです。

代謝性アシドーシスに対し、==重炭酸イオンが増えすぎると代謝性アルカローシスになります==［▲図Ⅰ-8⑤］。嘔吐によって胃液が排出されると、胃液中には塩酸（HCl）がありますので、そのクロールイオンが失われてしまいます。陰イオンを補うために重炭酸イオンが増加し、炭酸と重炭酸の割合が、たとえば1対25というようになっていきます。また、高度のナトリウムイオンの過剰では、陽イオンに合わせて陰イオンの総量を増やすため、重炭酸イオンが増加します。

pHの式［式1］と電解質のグラフさえ頭に入っていれば、代謝性アシドーシス・アルカローシスは特別難しいことではないということがわかっていただけたでしょうか？

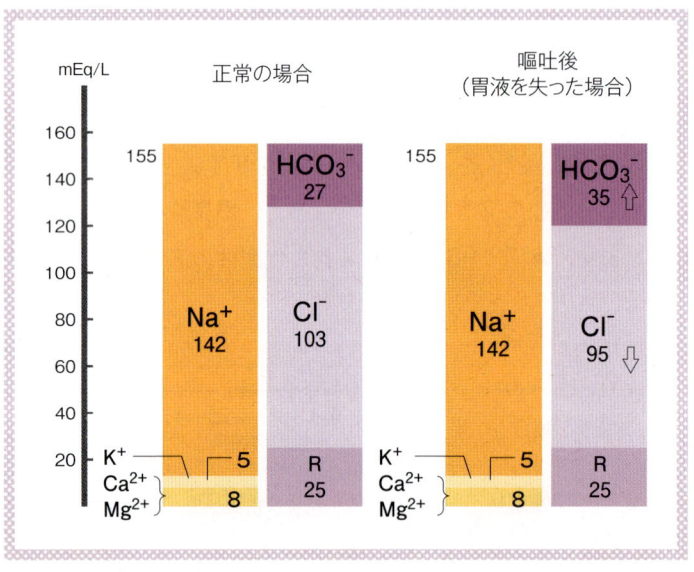

▲図Ⅰ-8⑤ ● 代謝性アルカローシスの例（HCO_3^- が増加する）

過換気症候群とアルカローシス

さて、深い呼吸を繰り返すと、かえって苦しくなって倒れてしまいます。これを**過換気症候群**といいます。過換気症候群に陥った人に出会ったことがありますか？　こういうときは、口に紙袋を当てて、本人が吐いた息を吸わせるのですが、それはなぜでしょう——。

看護point：過換気症候群への対応

==細胞の酸化活動の結果生じた二酸化炭素を、体外に捨てるのが呼吸のはたらきの一つ==でしたね。細胞から血液中に排出された二酸化炭素の大部分は、血漿と赤血球の中で水と反応して炭酸になり、さらにイオン化して肺に運ばれます。一部は二酸化炭素のま

ま血中に溶解し、また一部はヘモグロビンや血漿タンパクと結合して（この物質をカルバミノ化合物といいます）運ばれます［▲図Ⅰ-8⑥］。二酸化炭素は、このようにいろいろな方法で運ばれてきますが、肺では再び二酸化炭素になって、体外へ捨てられるのです。

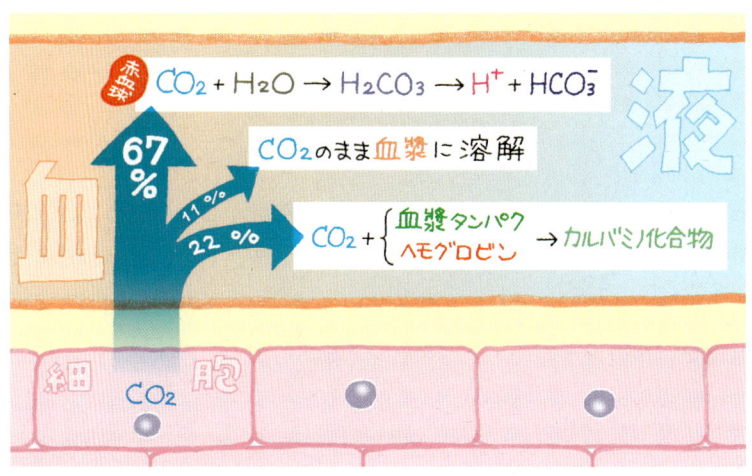

▲図Ⅰ-8⑥●二酸化炭素の運搬

過換気症候群では、深い呼吸により酸素の取り込みも多くなるのですが、二酸化炭素の排出も多いのです。二酸化炭素がたくさん出ていくので、==体内では二酸化炭素をつくろうとする反応が亢進してきます==。つまり、まず血中の炭酸が水と二酸化炭素に分解されます。

次の式6の左方向への反応が進むのです。

$$CO_2 + H_2O \rightleftarrows H_2CO_3 \qquad \cdots\cdots\cdots 式6$$

このとき、pHはどう変化するでしょうか。p.60でも登場した式1（ヘンダーソン・ハッセルバルヒの式）に当てはめて考えてみましょう。

$$pH = 6.1 + \log \frac{HCO_3^-}{H_2CO_3} \qquad \cdots\cdots\cdots 式1$$

分母の炭酸が減っていくことになるので、pHの値は大きくなりますね。すなわち**アルカローシス**です。このとき血液ガス分析を行いますと、二酸化炭素分圧（P_{CO_2}）は40mmHg以下になっています。二酸化炭素分圧が低く、pHが高い場合は、**呼吸性アルカローシス**です。==紙袋を口に当てて呼吸をさせるのは、大気より二酸化炭素濃==

度が高い自分の呼気を吸ったほうが、不足している二酸化炭素を補い、回復につなげられるからです。

　さて呼吸性アルカローシスでは、血中の炭酸を水と二酸化炭素に分解していきますから、体内の炭酸が少なくなってきますね。そこでからだは炭酸を補うために、重炭酸イオンと水素イオンから炭酸をつくっていきます［式7］。

$$CO_2 + H_2O \leftarrow H_2CO_3 \leftarrow H^+ + HCO_3^- \quad \cdots\cdots 式7$$

　したがって、呼吸性アルカローシスが進むと、重炭酸イオンが減ってきます。このことは、pHを保つ方向と一致します。もう一度、式1を見てください。分母（炭酸）が減ったあと、分子（重炭酸イオン）も減ってくれば、両者の割合は回復できますね。

　ここで代謝性アルカローシス・アシドーシスを思い出してみましょう。代謝性アルカローシスでは重炭酸イオンが増加し、代謝性アシドーシスでは重炭酸イオンは追い出されて減少する機序がはたらいていました。このように重炭酸イオンは代謝性アシドーシスと呼吸性アルカローシスで、同じ動きをします。ですから呼吸性の問題が起こっているかいないかを、患者さんの病状と二酸化炭素分圧によって判断しないと間違うことになります［■表Ⅰ-8①］。

■表Ⅰ-8① ● 酸・塩基平衡の異常指標

	アシドーシス		アルカローシス	
	代謝性	呼吸性	代謝性	呼吸性
pH	< 7.35		7.45 <	
HCO_3^-	↓	↗	↑	↘
Pco_2	↘	↑	↗	↓

➡原因　➡代償性の変化

◻ 呼吸性アシドーシス

　呼吸状態に原因があるアルカローシス、アシドーシスを、呼吸性アルカローシス、呼吸性アシドーシスとよびます。

　肺に病変があるときは、呼吸が妨げられますね。酸素の取り入れと二酸化炭素の排出が困難になるため、血中の酸素濃度は低くなり、二酸化炭素の濃度は上がります。二酸化炭素が高くなると、炭酸が増えていきます。つまり式6で右の方向に反応が進むことになりますね。炭酸が増えるとヘンダーソン・ハッセルバルヒの式（式1）のなかの分母が大きくなるので、pHの値は小さくなります。この状態を呼吸性アシドーシスといいます。

呼吸性アシドーシスについて、X氏の例で具体的にみてみましょう。

80歳のX氏は、脳卒中の後遺症で左片麻痺がありますが、自宅で生活しています。時折、食事のときにむせることがあり、誤嚥性肺炎で過去2回入院したことがあります。

2～3日前から微熱があって、食欲もなくなったということで受診されました。胸部のX線写真で右下肺葉が白くなっており*4、入院となりました。血液ガスの検査結果は、P_{O_2} 70mmHg、P_{CO_2} 50mmHg、pH7.32、HCO_3^- 25mEq/Lでした。

pH7.32ですから、X氏がアシドーシスを起こしていることは明らかです。X線写真から**右下肺葉の変化**もわかっていますから、呼吸性のアシドーシスだということがすぐ推測できるでしょう。通常、P_{O_2}は95～100mmHg、P_{CO_2}は40mmHgです。X氏は**P_{CO_2}が50mmHg**もあるのですから、体内に二酸化炭素が相当たまっているわけで、P_{CO_2}の値からも呼吸性アシドーシスがはっきり示されています。

呼吸障害がある場合に安静が必要なのは、酸素の需要が間に合わないことと同時に、代謝が亢進して二酸化炭素が増えるとアシドーシスを助長するからです。

> **memo**
>
> **＊4　誤嚥性肺炎を生じやすい部位**
> 気管が左右の（主）気管支に分岐するときの角度は、左右で異なっています。心臓のある左のほうが鋭角になっています。これは形態的なイメージがつくでしょう。では、誤嚥した場合、飲食物はどこに行きやすいでしょうか？
> いくらか鈍角で通りやすい右の気管支に行くことが多いのです。右の（主）気管支は肺門で再び分岐しますが、当然流れやすいのは下方向に行く気管支です。その結果、右下肺葉は、誤嚥性肺炎を起こしやすい部位となってしまうのです。

🔲 肺と腎臓

もう一度ヘンダーソン・ハッセルバルヒの式（式1）に戻りましょう。

水素イオン濃度を決定する**炭酸は、肺から排出されます**。もう一つの要素である**重炭酸イオンは、多くなりすぎると腎臓から排出されます**。したがって、ヘンダーソン・ハッセルバルヒの式の分母は肺の状態を、分子は腎臓の状態を反映していると読むこともできます。腎臓と肺は、体内でできた代謝産物を外部環境へ捨てる窓口なのです［▲図Ⅰ-8⑦］。

p.141参照
尿細管での不要物の分泌

生体は水素イオン濃度を一定範囲内に保っていないと、細胞の活動に支障をきたすということを繰り返し述べてきました。呼吸障害や代謝性障害が起こって、**分母か分子の値が変動すると、なんとかしてバランスを保つために、もう一方の値を調節するはたらきがあります**。これを**代償**とよんでいます。糖尿病による代謝性アシドーシス時のクスマウルの大呼吸のように、代謝性の障害に対しては、肺に異常がなければ呼吸性の代償が起こります。同じように呼吸性の障害、たとえば慢性の肺気腫などのように、常に二酸化炭素分圧が高い場合には、重炭酸イオンをためてpHを保つように、代謝性の代償が起こります。

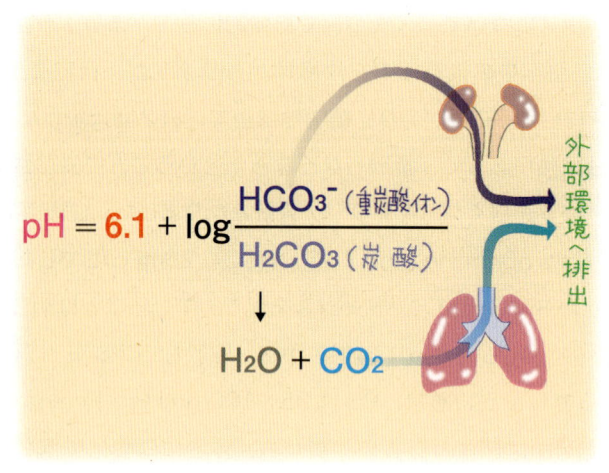

▲図Ⅰ-8⑦● pHの調節

からだの勉強をしていると、私たちのからだは本当によくできていると、何度も思わされますね。

血漿のカリウムについて

アシドーシスを起こしている場合、血漿のカリウムイオン（K⁺）が高値になっていることがあります。血漿のカリウムイオンの値は通常5mEq/Lで、ナトリウムイオンに比べ非常に小さい値です。しかしこのカリウムイオンは、5が7という数値になったら、もう心臓が止まってしまうというほど危険な物質です。

細胞外液のカリウムイオンが増加すると、静止膜電位（筋肉や神経のような興奮性の細胞で、興奮していないときの細胞膜内の電位。組織によって異なりますがマイナス70mV程度と考えましょう）が減って（マイナスが減るということは、プラスに近づくことです）、脱分極（興奮性細胞の膜電位がプラスに転じ、筋肉なら収縮を、神経なら神経の情報伝達を行う状態）をしやすくなります。心筋が収縮したきりの状態になっ

p.024参照
脱分極

■表Ⅰ-8②● 細胞外液と細胞内液のイオン組成

	イオン	細胞外液 mEq/L	細胞内液 mEq/L
陽イオン	Na⁺	142	14
	K⁺	5	157
	Ca²⁺	5	―
	Mg²⁺	3	26
陰イオン	HCO₃⁻	27	10
	Cl⁻	103	5
	HPO₄²⁻（リン酸水素イオン）※	2	110
	SO₄²⁻（硫酸イオン）※	1	1
	有機酸※	6	―
	タンパク※	16	71

※図Ⅰ-8③、④、⑤におけるRに該当

てしまうと、心臓の拍出という仕事ができず、死に至るのです。細胞膜を挟んだ細胞内液と細胞外液とでは、電解質の組成が非常に異なっています［■表Ⅰ-8②］。カリウムイオンは、細胞外液では少ないのですが、細胞内液では主たる陽イオンなのです*5。

> **memo**
> ***5 カリウムイオンが血漿中に出る？**
> "血液検査をしようと思ったら溶血していたので採り直してください"という検査室からの連絡を聞いたことがあるでしょうか。「溶血」とは、赤血球の細胞膜が壊れて血漿中に細胞内の物質が溶け出してしまった状態です。赤血球は細胞ですから、細胞内のカリウムイオンが血漿中に出るので、血漿の正確な状態が測れなくなります。採血のとき力ずくで引いたり、冷蔵庫で保存したりすると、溶血を起こしますから、取り扱いに気をつける必要があります。

このカリウムイオンが、アシドーシスのときに上がってくるのはなぜでしょうか？
アシドーシスは細胞外液の水素イオンが多くなっている状態ですが、==からだはカリウムイオンより水素イオンのほうをより重視している==のです。そこで、細胞外液中の水素イオンを細胞内に入れ、引き替えに同じ陽イオンのカリウムイオンを出してしまうのです［▲図Ⅰ-8⑧］。したがって細胞外液のカリウムイオンが多くなってきます。カリウムイオンもとても危険なのですが、水素イオンのほうが、からだにとってもっとダメージが大きいのです。アシドーシスのときは、カリウムイオン*6の値にも気をつけていなければなりません。

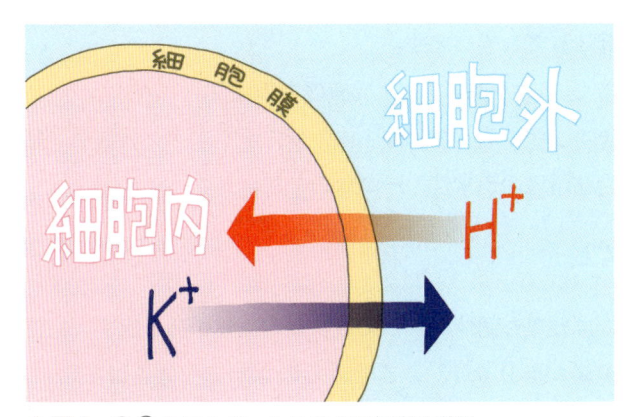

▲図Ⅰ-8⑧ ● アシドーシス時の電解質の移動

> **memo**
> ***6 カリウムイオン値を保つ治療**
> カリウムイオンの値が高いとき、ブドウ糖とインスリンを注射する、GI（グルコースインスリン）療法にかかわったことがありますか。インスリンは細胞内に糖を取り込ませますが、糖が細胞内に入るときは、カリウムを一緒に連れていきます。GI療法は、とりあえず細胞内にカリウムを押し込めて、細胞外液のカリウム値を保とうとする治療です。

p.197 参照
GI療法

CHAPTER 09 体温の恒常性

体温は看護の観察項目として、日々何度も繰り返し測定されていますが、
なぜ体温が大切なのでしょうか？
温度によって物質は変化します。
たとえば氷から水、蒸気へと、温度によって物質が形態を変えることもありますし、
反応速度にも変化がみられます（10℃上がると化学反応の速度は2倍くらいになります）。
生化学反応を障害したり細胞を傷害するような、低温も高温も困るのです。

keyword　・体温　・核心温　・体温の日内変動　・発熱　・解熱　・体温調節中枢
　　　　　　・熱の産生／喪失　・体温測定

◻ 体温も生体の恒常性のひとつ

　私たちの生体内の化学反応が、ちょうどよいスピードで行われる温度は **36〜37℃** 程度です。直腸温で41℃が上限、21〜24℃が下限であり、これを超えると細胞に不可逆的な障害を起こしてしまいます。

　外気温が高くても、また低くても、皮膚の中の温度（**核心温**といいます）は一定範囲内を保っています。保てなくなれば生体は死に至ります。体温も、細胞が活動を続けるのに必要な、内部環境の恒常性の一つなのです。

◻ 体温のリズム

　体温は、年齢によっても個体によっても多少の差異があります。女性では女性ホルモン周期によって変動があります[*1]。また1日のなかでも体温は変化しています（**日内変動**といいます）。[▲図Ⅰ-9①]にみられるように、体温は、昼間活動して夜睡眠をとるという生活パターンに沿って変動しています。活動期には高くなり、睡眠中には低くなります。時間としては、おおよそ午後2〜4時頃にもっとも高くなり、夜に向かって下がっていきます。1日の変動幅は0.5〜0.7℃といわれています。

PART 2 内部環境の恒常性の維持　Ⅰ

*1　女性ホルモンによる周期

女性ホルモンには「卵胞ホルモン」と「黄体ホルモン」の2種類があります。それぞれが優位な期間（卵胞期と黄体期）が、排卵を境に交互にやってきます。黄体ホルモンには体温を上昇させる作用があるので、黄体期の体温は高く（高温期とよびます）なります。体温測定という大変簡便な方法で、卵胞ホルモンと黄体ホルモンの分泌状態を推し量ることができ、さらにこれらのホルモンを分泌する卵巣の機能がわかるのです。女性のこの体温を「基礎体温」とよんでいます。

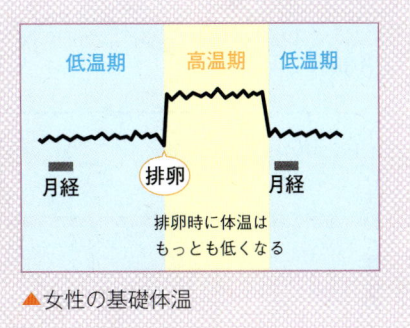

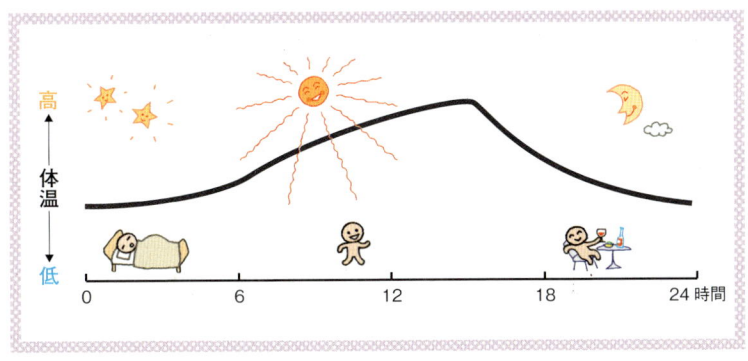

▲女性の基礎体温

（p.095 参照 女性ホルモン）

▲図Ⅰ-9①●体温の日内変動

　通常この体温のリズムと活動-睡眠のリズム*2 が合っており、生活もこれらのリズムと合っています。しかし、夜勤のような場合は、体温が睡眠にふさわしいように低くなっているときに仕事をするのですから、からだにはきついわけです［▲図Ⅰ-9②］。

　平熱といえども時間によって違いがあるとなれば、==一定の時間を決めて体温を測定する==意味がわかりますね。毎日の体温を比較するときは、昨日の朝の体温と今日の夕方の体温を並べても、日内変動の差なのか、発熱なのか、区別できないことも起こってくるのです。

（看護point 体温測定のポイント）

*2　人間のリズム

視床下部に活動と睡眠のリズムを出す細胞群があって、これを体内時計あるいは生物時計とよんでいます。生来の生物時計に従って生活すると、私たちは24時間前後のリズムで睡眠と覚醒を繰り返すことが、実験で確かめられています。24時間という時間は、地球の環境の一日の周期です。地球環境とおおよそ合いますが、ぴったりではないということで、生物時計で刻まれるリズムを「概日リズム（サーカディアンリズム）」とよんでいます。circadian rhythm の circa は「約、おおよそ」の意味で、dian は「日」という意味です。
人間は、生物時計を毎日調整して、地球環境に合わせています。調整することを「同調」といいますが、同調させる要因（同調因子）は、光と社会生活のリズムです。同調ができないと、生物時計と地球の昼夜がずれていき、生活に支障が出てくることがあります。

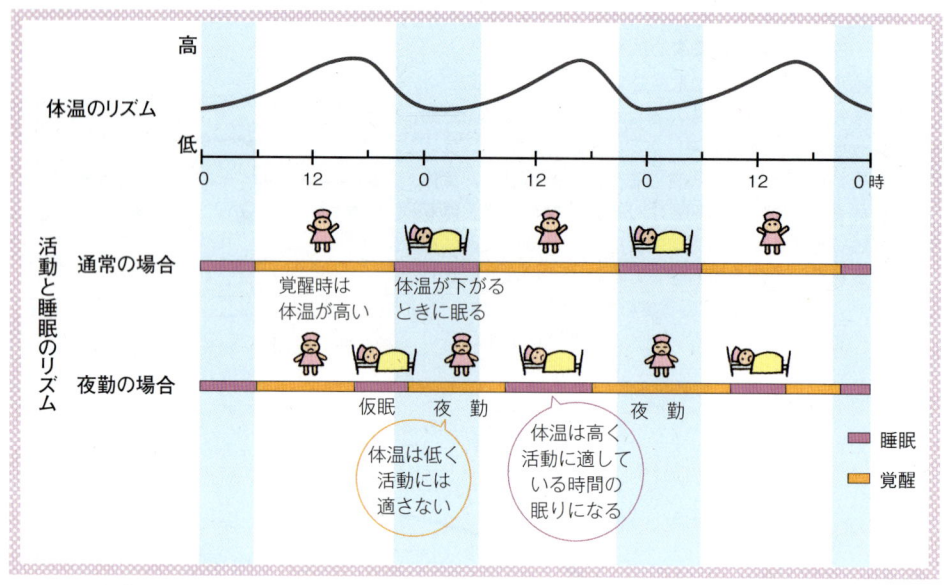

▲図Ⅰ-9②●体温のリズムと、活動／睡眠のリズム

□ "熱がある"とは？

<mark>平熱には個人差があります</mark>から、元気なときの体温を自分で知っていることが大事です。お年寄りで平熱が35.5℃という人の場合、36.8℃でも発熱なのです[*3]。37.5℃になったら、平熱36.5℃の人が38.5℃の熱を出しているのと同じことですね［▲図Ⅰ-9③］。また子どもの場合は、平熱が高めですから37℃でも元気いっぱいです。一般に37℃に発熱のラインを引くことが染みついてしまっていますが、これは誤りです。<mark>個人個人に発熱の基準がある</mark>と考えましょう。<mark>1日のうちで日内変動を超える1℃以上の差</mark>があれば、熱があると判断できます。

体温の恒常性が生体のはたらきにとって有利であるのに、熱が出るというのはどういうことなのでしょうか？ まだ定説はありませんが、代謝を活発にする必要があるために熱が出ているという考え方や、細菌などの感染では、高温の環境が細菌の増殖を抑制できるため、また高温のほうが免疫細胞が活発になるという説など、興味深い考え方があります。この点が明らかになってくると、発熱に対する看護ケアのあり方が、もっと考えられると思います。

看護point 体温のアセスメント

memo

＊3　高齢者の発熱
最近は使われなくなりましたが、お年寄りの肺炎に「無熱性肺炎」というよび方がありました。熱がないのに肺炎を起こしているということで、無熱性といったのですが、実は平熱と比較すれば、発熱していたのです。肺炎では高熱が出るという典型的な例に当てはまらなかっただけで、無熱ではなかったわけです。お年寄りでは平熱が低いこと、細菌に対する反応も弱いことなどで、38℃や39℃にはならないことがわかってきて、無熱性肺炎という用語は使われなくなりました。

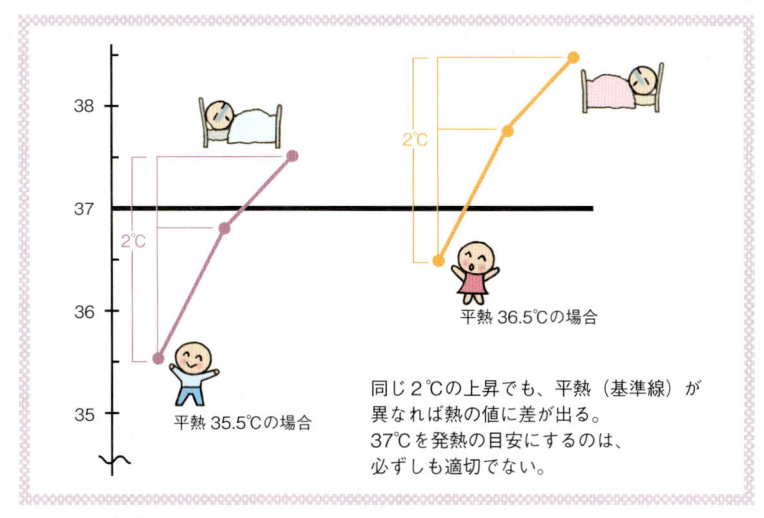

▲図Ⅰ-9③●平熱の違いによる発熱の差

体温調節中枢

　体温を決めているのは、視床下部にある体温調節中枢です。体温調節中枢は体温の値を設定し、熱の産生と放出の指令を出しています。36℃に設定されれば、体温は36℃になります。38℃に設定されると、体温は38℃になります。設定温度と実際の温度に差があると、からだは設定温度になるまで、熱を産生または放出します。

　細菌などの異物に対して、免疫細胞からインターロイキンⅠという化学物質が分泌されます。インターロイキンⅠは、体温調節中枢の設定温度を上げる作用があるといわれています。発熱は体温調節中枢の設定温度がまず上がり、その温度に合わせて熱を産生するという過程をふみます。同様に体温調節中枢の設定温度が下がり、それに合わせて熱が放散されるのが、解熱です［▲図Ⅰ-9④］。

熱の産生

　細胞で代謝活動が行われると、熱が産生されます。すべての細胞が熱を産生しますが、代謝が活発な組織のほうが、たくさんの熱を出します。熱を作り出すのに一番大きいはたらきをするのは骨格筋です。1日の半分以上の熱量を骨格筋が作り出しています。内臓では代謝が活発な肝臓が多くの熱を産生しています。一般に食物を摂ると代謝が亢進し、体熱産生が促進されます。これを特異動的作用とよびます。

　冬、寒い屋外へ出たときブルッと震えるのは、体温を保つための骨格筋の運動なのです。熱が出る前にからだが震える（悪寒戦慄）ことがありますね。これは中枢の設定温度がすでに高くなっていて、それに合わせるために骨格筋の運動（震え）で、熱を作り出しているのです。設定温度と実際の温度に差がある間は、寒さを感じますが、設定温度まで体温が上がってしまうと、悪寒戦慄は止まるのです。

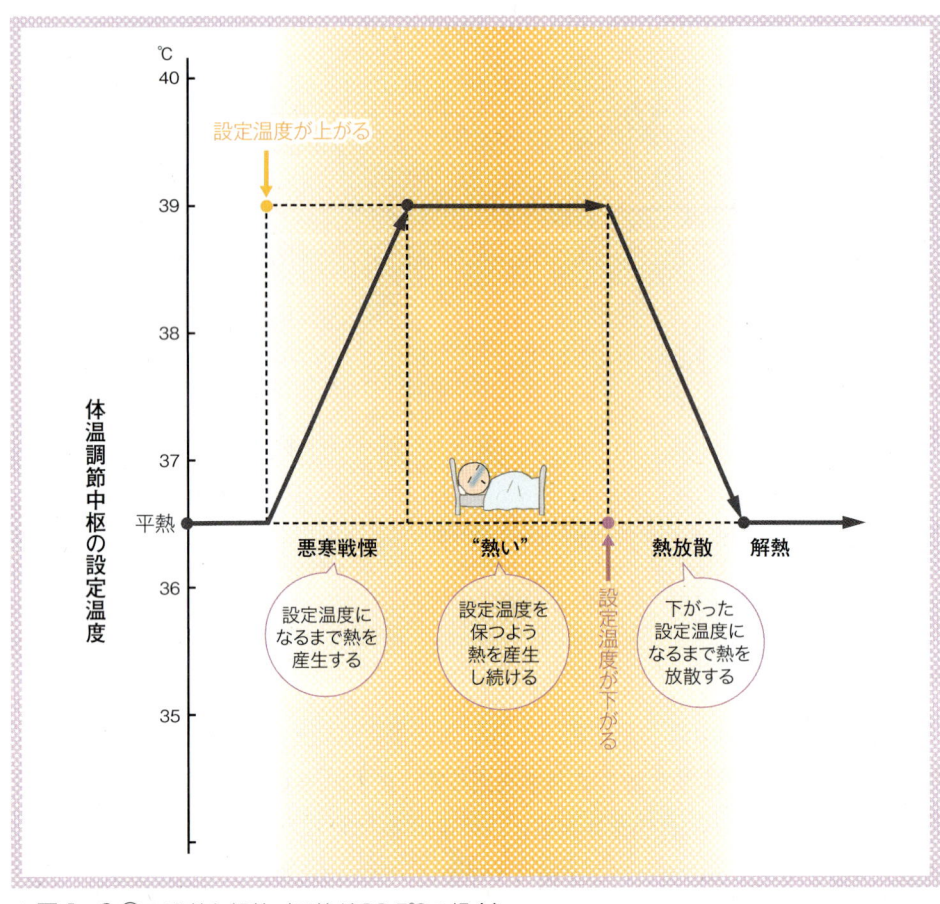

▲図Ⅰ-9④● 発熱と解熱（平熱が36.5℃の場合）

🔲 熱の喪失

　細胞が活動している限り、熱は作られ続けるのですから、からだの熱をためていたら大変なことになります。うつ熱というのは、からだの外に熱を放出しきれないで、体内に熱がこもってしまった状態です。熱中症は、このうつ熱によるものです。うつ熱時には発熱とは違い、体温調節中枢は平熱の指令を出しています。うつ熱状態を起こさないように、私たちのからだは熱を外部環境に放出しています。熱の産生と喪失のバランスで、私たちは体温を保っているのです［▲図Ⅰ-9⑤］。

　熱を体外に放出するのに、私たちのからだは3つの方法をとっています。①直接触れるもの（床や椅子、空気など）に熱が奪われていく伝導、②壁や天井のように直接触れるものではない対象物に熱が逃げる放射、③皮膚からの不感蒸散や汗の蒸発に伴う気化熱による喪失です。量は少ないのですが、呼気からも熱が逃げます。

　通常はおおよそ放射が60％、気化熱が25％、伝導が15％の割合で熱を喪失しています［▲図Ⅰ-9⑥］。熱の喪失は皮膚を介しますから、体表の血管の血流量が多ければ、より多く放出されます。暑いと皮膚の血管が拡張し、血流量を増やすので皮膚が紅潮します。逆に寒いときは、熱の喪失を防ぐために、血管は収縮して血流を抑えるので、

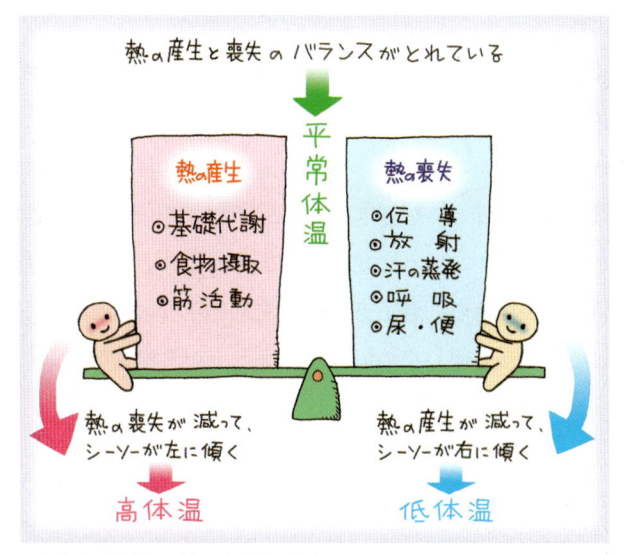

▲図Ⅰ-9⑤● 熱の産生と喪失

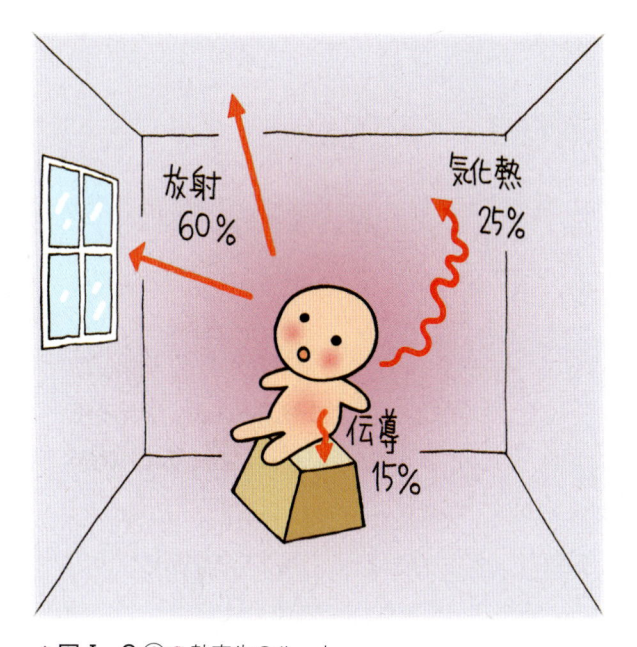

▲図Ⅰ-9⑥● 熱喪失のルート

皮膚が白っぽくなることは経験したことがあるでしょう。したがって、皮膚温は、体温調節中枢で設定されている核心温とは異なっていることが多いのです。

体温の測定

体温計は、おそらくどこの家庭にもあって、具合の悪さの指標として使われています。皆さんも、かぜを引いても熱がなければ学校や仕事へ行くでしょう。熱があったら休む

かもしれないですね。

体温の測定には、皮膚に囲まれた脇の下（腋窩）で測る方法、直腸内で測る方法、鼓膜で測る方法があります。また皮膚温計もありますね。

からだの温度の何を測りたいかによって、測定法が選ばれると思います。通常は生体の核心温（core temperature）を測定することが目的ですから、腋窩で測定するとき、皮膚温を測らないように気をつける必要があります。それぞれの測定方法には利点・欠点があります。いずれの場合も、測定方法上の注意を守らないと、測定値が異なってしまいます。正確な生体情報を得るためには、測定方法を間違えないことが大切です。

> **看護point**
> 体温測定のポイント

Ⅰ いのちを支えるからだの仕組み
PART 3 調節機構

からだには、ある一定範囲内の条件に内部環境を整える**調節能**があります。

この調節能の仕組みには、神経性調節と液性調節があります。

これらの仕組みは、いったいどのようになっているのでしょうか？

CHAPTER 10　神経性調節と液性調節

CHAPTER 11　神経性調節　自律神経系による内部環境の維持

CHAPTER 12　液性調節　ホルモンによる内部環境の維持

CHAPTER 13　ストレス

CHAPTER 14　まとめとおさらい　からだの仕組みと看護

CHAPTER 10 神経性調節と液性調節

からだが内部環境を整え、生命を維持していくのに、
「神経性調節」と「液性調節」の2つのルートがはたらいています。
この章ではまず、両者の特徴と共通点を確認していきます。

keyword ・神経性調節　・液性調節　・ホルモン　・神経伝達物質　・神経分泌細胞

□ 神経性調節と液性調節

まずは、神経性調節と液性調節の特徴についてお話ししましょう。

ホルモンは内分泌細胞でつくられる**化学物質**です。ホルモンは分泌される細胞から、作用を及ぼす細胞（これを**標的細胞**といいます）までの間に、ホルモン専用の**導管**をもっていません。細胞周囲の細胞外液中に分泌され、さらに血液によって運ばれていきます。標的細胞はホルモンに対するアンテナを出していて、必要なホルモンが通りかかるのを待っているのです。作用を及ぼすところまで導管をもっているものを**外分泌腺**（たとえば唾液腺、膵管など）とよび、導管がないものを**内分泌腺**といいます。

ホルモンの作用は体液を介しますので、ホルモンによる調節を**液性調節**といい、**神経性調節**と対をなして、生体のコントロールを行っています。

神経性調節では、情報を伝える次の細胞まで神経線維が延びていて、**シナプス**をつくります。そのシナプスでは、情報の受け渡しに**神経伝達物質**という**化学物質**が使われます。液性調節では情報は血液を介してホルモンによって伝達されます。**神経性調節は速効性で、液性調節は遅効性ですが、基本的には共通の機構をもっている**のです。

この2つは別々のように思えますが、実はとても似ています。両方とも**化学物質**を使って情報を伝えています。液性調節では**ホルモン**、神経性調節では**神経伝達物質**ですが、共通した物質もあるくらいです。たとえばノルアドレナリンは副腎髄質から分泌されるホルモンですが、交感神経系の節後線維の神経伝達物質でもあります。**微量な化学物質で、からだの環境をコントロールしているという点では、両者はまったく同じものなのです。**

一方、液性調節も神経性調節も化学物質を使った生体内の情報網なのですが、構造的な違いがあります [▲図Ⅰ-10①]。ホルモンは内分泌腺でつくられ、標的細胞まで間質液や**血液**によって運ばれています。神経系では情報を伝える次の細胞まで神経線維（**軸索**）が延びていて、シナプスでの情報の受け渡しに神経伝達物質を使っています。

p.195 参照
外分泌腺と内分泌腺

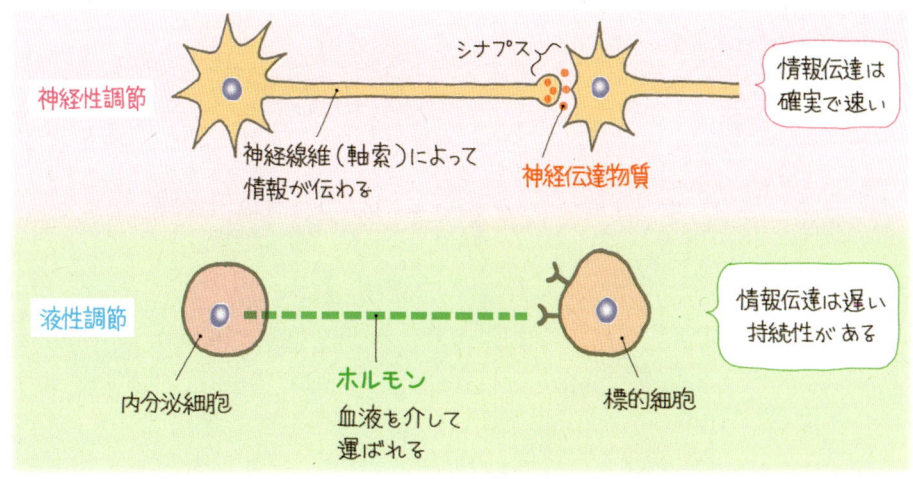

神経性調節
神経線維（軸索）によって情報が伝わる
シナプス
神経伝達物質
情報伝達は確実で速い

液性調節
内分泌細胞
ホルモン
血液を介して運ばれる
標的細胞
情報伝達は遅い持続性がある

神経伝達物質とホルモンは共に化学物質であり共通性がある

▲図Ⅰ-10①●神経性調節と液性調節

　この構造上の違いによって、情報伝達の速度と持続性に差が出てきます。**神経性調節は速効性ですが持続性はありません。液性調節は遅効性ですが持続します。**

　この類似と相違はもともと、液性調節から神経性調節が派生したことによるものです。植物にもホルモンはあります。動物は即効的な調節が必要なため神経系が発達しました。進化的にみると液性調節が先で、神経性調節は後から発達したものなのです。その証拠になるような、2つのルートの中間型で**神経分泌細胞**といわれるものがあります。

　下垂体という液性調節の重要な器官がありますね。下垂体は前葉・中葉・後葉に分かれていますが、**後葉**の構造をご存じでしょうか［▲図Ⅰ-10②］。内分泌器官を顕微鏡で見ると、通常は分泌顆粒をもった分泌細胞と豊富な毛細血管が見えます。しかし下垂体後葉は分泌顆粒の塊が異様に目立ちます。というのは、**下垂体後葉は視床下部にある神経分泌細胞の軸索末端の集まり**だからです。軸索末端に神経伝達物質が詰まった状態が見えるのです。

　視床下部は間脳の一部です。この**視床下部は、液性調節の中枢と考えられています**が、ここの神経細胞でつくられた神経伝達物質が、軸索を通って末端に集まります。ところが次に情報を渡すべき神経細胞はありません。軸索末端から血液中に分泌することになります。神経伝達物質のはずが、ホルモンになってしまうわけですね。

　オキシトシンという子宮収縮に作用するホルモンと、**バソプレッシン**（抗利尿ホルモンともいいます）という血管収縮と腎臓における水分の再吸収の促進によって血圧を安定させる作用をもつホルモンが、下垂体後葉から分泌されています。血中に分泌されるのでホルモンとして扱われますが、分泌しているのは内分泌細胞ではなく、神経細胞です。神経細胞と内分泌細胞の中間型で、特に**神経分泌細胞**とよばれています。「内分泌細胞－神経分泌細胞－神経細胞」と並べてみると、人体に織り込まれている進化の痕までが見えるようです［▲図Ⅰ-10③］。

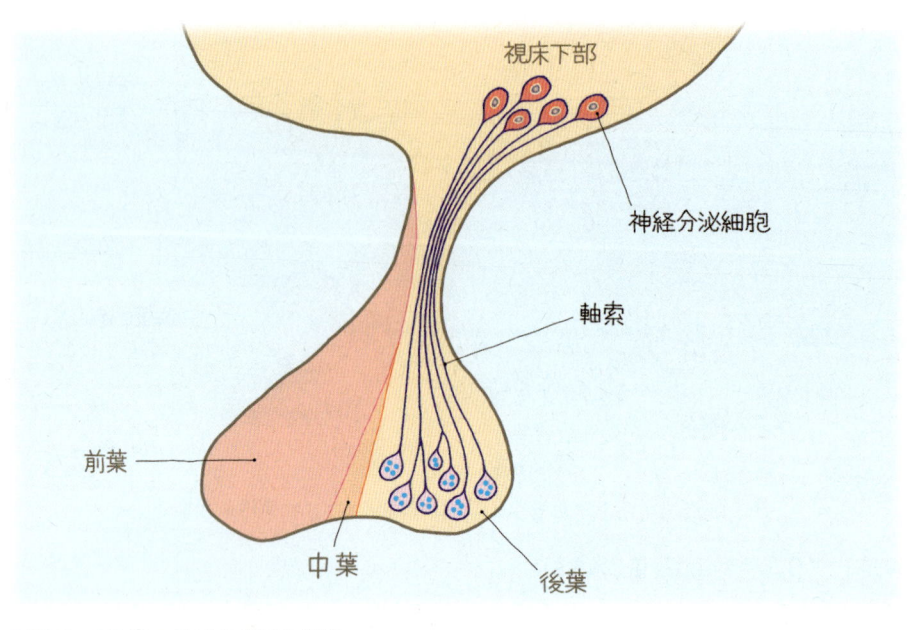

▲図Ⅰ-10②● 下垂体後葉の構造

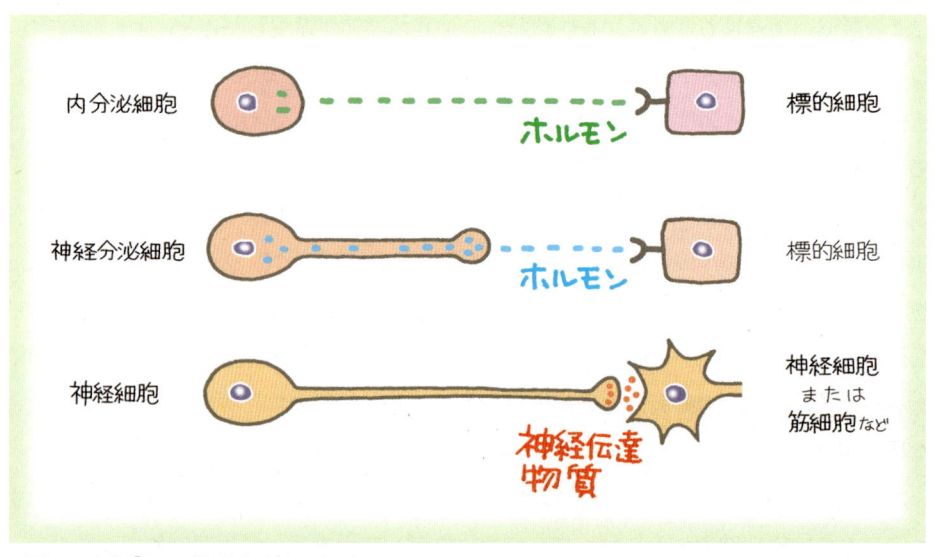

▲図Ⅰ-10③● 調節機能をもつ細胞

CHAPTER 11 神経性調節
自律神経系による内部環境の維持

この章では、自律神経のことを勉強したいと思います。
神経というのは、私たちのからだのすべての行為に関係しています。
"神経"と聞くだけで、面倒くさいなと感じる人が多いかもしれませんね。
でも一度整理して納得できると、決して複雑でも、難しいものでもありません。
むしろ、患者さんの状態を理解するためにも、看護行為の意味づけを考えるためにも、
神経のはたらきを知っていることはとても大切です。

keyword　・中枢神経／末梢神経　・感覚神経／運動神経　・体性神経／自律神経
　　　　　　・脳神経／脊髄神経

■ 中枢神経と末梢神経

　神経系は、**中枢神経**と**末梢神経**に分類されます。**骨（頭蓋骨と脊椎骨）に囲まれているのが中枢神経**です。**中枢神経に出入りして、情報を運んでいるのが末梢神経**です。この情報には2種類のものがあります。1つは、①**感覚受容器**がとらえたからだの内外の状況で、これは中枢神経に伝えられます。もう1つは②**その状況に対応するために、中枢神経から効果器に向けて出された指令**です。

　神経系のはたらきは、感覚受容器→末梢神経→中枢神経→末梢神経→効果器 の連携があって成り立っています。

　感覚受容器と中枢神経をつなぐ末梢神経を**感覚神経**あるいは**求心性神経**といい、中枢神経から効果器に至る末梢神経を**運動神経**または**遠心性神経**といいます［▲図Ⅰ-11①］。

■ 体性神経と自律神経

◎ 体性神経

　私たちのからだには、常に外部環境と内部環境から種々の情報が入ってきています。たとえば「向こうから車が来る」という情報は、目から入ってきます［▲図Ⅰ-11①］。この情報は中枢神経に至り、車をよけるように、足を動かす指令が筋肉に伝えられてきます。からだを移動させて車をよけることができれば、車が来るという情報に対して適切な効果を上げることができた、というわけです。目や耳、また皮膚、骨格筋で受けた情報の効果器は**骨格筋**です。皮膚で外部の冷気を感知すると、熱を産生するよう指令

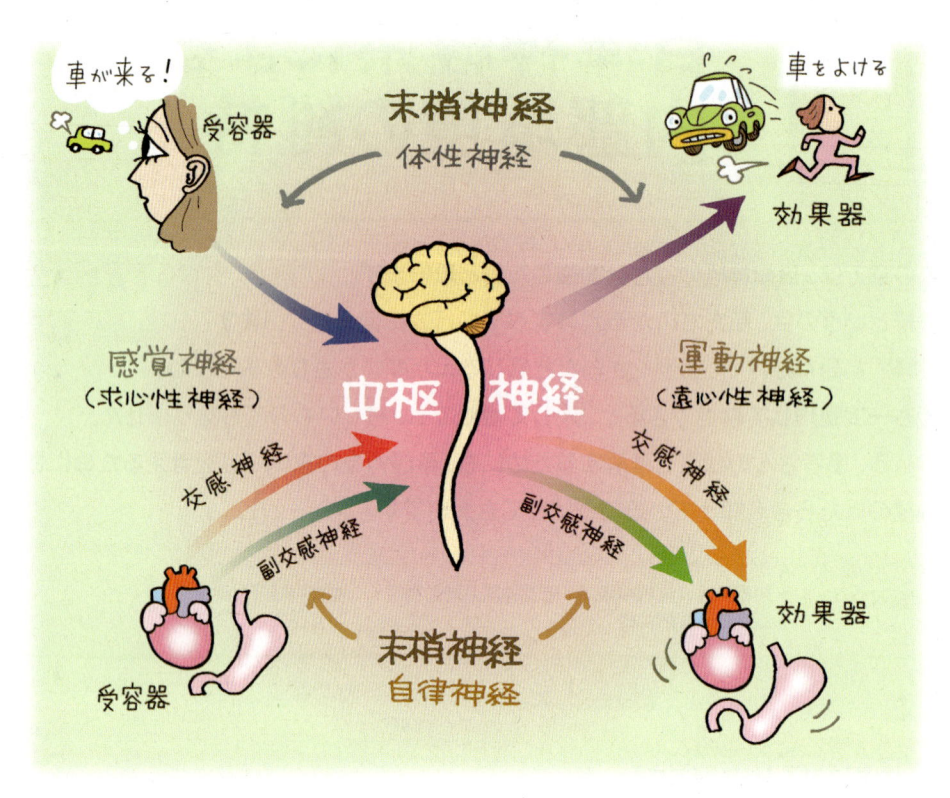

▲図Ⅰ-11①● 中枢神経と末梢神経

が出て、ぶるぶるっと震えますね。これも外部環境の状況に対応して、効果を上げているのです。目、耳、鼻、舌、皮膚、骨格筋にある感覚受容器から中枢神経にまで伝える末梢神経、および中枢神経から骨格筋に指令を伝える末梢神経を、**体性神経**とよびます。

◎ 自律神経

一方、血管や内臓からの情報を中枢神経に送る末梢神経と、その情報に対する中枢神経からの指令を内臓の平滑筋、心筋、血管壁の平滑筋や腺細胞に伝える末梢神経を、**自律神経**といいます［▲図Ⅰ-11①］。たとえば、尿がたまって膀胱壁の平滑筋にかかる圧が高くなると、中枢神経からは排尿のために膀胱の平滑筋を収縮させるよう指令が出ます。このとき膀胱と中枢神経を結んでいるのが自律神経です。

「体性神経」「自律神経」というよび方は、感覚受容器ならびに効果器の違いによって末梢神経を分類したものです［■表Ⅰ-11①］。体性神経にも自律神経にも、求心性神経と遠心性神経があります[*1]。

■表Ⅰ-11①● 末梢神経の分類①

分類	受容器	効果器
体性神経	目、耳、鼻、舌、皮膚、骨格筋	骨格筋
自律神経	平滑筋、心筋、化学受容器	平滑筋、腺、心筋

> **memo**
>
> **＊1　神経の分類**
> 末梢神経を「感覚神経」「運動神経」「自律神経」の3つに分類し、体性神経を感覚神経と運動神経に分けてあるテキストが多いので、体性神経は、感覚神経（求心性神経）、運動神経（遠心性神経）に分けて考えやすいですね。しかし自律神経にも求心性神経と遠心性神経があります。

◎ 自律して動くから自律神経

自律神経は私たちの意思のコントロール下にあるのではなく、自律してはたらいているのでこの名前がついています。内臓は、私たちの意図とは関係なく、からだの内部からの情報に基づいて対応しています。心臓をドキドキさせようと思っても、そうはいかないですね。でも階段を駆け上がれば、心臓を速く打たせようと考えるわけでもないのに、ドキドキしてきます。酸素やブドウ糖を運ぶのに必要な血液循環を確保するため、心臓の拍動の調節が行われるからです。この調節をしているのが自律神経です。

◎ 交感神経と副交感神経

自律神経がつかさどる内臓機能の調節には、機能を亢進させる方法と抑制する方法があります。骨格筋を動かす体性神経では、筋肉を収縮させるか弛緩させるかは、1本の運動神経が指令しているのですが、自律神経では、臓器の機能亢進を指令する神経と、抑制する神経が別々になっています。このため、1つの臓器に2系統の自律神経（交感神経と副交感神経）が分布しています。

□ 脳神経と脊髄神経

ここでもう一つの末梢神経の分類の仕方をみておきましょう。これは解剖学的に、その末梢神経が中枢神経のどこに入るか、どこから出るかによって分類したものです。脳神経と脊髄神経といういい方がこれです［■表Ⅰ-11②］。脳神経は、脳幹に出入りする末梢神経で12対あります［▲図Ⅰ-11②］。脊髄神経は脊髄に出入りする31対の末梢神経です。末梢神経の解剖学的名称は、脳神経、脊髄神経についています。

◎ 末梢神経は、名称より機能が大切

第Ⅹ脳神経（迷走神経）をご存じですか？　迷走神経は、心臓をはじめ、たくさんの内臓と中枢神経を結んでいる末梢神経ですが、実は内臓ばかりでなく、喉の粘膜や筋肉（骨格筋）にも分布しています。ですから迷走神経の束には、①咽頭筋の体性運動神経、②咽頭・喉頭粘膜の味覚を伝える体性感覚神経、③副交感神経が入っています［▲図Ⅰ-11③］。末梢神経を勉強するときは、その神経の名前を暗記するだけでな

■表Ⅰ-11②　末梢神経の分類②

分類	出入りする中枢神経
脳神経	脳幹
脊髄神経	脊髄

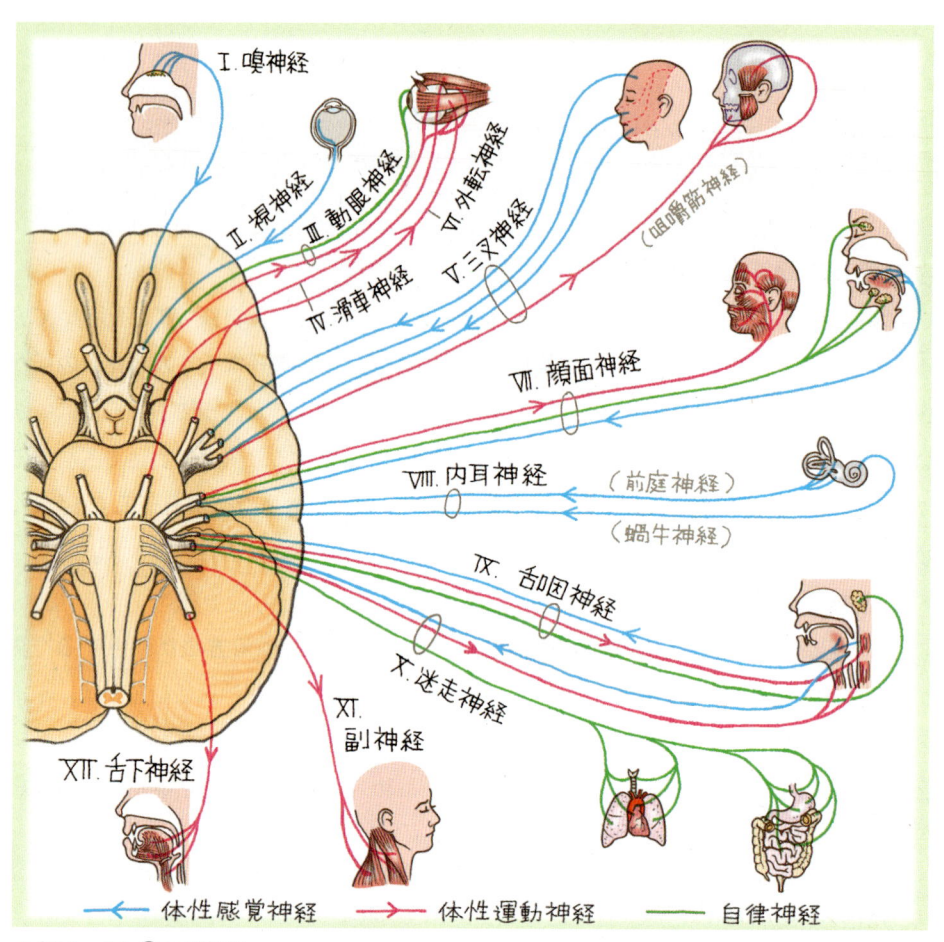

▲図Ⅰ-11②● 脳神経

> **看護point**
> 末梢神経障害の患者さんの生活援助
>
> く、どんな機能をもった神経線維が入っているかを知ることが大切です。そして、実際に患者さんを前にしたときには、末梢神経が障害を受けた場合に、からだに起こることを考え、日常生活に影響する点は何かまでをしっかりみてください。

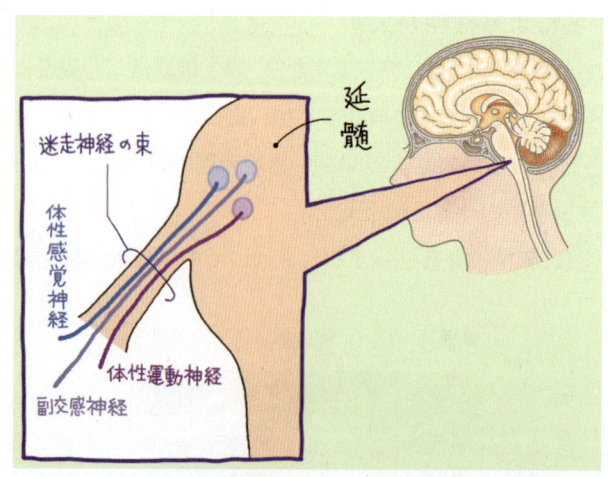

▲図Ⅰ-11③● 第Ⅹ脳神経（迷走神経）に含まれる神経線維

「顔面神経麻痺」を例にして考えてみましょう。顔面神経（第Ⅶ脳神経）は顔面の骨格筋に分布する体性運動神経と、舌の前方の味覚を伝える体性感覚神経が入っています［▲図Ⅰ-11④］。顔面神経麻痺では顔筋の麻痺と味覚障害が生じます。しかし、味覚については、顔面神経だけが感覚刺激を伝えているわけではありません。先に述べた迷走神経にもそのはたらきがあります。また第Ⅸ脳神経（舌咽神経）が、舌の後方の味覚を伝えます［▲図Ⅰ-11⑤］。ですから顔面神経麻痺があっても、舌咽神経と迷走神経が機能していれば、味覚が完全に麻痺してしまうわけではありませんね。患者さんに対しては、舌の奥のほうで味わって食べるように勧めてみるのはどうでしょうか。

> 看護point
> 顔面神経麻痺のある患者さんの食事援助

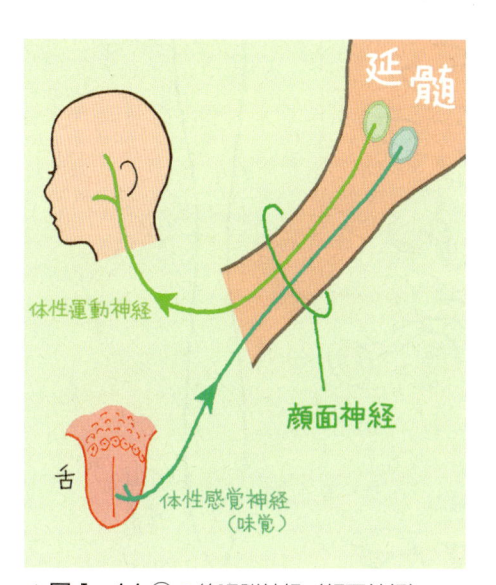

▲図Ⅰ-11④● 第Ⅶ脳神経（顔面神経） 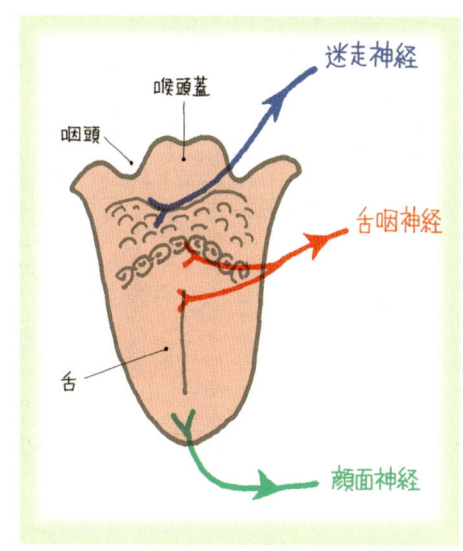　　▲図Ⅰ-11⑤● 味覚に関する感覚神経

◻ 交感神経と副交感神経のはたらき

　自律神経のなかでも、中枢からの指令を運ぶ遠心路について、ここでは勉強します。
　前述したように自律神経系は交感神経と副交感神経に区別されます。この交感神経・副交感神経は、中枢神経のどこから出ているのでしょうか？　交感神経は**胸髄**と**腰髄**から、副交感神経は**脳幹**と**仙髄**から出ています［▲図Ⅰ-11⑥］。中枢から出た後、神経節で一度ニューロンを交替して効果器に至ります。例外もありますが、ほとんどの内臓に交感神経と副交感神経が分布しています。

◎ ニューロンの交替

==自律神経と体性神経の解剖学的な差は、中枢から出て効果器に至るまでに、ニューロンを替えるか替えないかです。==自律神経は一度交替しますが、体性神経は中枢から出た神経線維が、効果器まで伸びています。脊髄から出た神経線維が、足の先までも長く伸びているのです。自律神経では神経節で1回交替しますので、中枢から出た神経線維を**節前線維**、神経節から効果器までいく線維を**節後線維**とよんでいます。交感神経は

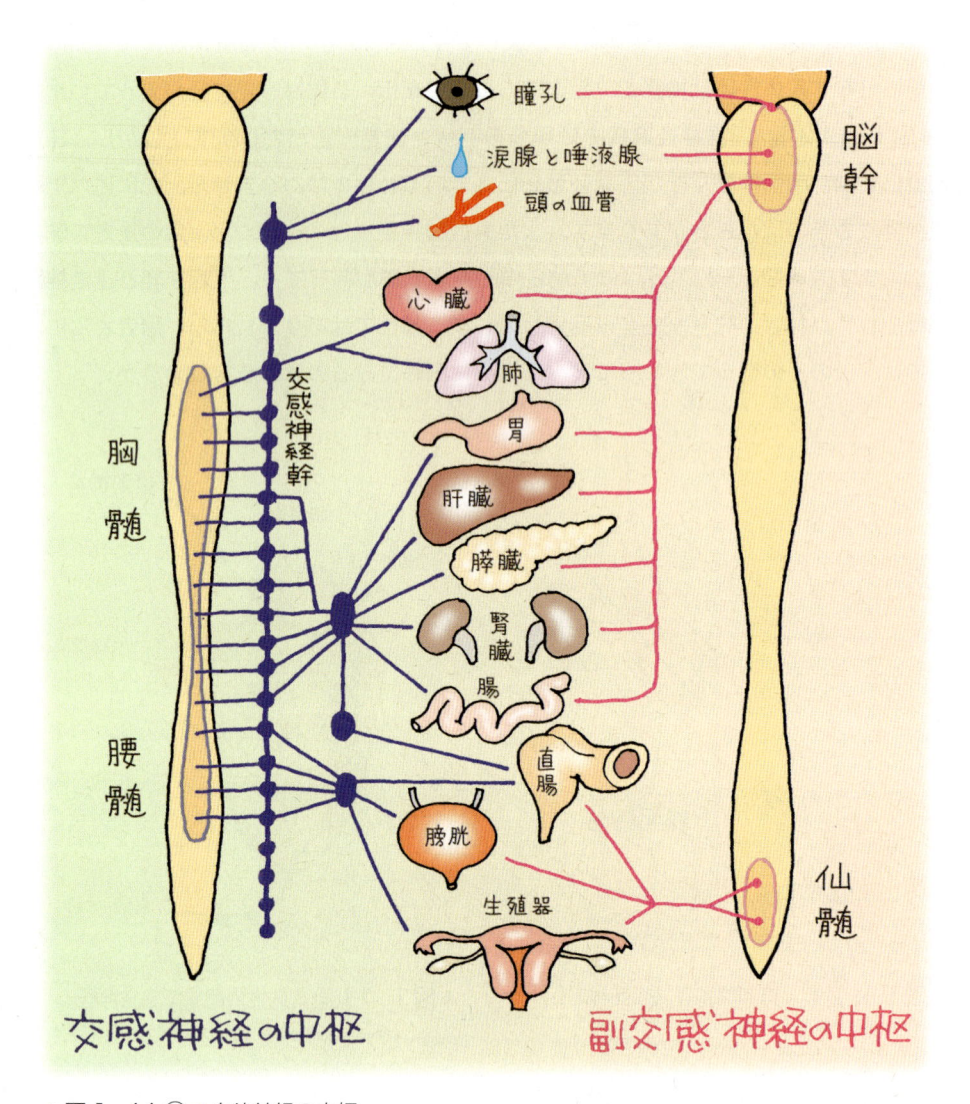

▲図Ⅰ-11⑥●自律神経の中枢

中枢神経の近くに神経節があり、副交感神経では効果器の近くに神経節があります。

◎ **クマに出会ったら！——交感神経の緊張**

p.134 参照
交感神経と副交感神経

==交感神経は、身を守るために闘う状況をつくり出す神経==です。==副交感神経はこの逆で、からだを休め、エネルギーをためるためにはたらく神経==です。

　人類が誕生した大昔、森の中でクマに出会った人を想像してみてください——。クマを倒すか、逃げるかしなければ、命が危ない！　クマと闘うにしても、全速力で逃げるにしても、しっかり敵を見据えることと骨格筋をはたらかせることが必要です。骨格筋を使うには、筋に酸素と糖分を供給しなければなりません。この状況に対し、からだは交感神経を緊張させて対応します。

　交感神経が緊張して闘う状況を思い浮かべてみてください。目を見開く、つまり瞳孔散大筋が収縮して瞳孔を開きます。酸素を取り入れるために気管支の平滑筋が弛緩して

気管支は拡張します。肝臓に蓄えていたグリコーゲンをブドウ糖にして放出し、血糖値を高くします。血液を骨格筋に回すために、皮膚や消化器、腎臓の血管を収縮させ、骨格筋の血管を拡張させます。そして心拍数を増やし、心収縮力を増やして心機能を高め、骨格筋への血液供給を増やすのです。一方では、消化管の運動も、消化液の分泌も抑制されます。排尿・排便も抑制されます。物を食べたり、トイレに行っている場合ではないので、それにかかわる内臓機能を抑えてしまうのです[*2]。

緊張したとき「手に汗を握る」と言いますね。これも交感神経の作用です。また口の中がネバネバした経験はありませんか。サラサラした唾液は分泌が抑えられ、粘稠度の高い唾液が出ます。これも交感神経のはたらきです。

memo

*2　ベッド上での排泄
ベッド上での排泄は、通常緊張しますので、それだけでからだは排泄を止める方向にいってしまいます。それでも床上排泄が必要な場合、どんなケアで排泄を促すことができるでしょうか？ この場面で副交感神経系を活発にする看護技術には、まだ定番がありません。皆さんが開発していってください。

看護point　床上排泄の援助

◉ホッとひと休みするとき──副交感神経が優位に

以上のようなからだの反応によって、闘いに勝つか、逃げおおせるか、とにかく無事命が助かったならば、住居に帰ってホッとして、ひと休みするでしょう。使い果たしたエネルギーを補給するための時間です。水を飲み、物を食べ、トイレにも行き、そして眠るでしょう。疲れをとり、ホッとしたからだの状態をつくるのが、副交感神経です。消化管の運動を促進し、消化液の分泌を活発にします。腎臓への血液循環が十分になり、尿の分泌を促進します。その一方で必要のない心機能や呼吸機能を抑制しますので、心拍数は減少し、呼吸数も少なくなり、気管支も収縮します。このようなリラックスした状態でなら、食事をし、トイレに行くことができます。

逆に言えば、副交感神経が賦活（活性）化していなければ、食事をしても、からだが受け付けないので、おいしくもないし、消化も悪いのです[*3]。

眠りもそうですね。心臓がドキドキしていては眠れないし、皮膚の血管が収縮して冷たかったらやはり眠れません。安らかな寝息というのは、静かで呼吸数も少ないですね。皮膚は温かく、脈拍も落ち着いています。これは副交感神経が優位な状況です。

memo

*3　食事をおいしく食べられるタイミング
副交感神経の作用により消化器での分泌が促進され（消化腺の活動を促進）、消化管の平滑筋の運動も活発になります。食事はそういうときでないと"砂をかむような"ものになるのです。

看護point　食事援助のポイント

◎交感神経と副交感神経のバランス

　私たちのからだの中で交感神経と副交感神経は、どちらかがはたらいていてどちらかが休んでいる、というものではありません。**からだの安全を守り、恒常性（こうじょうせい）を保って命をつなぐよう、両方がバランスをとっています。**状況によって、交感神経が優位なとき、副交感神経が優位なとき、両方が活発にはたらくとき、両方とも作用しないときがあります［▲図Ⅰ-11 ⑦］。緊張したとき、顔が白くなる場合と赤くなる場合とがありますね。白くなるのは交感神経が非常に活発になって、皮膚血流が減少するためです。赤くなるのは交感神経、副交感神経とも活発で皮膚血流が増えているためです。**交感神経、副交感神経とも作用しないというのは、内部環境を整えられない状況です。**闘うことも、リラックスすることもできないのですから、こまやかな看護が必要になります。

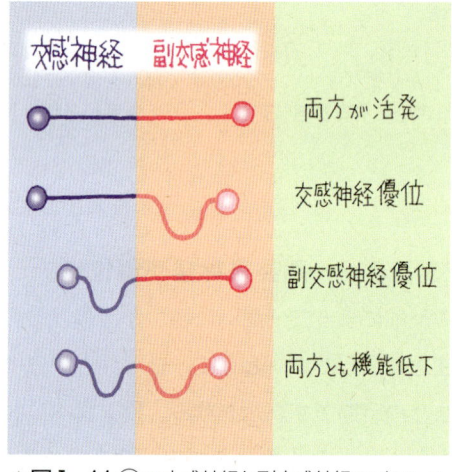

▲図Ⅰ-11 ⑦ ●交感神経と副交感神経のバランス

🞎 看護者の腕の見せどころは

　病気になった場合、その病気と闘うため、また病気になってしまったというストレスのため、病者は緊張を強いられています。**病者に対して、副交感神経を賦活化させる看護をどれだけ提供できるかが、看護者の腕の見せどころ**だと思うのです。つまり病気と闘っているなかでも、おいしく食事ができ、気持ちよく排泄ができ、ゆっくり眠ることができる、そうなれるからだの状況をつくり出すことが看護に求められています。**看護者のはたらきによって、自律神経による調節能力を高め、副交感神経系が優位になれる状況をつくり出す**のです。

　患者さんの状態を把握するとき、からだ全体は、交感神経が優位なのか、副交感神経が優位なのか、両方が賦活化しているのか、あるいは両方ともはたらいていないのかを考えてください。**顔色**、**脈拍**、**呼吸**の状態、**血圧**、四肢末梢の**温かさ**など、個々のデータをつなげて、からだ全体の動きをつかむことは、どの方向にもっていくように看護すればよいかを考える土台です。

> 看護 point
> 副交感神経を優位に

CHAPTER 12

液性調節
ホルモンによる内部環境の維持

続いて、液性調節について勉強します。
ホルモンの作用別に、液性調節をみていきましょう。
生体内部の様々な活動を、微量のホルモンが驚くほどの巧妙さで行っているのです。

keyword　・ホルモン　・液性調節　・調節ホルモン　・フィードバック機構

◻ ホルモンとその作用

　液性調節を勉強するとき、内分泌器官別の整理の仕方と、生体の何を調節しているのか、その作用による整理の仕方があります。どちらも看護をするうえで必要な知識です。またホルモン分泌の過剰や減少は、代謝異常を引き起こし、様々な疾患につながりますので、異常も視野に入れて学習することをおすすめします。教科書などでは器官別に整理されていることが多いので、ここでは作用で整理してみましょう。

　ホルモンの作用には、①代謝にかかわるもの、②血液の成分の恒常性を保つことにかかわるもの、③循環維持にかかわるもの、④消化液の分泌にかかわるもの、⑤生殖にかかわるものなどがあります。また⑥他のホルモン分泌を調節しているもの（調節ホルモンとよびます）もあります。このなかにはこれまでの章ですでに述べてきたことや、別の章で説明するものもありますので、必要時、それらを参照してください。

◻ 代謝にかかわるホルモン

　まず細胞における代謝活動を調節しているホルモンからみてみましょう［▲図Ⅰ-12 ①］。**甲状腺**という頸部前面にある内分泌腺から出る**甲状腺ホルモン**[*1]は、ほとんどの細胞での酸素消費を促進し（脳は例外です）、代謝のスピードを調節しています。またタンパク質の代謝と合成を促進し、脂質代謝も促進します。**甲状腺ホルモンが過剰に分泌されると、生体の代謝がさかんになりすぎて、酸素やエネルギー源を補給しても追いつかない状態にまでなってしまいます。**脈も速く体温も高めで、食べても痩せているというのが、甲状腺機能亢進症（代表疾患：バセドウ病）です。逆に不足する（甲状腺機能低下症）と、すべての代謝がゆっくりになり、動作が緩慢になるため、やる気がないとかうつ症状と間違えられることがあります。

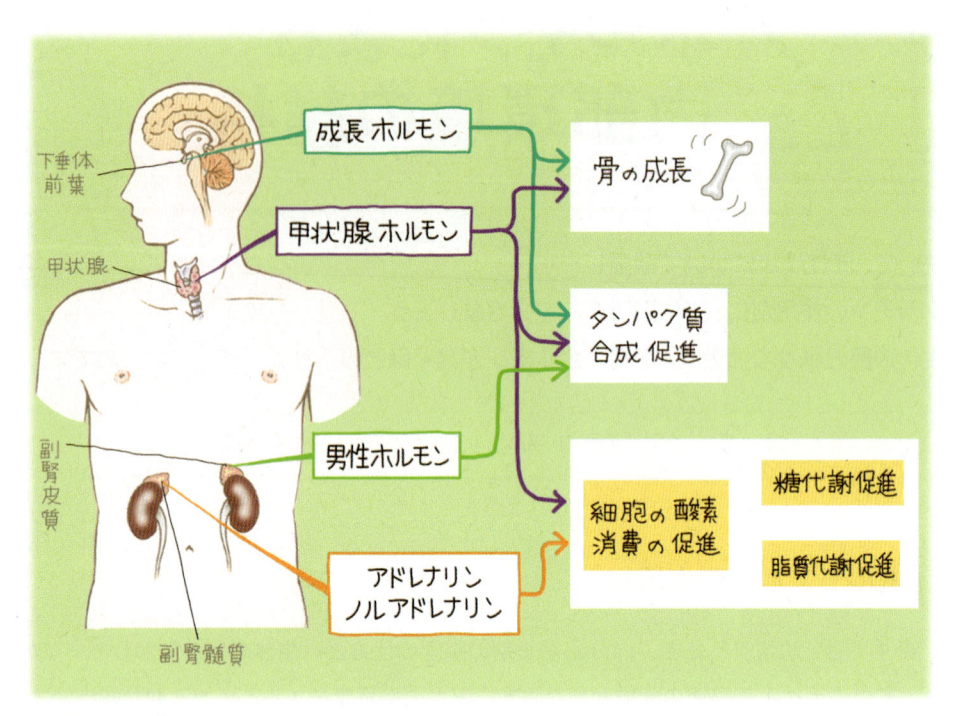

▲図Ⅰ-12①●代謝にかかわる代表的なホルモン

> **memo**
>
> **＊1　甲状腺ホルモン**
> 甲状腺ホルモンはトリヨードサイロニン（T_3）とサイロキシン（T_4）という物質です。

　甲状腺ホルモンは成長ホルモンとともに、骨の成長やタンパク合成にも欠くことができないホルモンです。 成長ホルモンは**下垂体前葉**から分泌されています。成長期に成長ホルモンが不足しても、甲状腺ホルモンが不足しても、背が伸びません。男性ホルモンであるアンドロゲンにもタンパク合成の促進作用があります[*2]。

> **memo**
>
> **＊2　甲状腺ホルモン、成長ホルモン、男性ホルモン**
> これらのホルモンは、筋肉増強剤として用いられ、時としてスポーツ界で問題になる（ドーピング）ことがあります。

■ 血液成分の恒常性維持にかかわるホルモン

◎ 血糖値

　血糖（糖質）**は細胞の代謝におけるエネルギー源**であり、外部から補給し肝臓にグリコーゲンとして蓄えていて、いつも100mg/dL前後になるように調節されているのでしたね。その調節には血糖を上げるホルモンと、下げるホルモンがあります。

p.056参照
血糖値を左右するホルモン

◎ カルシウム

カルシウムは血液凝固や筋収縮、神経機能の維持に必要です。血中カルシウムイオンが不足すると、神経や筋の興奮性が異常に高くなり、テタニー（筋肉の痙攣）を起こします。四肢および喉頭の筋肉の痙攣が特徴で、窒息を起こす危険性があります。カルシウム濃度は甲状腺から分泌されるカルシトニン*3と上皮小体から分泌されるパラソルモンによって調節されています［▲図Ⅰ-12②］。上皮小体は甲状腺の裏に貼り付いた米粒大の2対ある臓器です。血中のカルシウム濃度が低下すると、パラソルモンが骨からのカルシウムの遊離*4を促進し、また腎臓からの排泄を抑制して、カルシウム濃度を上昇させます。カルシウム濃度が上がっているときは、カルシトニンが腎臓からのカルシウム排泄を促進し、破骨細胞の活動を抑制して骨の再吸収を抑えることによって、カルシウム濃度を下げています。

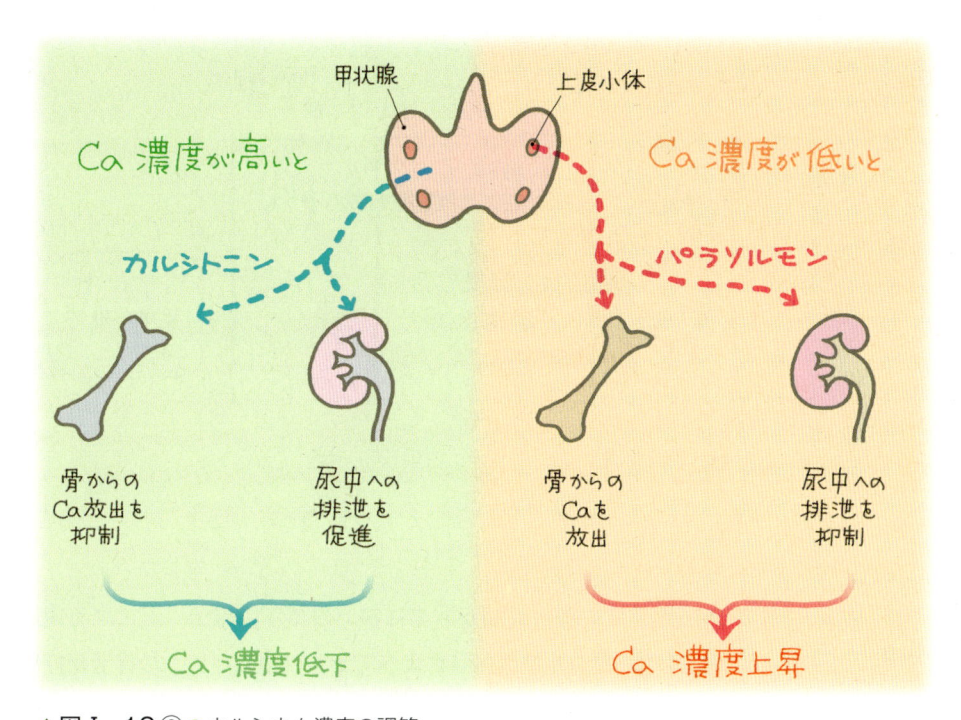

p.146 参照
破骨細胞

▲図Ⅰ-12② ● カルシウム濃度の調節

memo

＊3　カルシトニン
カルシトニンは甲状腺を摘出しても分泌されていることから、甲状腺以外からも分泌されていると考えられます。

memo

＊4　カルシウムの代謝
からだの中でカルシウムを蓄えているのは骨です。骨はいつもつくり変えられています。破骨細胞が骨を壊して吸収し、そのあとに新しい骨ができています。破骨細胞が再吸収したカルシウムは、血中に放出されます。

◎ナトリウムイオンとカリウムイオン

ナトリウムイオンは血液中の陽イオンの大部分を占めており、血液の浸透圧に大きく影響するイオンです。ナトリウムイオン濃度は血漿量と関係し、副腎皮質の球状帯から分泌される電解質コルチコイド（ミネラルコルチコイド）によって血中濃度が調節されています。電解質コルチコイドはナトリウム、カリウムの代謝に作用する複数のホルモンの総称ですが、最も作用が大きいのは**アルドステロン**というホルモンです。アルドステロンは腎臓の遠位尿細管と集合管に作用しナトリウムイオンの再吸収を促進します［▲図Ⅰ-12③］。また唾液や胃液に含まれるナトリウムイオンの吸収も促進し、ナトリウムイオンを貯蓄させます。一方ナトリウムイオンが多いときは、心房ナトリウム利尿ペプチドという、心房の心筋から分泌されるホルモンが、腎臓からのナトリウム排泄を促進します。

> p.142 参照
> アルドステロンのはたらき

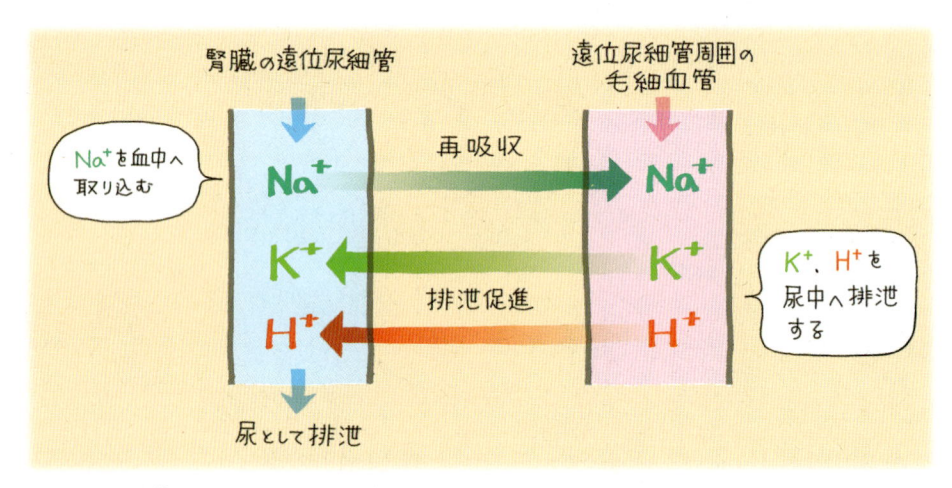

▲図Ⅰ-12③ ●アルドステロンの作用

カリウムイオンは血漿濃度の許容範囲が非常に狭いので、臨床上、気になる電解質です。カリウムイオンは電解質コルチコイドによってナトリウムイオンの排泄が抑制される裏返しに、排泄が促進されます。ナトリウムイオンという陽イオンが体内に貯留するので、同じ陽イオンのカリウムイオンと水素イオンを捨てて、陽イオンの総量を保とうとするのです。アルドステロンによってカリウムイオンの血中濃度は下がります[*5]。

> **memo**
> **＊5　アルドステロンが分泌されないと……**
> 副腎機能が不全でアルドステロンが分泌されないと、ナトリウムイオンを排泄し、カリウムイオンを蓄積することになります。

◻ 消化液の分泌に関するホルモン

　消化液の分泌調節で有名なホルモンは**セクレチン**[*6]です。セクレチンは十二指腸粘膜の分泌細胞から分泌され、膵臓の重炭酸イオンを含む膵液の分泌を促します。同じく十二指腸粘膜から分泌される**コレシストキニン**は、胆嚢を収縮させて消化酵素を含む膵液の分泌を促進します。**膵液**[*7]の分泌に関しては、これら2種類のホルモンが関与しており、これらは十二指腸に食物が届くことが刺激になって分泌されています［▲図Ⅰ-12④］。

　胃の運動と胃液の分泌を促すホルモンに**ガストリン**があります。ガストリンも胃および十二指腸の粘膜細胞から分泌されます。消化管はこのほか、消化に関するホルモンを分泌する細胞をたくさんもっており、多くのホルモンが見つかっています。

p.205 参照
コレシストキニン

---

memo

＊6　セクレチン
セクレチン（secretin）は分泌という意味です。ベイリス（Bayliss）とスターリング（Starling）は、膵液の分泌を促す「セクレチン」という物質によって、ホルモンという概念を初めて示しました（1902年）。セクレチンが分離同定されていたわけではなく仮説だったのですから、大胆な主張だったと思いますが、後にこれが証明されました。

---

memo

＊7　膵液による中和
胃酸で酸性になった胃内容物が十二指腸に入ると、膵液の重炭酸イオンで中和され、糖・タンパク・脂質の各消化酵素が作用する仕組みになっているのです。

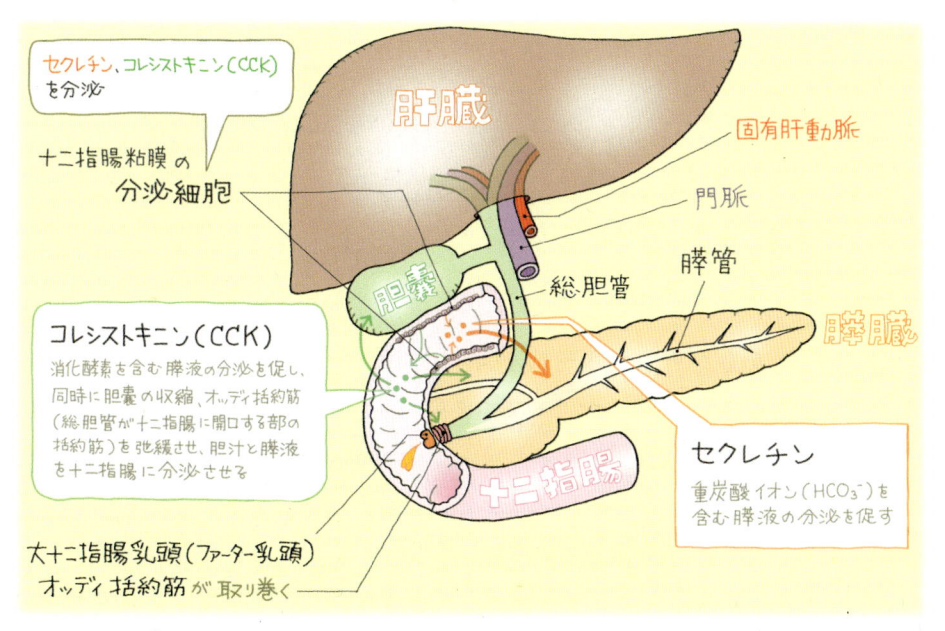

▲図Ⅰ-12④ ● セクレチンとコレシストキニンの作用

🔲 性と生殖に関するホルモン

◎ 性を決定づけるホルモン

　もう一つ、ホルモンの大きな作用に、性と生殖に関するものがあります。
　男と女は遺伝子だけで決まるのでしょうか？　遺伝子とホルモンで性別が決まるというと、少しびっくりしますか。
　遺伝子で性染色体がXXだと女性、XYだと男性ですね。XYをもつ胎児はその遺伝子の指令によって分化した精巣から、男性ホルモンを出しはじめます。この男性ホルモンによって、外性器と脳は男として分化し発達します。男性ホルモンがなければ、女として分化します。男性ホルモンが、男性への分化のカギになっているのです。言い換えると、女が原型だということです。XYをもつ胎児の場合でも男性ホルモンが不足すると、男としての分化が不十分になります。またXXをもつ胎児でも、男性ホルモンにさらされると男のような分化をすることになります。
　このように男と女は、遺伝子とホルモンによって決定されるのです［▲図Ⅰ-12⑤］。遺伝子だけでは決まらないのです。女と男は両極にあるのではなく、連続線上に位置すると考えたほうがよいようです。性のアイデンティティが最近問われるようになっているのも、このように考えると当然かと思います。

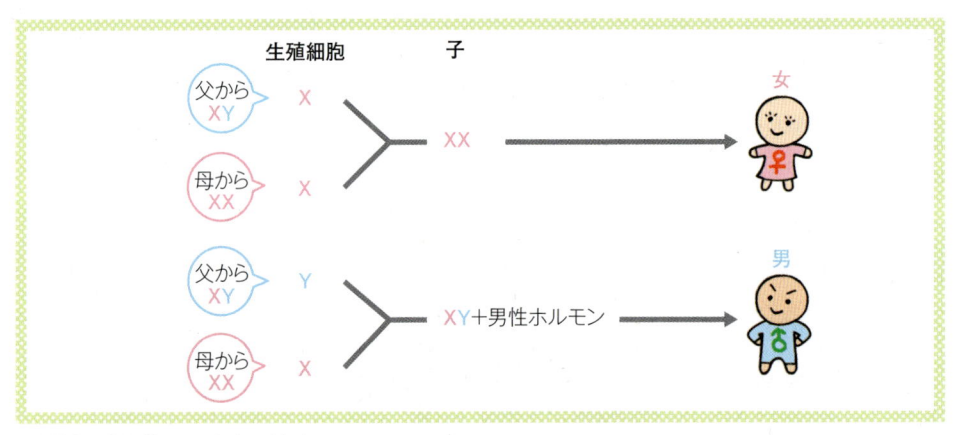

▲図Ⅰ-12⑤ ● 男と女の決定

◎ 第二次性徴をもたらすホルモン

　卵巣も精巣も成長期は機能を休止しています。活動を始めるのが思春期です。視床下部からゴナドトロピン放出ホルモン（gonadotropin-releasing hormone；GnRH）が分泌され、下垂体前葉からの性腺刺激ホルモンの分泌を促します。このホルモンによって精巣・卵巣が活動を始めます。
　男では精巣から出るアンドロゲン、女では卵巣から出るエストロゲンが第二次性徴をもたらします。性機能の発現は、男と女の身体面の性的差異を明らかにすると

ともに、各人に男・女の自覚をもたせ、異性に対する関心をもたせはじめます。しかしホルモンという化学物質は目に見えないものなので、からだの内からわき起こるこのような変化に対し、非常なとまどいが生じるのが思春期です。

　男では精巣の**間質細胞**から男性ホルモン（アンドロゲン）が分泌されます［▲図Ⅰ-12⑥］。甲状軟骨が発達して声帯が長くなるので声が低くなります（変声）。骨格と筋肉が発達し、著しく身長が伸び、体毛は濃くなりヒゲが生えはじめます。また下垂体から出る精子形成ホルモンによって、精巣では**精子**ができるようになり[*8]、夢精が起こってきます。

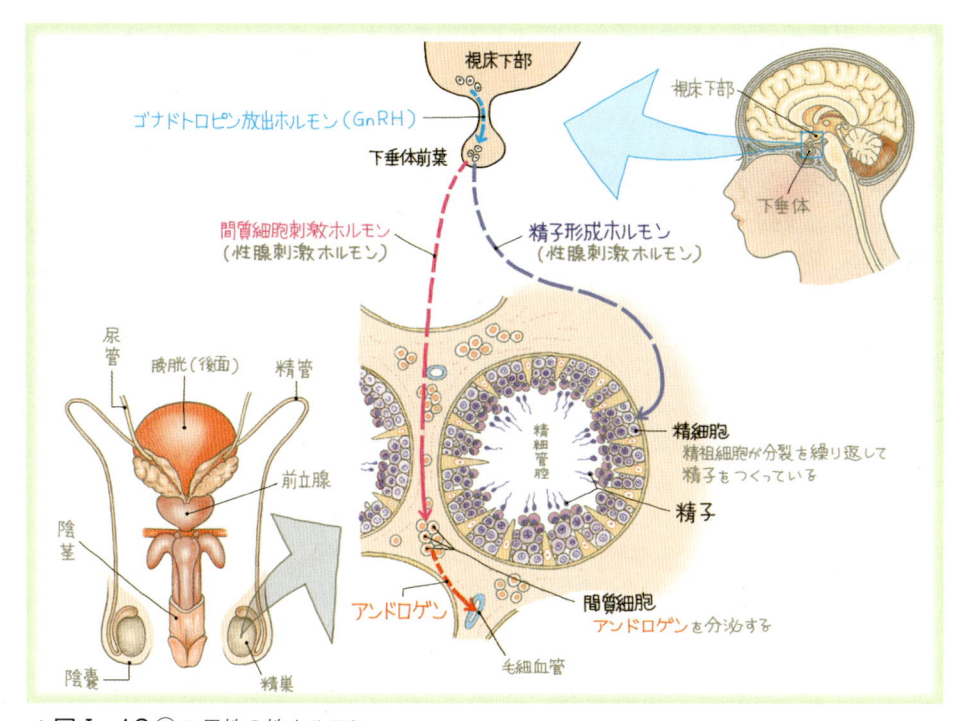

▲図Ⅰ-12⑥●男性の性ホルモン

　女では卵巣の**卵胞**から卵胞ホルモン（エストロゲン）が分泌され、乳房や腰に脂肪がつき、子宮や腟の肥大が起こります。また**原始卵胞**の成熟が始まり[*8]、子宮内膜が肥厚するなどの変化が起こり、**月経**が始まります。

> **memo**
> *8　卵子と精子の形成
> 卵巣では胎生期にできた原始卵胞が1周期ごとに1個ずつ成熟して、卵子を1つつくります。精巣では精祖細胞1つから4個の精子がつくられ、莫大な数の精子ができています。

女性ホルモンによる性周期

　卵巣は原始卵胞を成熟させるはたらきと、2種類の女性ホルモンを分泌するはたらき

があります。2種類のホルモンとは卵胞ホルモン（エストロゲン）と黄体ホルモン（プロゲステロン）です。女性では作用が異なる2種類のホルモンがあるため、周期的にホルモン分泌が変化し、性周期を形成しています［▲図Ⅰ-12⑦］。男性は1種類ですので、性周期はありません。

　性周期の大もとは視床下部が間欠的に分泌するGnRHです。GnRHの分泌頻度はエストロゲンで促進され、プロゲステロンで抑制されます。GnRHは下垂体前葉からの黄体化ホルモン（luteinizing hormone；LH）と卵胞刺激ホルモン（follicular stimulating hormone；FSH）の分泌を促します。FSHはその名のとおり卵胞を刺激し、卵胞ホルモンの分泌を促します。卵胞ホルモンは卵子を成熟させ、子宮内膜を肥厚させ、妊娠の準備を進めます。卵胞ホルモンの濃度が高くなると、GnRH分泌の頻度が上がり、LHが大量に分泌され、排卵を起こします。排卵後の卵胞は黄体に変化し、プロゲステロンを分泌するようになります。プロゲステロンは体温を上げ、妊娠が継続するように作用します。妊娠が起こらないと黄体は萎縮しホルモン分泌を中止します。子宮内膜は剥がれ、出血を伴いながら卵子とともに体外に排出されます。これが月経です。

　妊娠が成立すると、胎盤からヒト絨毛性ゴナドトロピン（hCG）が分泌され、黄体を刺激して黄体はホルモン分泌を続けます。胎盤ができあがると、胎盤からエストロゲンとプロゲステロンが分泌され黄体は退縮します。

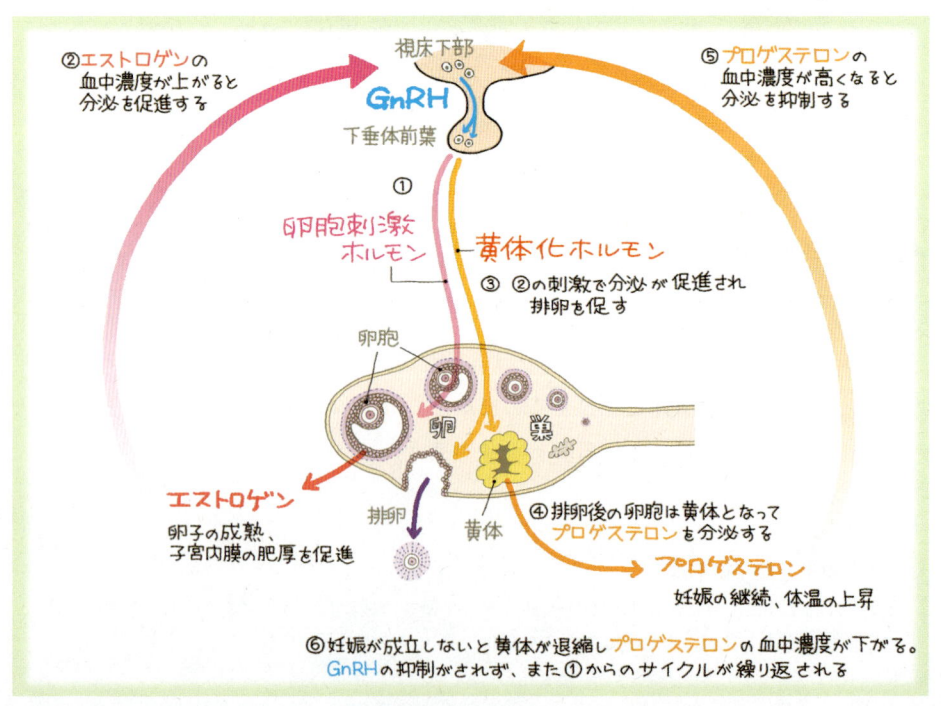

▲図Ⅰ-12⑦●女性の性ホルモンによる性周期の形成

■ 調節ホルモンによる調節

　女性ホルモンの分泌には、いくつかの調節ホルモンがはたらいていましたね。視床下部と下垂体前葉からは、多くの調節ホルモンが分泌されています。視床下部は脳の一部ですが、視床下部の神経細胞から血中にホルモンが分泌されています。ところがおもしろいことに、視床下部を通った毛細血管は、下垂体茎で下垂体門脈となり、下垂体前葉に入って再び毛細血管網を形成しています［▲図Ⅰ-12⑧］。視床下部で分泌されたホルモンは、下垂体門脈を通って優先的に下垂体前葉に運ばれることになります。実に巧妙な構造です。全身の血流に入る前に標的細胞に行けるわけですから、ホルモンといえども短時間でその効果を発揮できます。

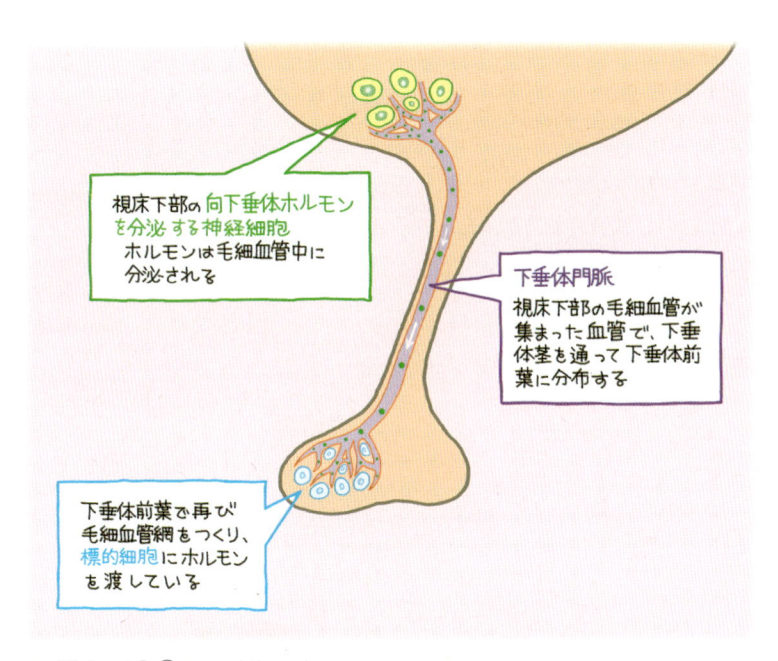

p.102参照
下垂体門脈

▲図Ⅰ-12⑧●下垂体門脈

　調節ホルモンによって分泌されるホルモンには、❶視床下部ホルモンと下垂体前葉ホルモンの2つの支配を受けているホルモン（甲状腺ホルモンや副腎皮質ホルモン、性ホルモン）、❷視床下部ホルモンによって下垂体前葉から分泌している成長ホルモンがあります。

　2つの調節ホルモンの分泌を、「甲状腺ホルモン」を例に考えてみましょう［▲図Ⅰ-12⑨］。甲状腺刺激ホルモン放出ホルモン（thyrotropin-releasing hormone；TRH）という長い名前のホルモンが、視床下部から分泌されます。視床下部の分泌細胞は、甲状腺ホルモンの分泌を促すような何らかの生体情報を感知して、TRHを分泌します。下垂体前葉はTRHを感受して、甲状腺刺激ホルモン（thyroid stimulating hormone；TSH）を分泌します。TSHは甲状腺からの甲状腺ホルモン

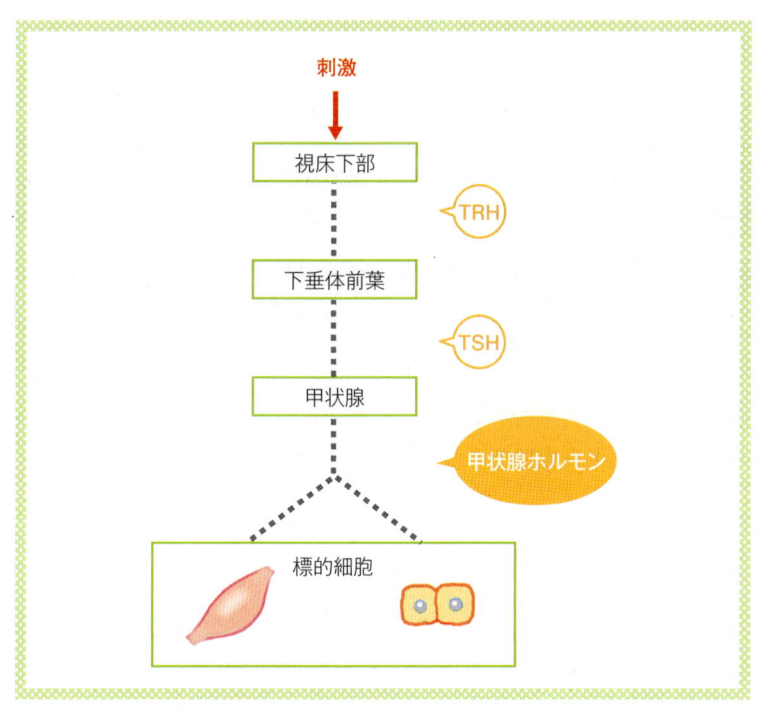

▲図Ⅰ-12⑨● 甲状腺ホルモンの分泌

甲状腺ホルモンの血中濃度が上がると視床下部、
下垂体前葉からの調節ホルモンの分泌を抑制する

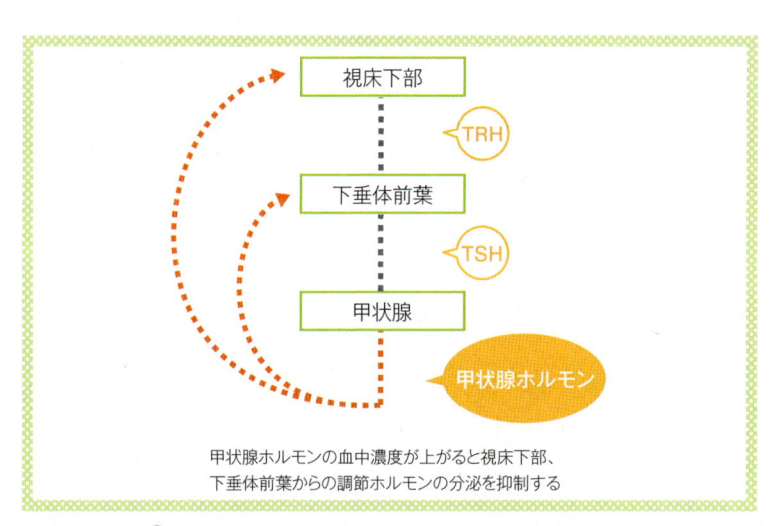

▲図Ⅰ-12⑩● 甲状腺ホルモン分泌のフィードバック機構

の分泌を促します。血中の甲状腺ホルモン濃度が上がりますと、下垂体前葉および視床下部はこれを感受します。そしてTSH、TRHの分泌が抑制され、甲状腺ホルモンの分泌も抑制されます［▲図Ⅰ-12⑩］。つまりホルモンの出っ放しにならないように、抑制しているわけです。この制御方法を**負のフィードバック機構**とよんでいます。ですから甲状腺ホルモンが分泌過剰の場合は、甲状腺刺激ホルモンの分泌が低下し、その血中濃度は低くなっています。ホルモンの血液検査データは、ホルモン分泌の相互関係

を考えて読み取りましょう。

🟩 調節ホルモンをもたない場合のホルモン分泌

　調節ホルモンをもたない場合は、直接そのホルモンが調節している因子の濃度が分泌をコントロールしているものがほとんどです。血糖値そのものをランゲルハンス島の細胞が感知して**インスリン**を分泌し、血糖値が下がれば分泌を抑制します。血中のカルシウム濃度が低いとこれを感知して**上皮小体ホルモン**が分泌されるなどです。

　消化管ホルモンはもっと局所的な反応で分泌が制御されています。たとえばタンパク質がガストリンの分泌細胞を刺激して、そのときだけ分泌を促しています。

　また、おもしろいのは副腎髄質です。副腎髄質には交感神経が入ってきていて、交感神経の刺激で**アドレナリン**、**ノルアドレナリン**の分泌が調節されています。明らかに神経性の調節と液性の調節が連携していることを実感できるところですね。

> p.149 参照
> 上皮小体ホルモンのはたらき

CHAPTER 13 ストレス

「ストレス(stress)」は、なじみのある言葉だと思います。
看護の世界だけでなく、社会一般で通用する言葉です。
"今日はストレスが多かった""試験がストレスだ"、
あるいは、人間関係のストレス、ストレス性潰瘍、ストレス解消法などなど、
なんでもかんでも「ストレス」のひと言ですますことができますね。
では、ストレスとはそもそもどういうものなのでしょうか?

keyword ・ストレス ・ストレッサー ・セリエ ・副腎皮質ホルモン ・下垂体門脈
・全身適応症候群

◻ ストレスとは?

　ストレスとは、もともとは**歪み**を表す物理学の用語です[▲図Ⅰ-13①]。ストレスを生理学の世界にもってきたのは、あの有名な**セリエ**(H. Selye、1907〜1982年)です。

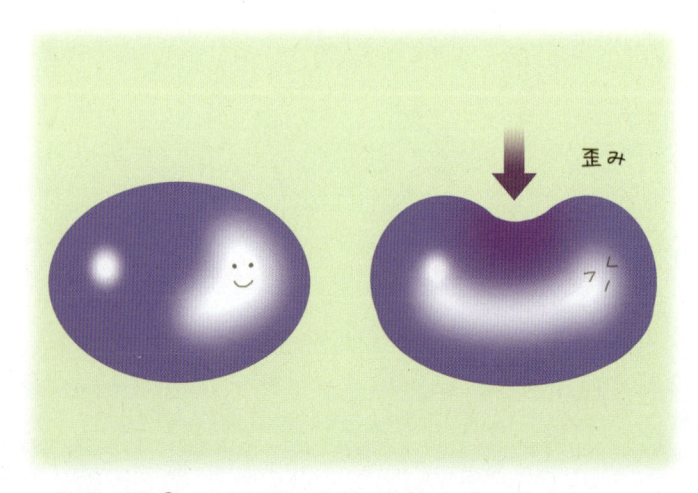

　セリエはハンガリーの貴族の家に生まれましたが、第一次世界大戦のときに財産を失い、カナダに移住してホルモンの研究をしていました。あるとき、卵巣から新しいホルモンの抽出に成功した、と考えられる実験結果を得ることができました。その物質は胃のびらんと点状出血、胸腺の萎縮、副腎皮質の肥大をもたらすものでした。その結果を

▲図Ⅰ-13① ● ストレス(歪み)のイメージ

試している過程で、明らかに不純物が混入した液を使ってしまいました。ところが不純物が混入した液に対しても、同じ結果、つまり胃のびらんと点状出血、胸腺の萎縮、副腎皮質の肥大が出てしまったのです。普通ならここでがっかりして、卵巣の新ホルモン発見が夢幻と消えて終わり、となるのですが、セリエは違いました。セリエはいろいろな物質で同じ実験を繰り返し、==どんな物質であろうと、同じ結果がからだに起こる==ことを確認しました。これにはどんな意味があるでしょうか——。

セリエがプラハ大学の学生だった頃、診断の決め手となる特異的な症状を見つけることが重要ですので、講義のなかでも、その病気に特異的な症状だけが取り上げられていました。セリエは、==どんな病気でも一様にみられる患者らしい感じ==（食欲がない、だるそう、かぜを引きやすいといった症状）が、無視されていることに疑問をもちました。しかし教授に質問しても、そんなことは重要ではないと言われ、回答を得られなかったそうです。異なったいろいろな物質に対して、からだが同じ反応をするという発見は、この学生時代の疑問の答えとなったのです。

セリエは、生体に加わる刺激を**ストレッサー**とよび、ストレッサーに対するからだの反応を**ストレス**と表現しました。ストレッサーになるのは、細菌やウイルス、化学物質、光、音のような物理的刺激物から、悩みや心配事、入院や薬、手術、また毎日の生活のイライラなど、人間を囲むあらゆることです。私たちは絶えずストレッサーを受けているのです。そしてどんなストレッサーに対しても、からだは一様に反応をする［▲図Ⅰ-13②］、つまり**胃のびらんと点状出血**、**胸腺の萎縮**、**副腎皮質の肥大**を示すのです。

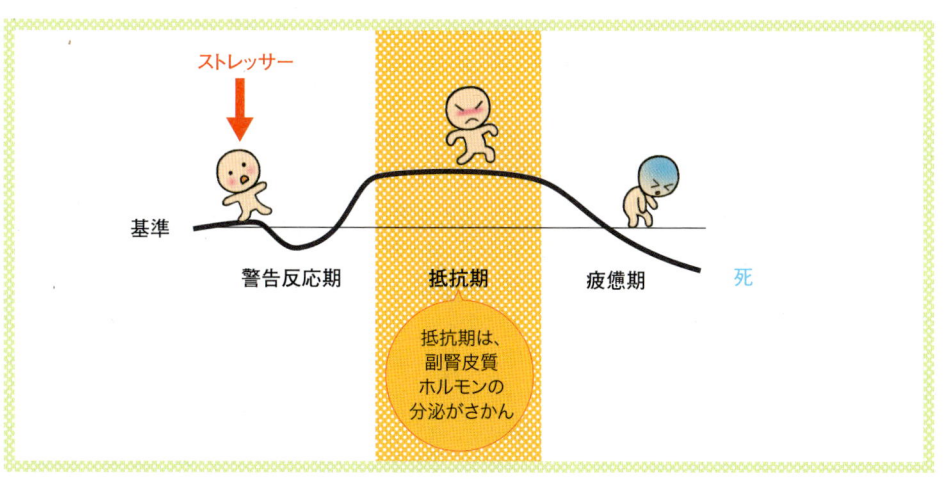

▲図Ⅰ-13② ● ストレッサーに対するからだの反応

ストレスの生理

セリエはホルモンの作用からストレスを解き明かしました。ストレスでは**副腎皮質ホルモン**が主役を演じていることを、セリエは明らかにしました。またストレッサー

になるのは、副腎皮質刺激ホルモンの分泌を促進する刺激であると説明しています。研究が進んだ今日では、私たちのからだがストレッサーを認知すると、視床下部から**副腎皮質刺激ホルモン放出ホルモン（CRH）**^{*1}という、長い名前のホルモンが放出され、この**CRHがストレス反応の主体であると考えられています**［▲図Ⅰ-13③］。

　CRHは**視床下部**で作られて、血液中に分泌されます。CRHを含んだ血液は、視床下部から**下垂体門脈**^{*2}を通って**下垂体前葉**に到達しますので、早く効果を表すことができます。つまり下垂体前葉からの副腎皮質刺激ホルモンの分泌を、すぐに促進することができるのです［▲図Ⅰ-13③］。

> **memo**
> **＊1　副腎皮質刺激ホルモン放出ホルモン**
> 副腎皮質刺激ホルモン放出ホルモンは名前のとおり、下垂体前葉から分泌される副腎皮質刺激ホルモンの放出を促進するホルモンで、視床下部から分泌されます。corticotropin-releasing hormoneを略してCRHとよびます。

> **memo**
> **＊2　下垂体門脈**
> 視床下部と下垂体の間にある血管を「下垂体門脈」といいます。視床下部で一度毛細血管になった後、その血管は下垂体に行って再び毛細血管網をつくります。二度毛細血管になる血管を門脈というので、下垂体門脈と名づけられています。これは視床下部で分泌されたホルモンを、標的細胞である下垂体前葉に届けるには、非常に効率的な構造です。

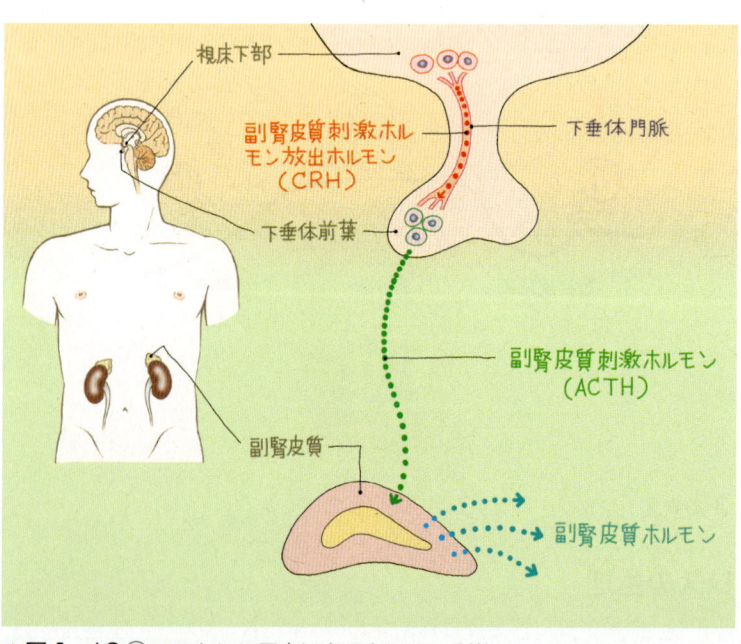

▲図Ⅰ-13③●ストレス反応によるホルモン分泌

PART 3　調節機構

　副腎皮質刺激ホルモンは血液中に放出されて循環し、副腎皮質に取り込まれると、今度は**副腎皮質ホルモン**の分泌を促します。副腎皮質は糖代謝ホルモン（**糖質コルチコイド**）、電解質代謝ホルモン（**電解質コルチコイド、鉱質コルチコイド**ともいう）、**性ホルモン**をつくっています。いずれもコレステロールからつくられるステロイド化合物です。同じ種類のホルモンをつくる細胞が集まって、副腎皮質は球状帯、束状帯、網状帯の３層構造になっています。球状帯は電解質コルチコイドを、束状帯は糖質コルチコイドを、網状帯は性ホルモンを分泌しています［▲図Ⅰ-13④］。電解質コルチコイド、糖質コルチコイド、性ホルモンというのは、その作用をもつ複数の物質の総称です。

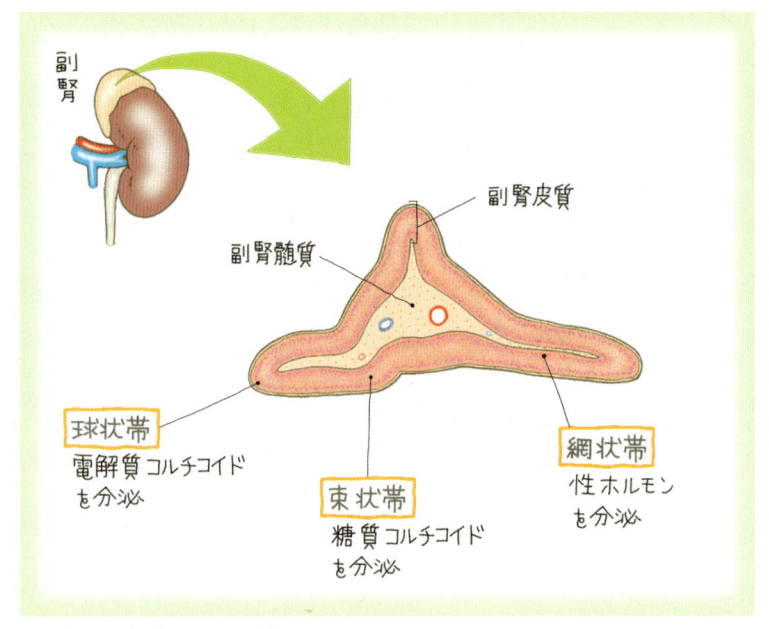

▲図Ⅰ-13④ ● 副腎の構造

　ストレスでは、副腎皮質ホルモンのなかでも特に**糖質コルチコイド**の作用が大きく、糖質コルチコイドの血中濃度が高くなります。糖質コルチコイドは炎症を抑制し[*3]、生体に加わったストレッサーと闘うのに必要な条件を整えているのです。**糖質コルチコイドは血糖値を上げ、免疫を抑制し、胃液の分泌を促します。**これによってセリエが見出した３徴候（胃のびらんと点状出血、胸腺の萎縮、副腎皮質の肥大）は説明できますね。副腎皮質の作用が亢進するので副腎皮質が肥大します。糖質コルチコイドによる免疫の抑制が胸腺の萎縮をもたらし、胃のびらんも引き起こします。

*3　**糖質コルチコイドの抗炎症作用**
　副腎皮質ホルモンが薬として使われるのは、この抗炎症作用のためです。

◻ 全身適応症候群

　ストレスが長く続くと、しだいに副腎皮質は疲れてきます。肥大してせっせとホルモンをつくっていられる時期が過ぎると、今度は機能しなくなっていきます。==副腎皮質ホルモンが足りなくなると、からだはストレスに耐えられなくなり、死に向かうことになります。==この過程全体をセリエは**全身適応症候群**（general adaptation syndrome；GAS、汎適応症候群ともいいます）と名づけました［▲図Ⅰ-13⑤］。ストレッサーに対して、からだが適応すると考えたのですね。

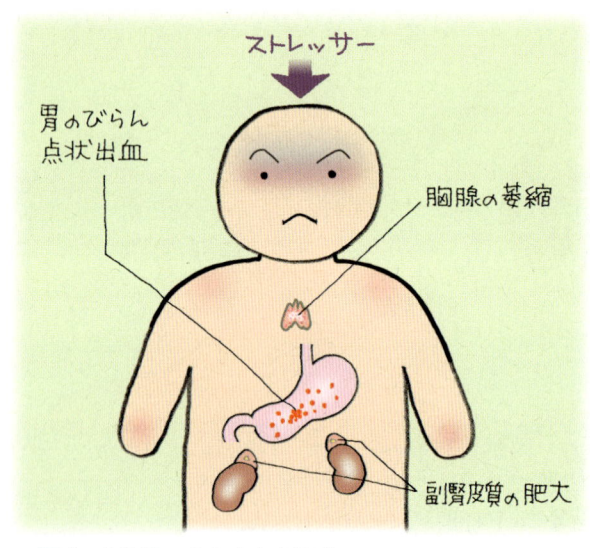

▲図Ⅰ-13⑤●全身適応症候群

　この全身適応症候群は、すべてのストレッサーに対し、すべての人に共通する反応です。私たち看護者が相対する患者さんや家族の方たちにも、この反応が起こっているのです。==疾病の特異的症状のほかに、全身適応症候群も起こしていることを頭に入れて、ケアをしたいと思います。==胃壁がただれているのですから、食欲がなくても当たり前なのです。胃壁を保護するような食品、胃壁への刺激の少ない食品を選ぶことは、すべての患者さんにとって大事なわけですね。免疫能が落ちていますから、余病を併発しやすいのも共通項です。疲れたときにかぜを引きやすいのは、日常的に経験があるでしょう。感染に対し抵抗力が落ちていますから、細菌やウイルス感染への予防が大切です。

　さて、ストレッサーを受けたときの最初の反応は、液性調節よりも早く、交感神経系の作用によって引き起こされます。刺激に対する交感神経系のはたらきを詳しく調べたのは、**キャノン**というアメリカの生理学者です。セリエよりやや早い時期に、アドレナリンの作用を明らかにしました。視床下部から出るCRHは、交感神経系を活性化する作用も認められています［▲図Ⅰ-13⑥］。

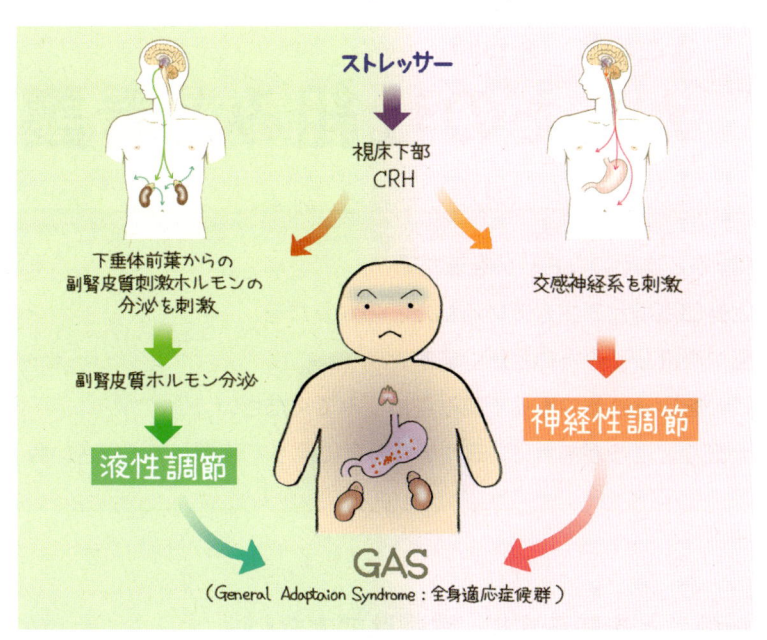

▲図Ⅰ-13⑥●ストレッサーへの反応

◻ ストレスの受け手の差

　ストレスに弱い人とか強い人という表現もあるように、同じストレッサーを受けても、人によって反応が違いますね。これはなぜなのでしょうか？

　セリエ以降、社会・心理学的ストレッサーに関する研究がたくさんなされました。人生に一度か二度しかないような、大きな出来事、肉親の死や配偶者の死、結婚・離婚というような出来事のストレス度を配列するようなこともなされました。しかし、結婚・離婚にしても、その当事者によってストレス度が異なるわけで、受け手側を考えなければならないことが指摘されるようになっています。これをうまく説明したのが、心理学者のラザルスです。

　ラザルスはストレッサーをどう認知するか、どう対処（コーピングと原語のまま使われることが多いです）するかによって、ストレスが異なっていることを明らかにしました。同じ試験に対しても、くよくよしない人とくよくよする人がいますね。終わった後も考え続ける人もいれば、終わったらすぐ気分転換ができる人もいますね。これは細菌感染で起こっていることと同じです。同一の細菌で菌量が同じ場合でも、感染を受ける宿主の条件によって、発症したり発症しなかったりすることはご存じでしょう。GASも同じです。

　同じストレッサーに対しても、ストレスの現れ方には個人差があります。また同じ人物でも、その時々によって受け止め方に差ができ、対処方法も異なってくることがあります。刺激であるストレッサーばかりでなく、受け手の認知、対処にも焦点を当ててみてください。

看護point
患者さん個々に合った対応を

CHAPTER 14 からだの仕組みと看護

まとめとおさらい

この章では、ここまでのおさらいを兼ねて、
内部環境と外部環境とで生きている私たちのからだを、
もう一度見つめ直してみたいと思います。
学習したことを振り返るつもりで読み進めてみてください。
理解が不十分なところがあれば、それぞれの章に戻って確認してくださいね。

☐ からだのことを知らずに、看護はできない

　看護師の教育課程には、必ず人体の構造と機能を学ぶ科目があります。多くの場合、入学当初に「形態機能学」または「解剖学」や「生理学」、あるいは「解剖生理学」などの名前で授業が行われています。看護は人に対するケアや、ケアをするための様々なシステムの構築が仕事です。看護者には、一つは相手を思いやってものを行う姿勢や態度、もう一つは世話をするための知識が必要です。この知識の一つに、からだのことがあります。とはいえ、入学当初は看護のことも学んでいませんから、なぜからだのことを勉強するのかがよくわからないし、ましてからだに関する知識を看護に活かす方法はみえていません。そういうわけで、とかくからだのことはけむたがられているようです。

　しかしながら看護学生として実習に出たり、看護者として実際に働きだすと、ともかく自分が相対し看護を提供する方の、病気のこと、からだのことがわからないと、何も理解できない状況に陥ってしまいます。この症状はなぜ現れたのか、ごはんは食べられるのか、食べていいのか、歩いていいのか、この治療にはどんな意味があるのか、治療をうまく進めるにはどんな看護が必要か、などなどです。病気を理解するにも、生活行動を援助するにも、その基本的知識は、からだがどういう仕組みになっているかを知っていることなのです。

　働いている看護者から、学生時代に解剖と生理をもっと勉強しておけばよかった、という話をよく聞きます。過ぎたことは後悔しないで、勉強しておけばよかったと思ったときにもう一度、解剖学や生理学をひもといてください。何を知りたいか、その知識を何に使いたいのかがはっきりしているときに勉強すると、不思議なくらい頭に入ります。今の皆さんのように。

◻ 呼吸と循環は、生きるための必須条件

さて、これまでの学習項目をまとめたのが［▲図Ⅰ-14①］です。

細胞が仕事をする（代謝活動）のに必要な物質、また代謝産物を運ぶのが血液です。血液による物流機構がはたらかないと、私たちのからだはすぐ麻痺を起こしてしまいます。代謝に必要な酸素を体内にストックしておく機構がないので、常に供給されなければならないのです。呼吸と循環が強調されるのはこのためです。

救急場面で真っ先になされる処置は、気道の確保と血管の確保ですね。極端な場面は、人工呼吸と心臓マッサージになるわけです。酸素を送り込み、そして酸素を細胞に届けるために、血液を循環させる必要があります。血液の循環の状態を計るには、脈拍数、血圧、また尿の出方も目安になります。血圧が下がるのは危険信号ですね。血圧が下がると、末梢血管を収縮させ、心臓の拍出力を高め、また血漿量を増やすような自律神経の調節機構がからだに備わっています。本人の力では足りないときには、交感神経系と同じ作用の薬が使われます。

血圧測定や脈拍の測定、呼吸の測定（数や深さ、呼吸音）は、細胞が生きていけるかどうかのチェックです。これらのデータを取ること、その数値の意味を読み取ることは、看護に含まれます。

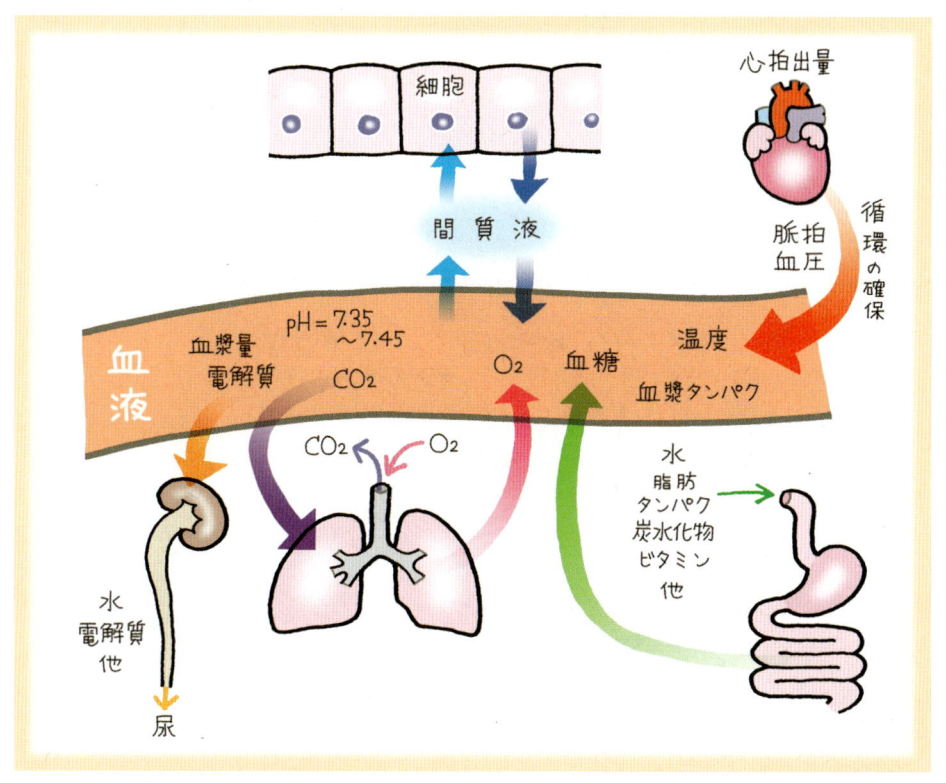

▲図Ⅰ-14① ● 内部環境の諸条件

☐ 細胞の化学反応の条件──pHと温度

深刻なアシドーシスで、命が終わることがあります。細胞の代謝活動は、物質の合成や分解という、化学反応です。化学反応はpHや温度によって、そのスピードが左右され、また反応が止まってしまうことがあります。したがって、pHや温度（体温）は、細胞が平常な活動を続ける条件として、大変重要です。

血液ガス分析のデータを見たとき、酸素濃度と同時に、pHと二酸化炭素濃度もチェックし、からだの中の状況を判断してください。$pH = 6.1 + \log \frac{HCO_3^-}{H_2CO_3}$ の式を思い出してください。

☐ 内部環境の恒常性

細胞の活動の総体が、人のからだの生きていることです。細胞が活動するにはいろいろな条件が必要であり、それらの条件が整わないと、活動が阻害され、死に至ります。これらの条件をまとめて表す言葉が、内部環境の恒常性（ホメオスタシス）です。

血液・間質液の量や組成（電解質、タンパク質、酸素、二酸化炭素、糖分）、またpHや温度などは、すべて恒常性を保っています。恒常性といっても、ある一点から動かないという意味ではありません。変動をしながら一定範囲内の条件を整えていることです。からだには、ある一定範囲内の条件下に内部環境を整える調節能があります。神経性の調節と、ホルモンによる液性の調節です［▲図Ⅰ-14②］。

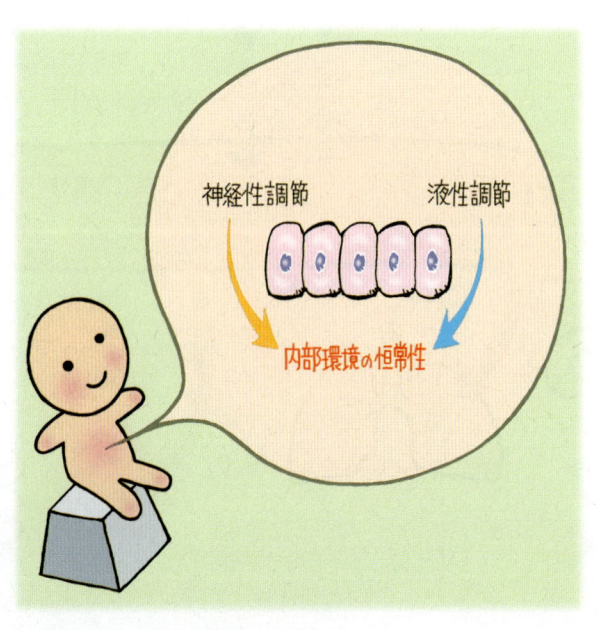

▲図Ⅰ-14②●内部環境の恒常性

恒常性維持の調節能——神経性調節と液性調節

血圧は内部環境を整える流通経路として、やはり恒常性を保っています。血圧が低くなった場合を例にして、恒常性を保つ調節能を紹介してみます［▲図Ⅰ-14③］。

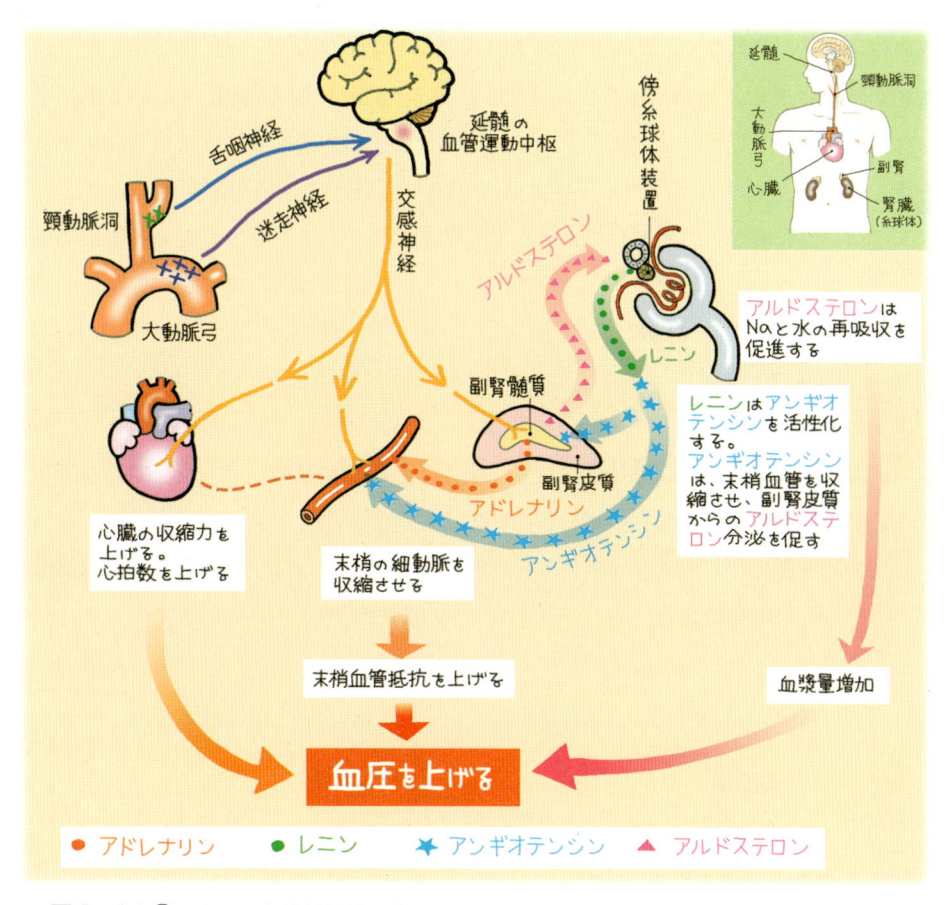

▲図Ⅰ-14③●血圧の恒常性維持の仕組み

　体内の代表的な血圧のチェックポイントは、**大動脈弓**と**頸動脈洞**、それから腎臓の糸球体に入る**輸入動脈**です。大動脈弓と頸動脈洞に圧受容器があります。ここで圧の低下を感受すると、大動脈弓からは迷走神経を通って、頸動脈洞からは舌咽神経を通って、情報が延髄の**血管運動中枢**に伝わります。大動脈弓は全身に血液を送る最初の所ですし、頸動脈洞は、脳に血液を送るルートですから、非常によいポイントですね。
　血管運動中枢は圧を上げるために、**交感神経**を使って心臓の収縮力を高め、拍動数を上げます。また細動脈の平滑筋を収縮させます。交感神経は副腎髄質にも分布しており、副腎髄質は交感神経の刺激を受けると、アドレナリンと少量のノルアドレナリン、ドーパミン（これらは似た物質で、合わせて**カテコールアミン**とよんでいます）を分泌します。交感神経の神経伝達物質は主にノルアドレナリンですから、神経伝達物質とホルモンがまったく同じですね。副腎髄質から血中に分泌されたカテコールアミン

（主にアドレナリン）も、血管に作用し細動脈を収縮させます。このように<mark>神経性調節と液性調節は共同してはたらいています。</mark>

　一方腎臓は、尿の原料である血液の流入が少ない（つまり血圧が低いと腎臓に送られてくる血液が減るので、血圧低下のサインを腎血流で読み取るのです）と、糸球体の入り口にある傍糸球体細胞（ぼうしきゅうたいさいぼう）が反応し、**レニン**[*1]という酵素を分泌します。このレニンは直接作用するのではなく、血中を流れているアンギオテンシノゲンというホルモン前駆体（ぜんくたい）を活性化します。アンギオテンシノゲンは**アンギオテンシンⅡ**[*2]というホルモンになり、ノルアドレナリン、アドレナリンと同様に末梢血管を収縮させます。また副腎皮質を刺激し、電解質代謝ホルモンである**アルドステロン**の分泌を促します。アルドステロンは腎臓からのナトリウムの排泄を抑制します。ナトリウムを体内にためるということは、水もためるのです。水を捨てないので、尿量は減りますが、血漿量（けっしょう）を増やすことになります。この調節ルートを、**レニン-アンギオテンシン-アルドステロン系**とよんでいます。

> p.142 参照
> 腎臓での血圧調節

　以上のように交感神経系の作用と、レニン-アンギオテンシン-アルドステロン系の作用によって、細動脈が収縮し、血漿量が増え、心収縮力が増して、最終的に血圧を上げることができるのです。

　血圧調節を例にして恒常性を維持する仕組みをみてみましたが、<mark>からだには内部環境のいろいろな条件を整える仕組みが、それぞれに対して用意されています。</mark>患者さんのからだの中で、こういった調整が刻々と行われていることをイメージしてください。

---

memo

＊1　レニンの原語
腎臓のことを解剖学用語でrenといいます。renから出る物質なので、renin（レニン）です。なお、アドレナリンという言葉は、ad（近くの）ren（腎臓）から出る物質の意味です。腎臓の近くにある副腎が分泌するので、アドレナリンとよばれたのです。アドレナリンと同義の用語に、エピネフリンという言葉があります。epiは上あるいは外側を意味する接頭語です。nephr-は腎臓を意味します（例：nephrosis＝ネフローゼ）。epinephrinはやはり「腎臓の上＝副腎から出る物質」ということですね。カタカナ語は原語を調べると、理解が容易になります。

memo

＊2　アンギオテンシンの原語
アンギオテンシンの原語もみてみましょう。angio-は血管の意味です。血管造影（ぞうえい）の検査をアンギオと言っていませんか？ tensionは緊張の意味ですね。angiotensinは「血管を緊張させるもの」です。

■ 内部環境を整えるには、日常生活行動が不可欠

　内部環境の恒常性を保つためには、外部環境との物質のやりとりが必要です。酸素を取り入れなければなりませんし、食物も取り入れなければなりません。また内部環境にとって不要なものは、外に捨てて自分を保っています。二酸化炭素を捨てています。水

も捨てています。窒素も捨てています。食物残渣も捨てています。これらの<mark>外部環境とのやりとりが、食べることや息をすることやトイレに行くという、日々の生活行動です</mark>［▲図Ⅰ-14④］。

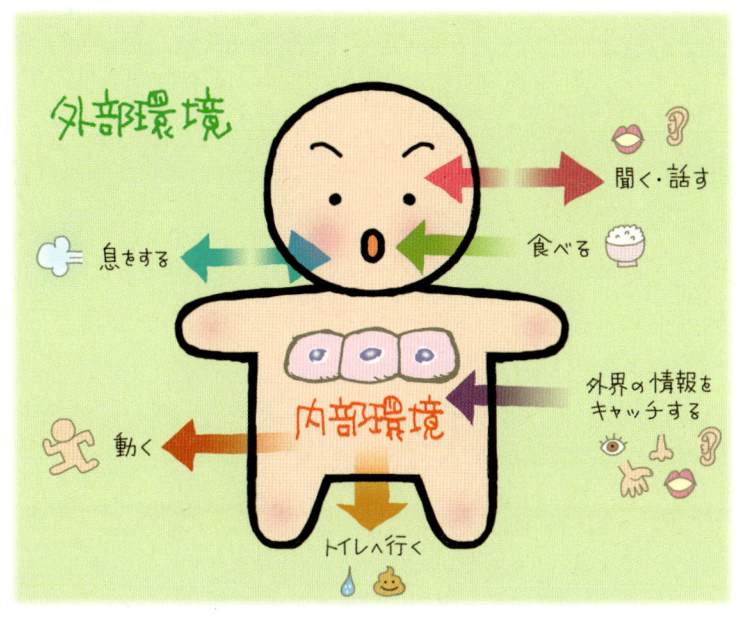

▲図Ⅰ-14④●外部環境と内部環境とのやりとりが日常生活行動

　そして食べるにも、息をするにも、トイレに行くにも、骨格筋が動かなければなりません。骨格筋が動く（言い換えますと、移動したり運動をしたりする）には、外界の様子がわからなければできません。目で見て、耳で聞いて目標点まで動くのです。耳で聞いて話をするコミュニケーションも、大事な日常生活行動です。また活動に対して、睡眠も重要な意味がありそうです。
　<mark>看護は外部環境とのやりとりである生活行動を整えることを主眼としています。</mark>個々へのサービスでも、サービス体制の構築でも、その目的は同じだと思います。生活行動を整えることによって、内部環境を調整しやすいようにしています。食事の世話をなぜするのか、トイレの世話をなぜするのか、答えは明瞭ですね。
　個々人への看護には、健康状態を加味し、たとえば食事については食物の用意、食事の動作、消化器系の状態などのアセスメントと具体的な援助方法が次の課題となってきます。脳出血後の患者さんで右半身麻痺があったなら、「右半身麻痺あり」にとどめるのではなく、食事の動作はどうなのか、トイレでの動作はどうなのかなど、日常生活行動のアセスメントと援助につなげて考えられるようになってください。
　<mark>私たちの日常生活は、外部環境との物質や情報のやりとりの組み合わせです。</mark>これらがなければ、私たちは生きていけないのです。からだのなかにあるものだけでは、内部環境を保つことができず、細胞が活動できないからです。そういう意味から、看護者が援助している事柄は、生命に結びついていることをもう一度しっかり学んでください。

> 看護point
> 生活行動を整える

II "なぜ？なに？"から考える
からだの不思議

ここからは、臨床で出合う様々な"なぜ？ なに？"を取り上げ、
からだの知識によって、これらの疑問が解決できることを示していきます。
からだの構造と機能から、病態の理解や看護へとつなげていけるよう、
皆さんも考えてみてください。

CHAPTER 01　呼吸機能とヘモグロビンのはたらき［O_2サチュレーションを測るのは、なぜ？］
CHAPTER 02　胎児循環から一人前の循環へ［産声は、なぜ大切なの？］
CHAPTER 03　自律神経系のはたらき［喘息の薬を飲むと、ドキドキするのはなぜ？］
CHAPTER 04　尿生成のメカニズムと血圧の調整［血圧と腎臓って、どんな関係があるの？］
CHAPTER 05　骨の生理と女性ホルモンのはたらき［骨粗鬆症って、なに？］
CHAPTER 06　「がん」から学ぶ4つの組織［白血病や脳腫瘍に、「がん」という言葉がつかないのはなぜ？］
CHAPTER 07　心臓のはたらき［心臓が自力で動けるのは、なぜ？］
CHAPTER 08　やさしく学ぶ免疫の仕組み［自己免疫疾患って、なに？］
CHAPTER 09　脳を養う動脈とその病変［頭蓋内圧が上がると、なぜ危険なの？］
CHAPTER 10　知られざる!? 脾臓のはたらき［脾臓って、なんだろう？］
CHAPTER 11　膵臓のはたらきと糖尿病［ランゲルハンス島って、どんな島？］
CHAPTER 12　胆道系の構造とはたらき［"お通じの色が薄い"って、なんのサイン？］
CHAPTER 13　記憶の不思議と認知症［「忘れた」と「覚えられない」は、同じこと？］

CHAPTER 01 呼吸機能とヘモグロビンのはたらき

O₂サチュレーションを測るのは、なぜ？

病棟で、患者さんの指先に、ある器械が装着されているのを見たことがあると思います。
そう、パルスオキシメーターですね。
呼吸機能を測る指標として、酸素飽和度（O₂サチュレーション）がありますが、
これを経皮的に測定する際にパルスオキシメーターを用います。
血液中の酸素飽和度とは、いったい何のことでしょうか？
また、これを測定すると何がわかるのでしょうか？

keyword ・呼吸の観察　・血液ガス分析（酸素飽和度、酸素分圧、二酸化炭素分圧）
・パルスオキシメーター

◻ 呼吸状態の観察では、何をみる？

バイタルサインの一つに呼吸の状態がありますが、呼吸とは、単に息を吸う・吐くことだけではありませんでしたね。もちろん息を吸う・吐くこと（これを換気（かんき）といいます）も必須ですが、呼吸とは必要な酸素が細胞に行きわたり、酸素を使ってエネルギーをつくり、その結果できる二酸化炭素を体外に排出すること、その過程すべてを指します。ですから、患者さんの呼吸状態をみるというときは、息をしているかどうかはもちろんですが、酸素がからだの隅々まで行きわたっているか、二酸化炭素がたまっていないかまでを見通すのです。とはいえ実際のところ、酸素が細胞に行きわたっているかどうかを外から確認するのは不可能です。では、どんな方法でみたらいいのでしょうか。

p.038参照
呼吸の意味

◻ 動脈血を採取して調べる

皆さんは、動脈血の採血に立ち会ったことはありますか？　もともと動脈はからだの深いところを走っています。動脈が傷ついて切れると、動脈血圧で血液が押し出されてしまいます。これは生命維持を危うくするので、動脈はからだの中のなるべく深いところを通っているのです。脈が触れるところは、動脈が比較的表在を通っている場所なのです。

動脈血を採った場合、血管壁に注射針（しん）の穴が開きますから、放っておけばその穴から出血が続きます。なにしろ動脈壁には120mmHg（ミリメートル水銀）の圧力がかかっています。これは水銀柱の水銀を120mm（＝12cm）押し上げる力です。1mmHgは13.6mmH₂O（ミリメートル水柱）（水

柱の水を13.6mm押し上げる力）と同じなので、120mmHgは水柱にすると120×13.6＝1632mmつまり約163cm水を押し上げる力に相当します。動脈からは大人の身長くらいの高さまで血が吹き出ることになりますね。ですから動脈血を採った後は血圧以上の圧力をかけて、止血機構がはたらく時間を待たなければならないというわけです。

さて、採取した動脈血ですが、空気中の酸素に触れない（気泡を入れない）ように密封して血液ガス分析の検査に回します。すると酸素分圧（Pao_2）、二酸化炭素分圧（$Paco_2$）、酸素飽和度（Sao_2）などの結果が戻ってくるでしょう（Pは分圧、aは動脈、Sは飽和度の意味です）。

そもそもなぜ動脈血で測定するかというと、動脈血に酸素がどれだけあるかが大事だからです。普通は静脈血では測りません。静脈血は細胞に酸素を渡し終わり、二酸化炭素を受け取った血液です。ですから、細胞に酸素が届くかどうかは、動脈血の酸素の量が問題なのです。

◻ 酸素飽和度（O_2サチュレーション）って、何？

動脈血の色は鮮やかな赤色です。それに比べ、静脈血は暗赤色です。動脈血と静脈血の色は、肉眼でもはっきり区別ができるほど違います。この血液の色の差は、血液中の酸素の量を反映しています。酸素は血液中に溶け込んで運ばれる量よりも、赤血球という運搬船の中のヘモグロビンという座席にきちんと乗って運ばれる量のほうが多く、1個のヘモグロビンには、酸素が座れる座席が4つあります［▲図Ⅱ①］。ヘモグロビンに酸素が乗り込んで結合すると、ヘモグロビンは酸化ヘモグロビンに変化します。ヘモグロビンは鉄を含むタンパク質ですが、動脈血の鮮紅色は酸化ヘモグ

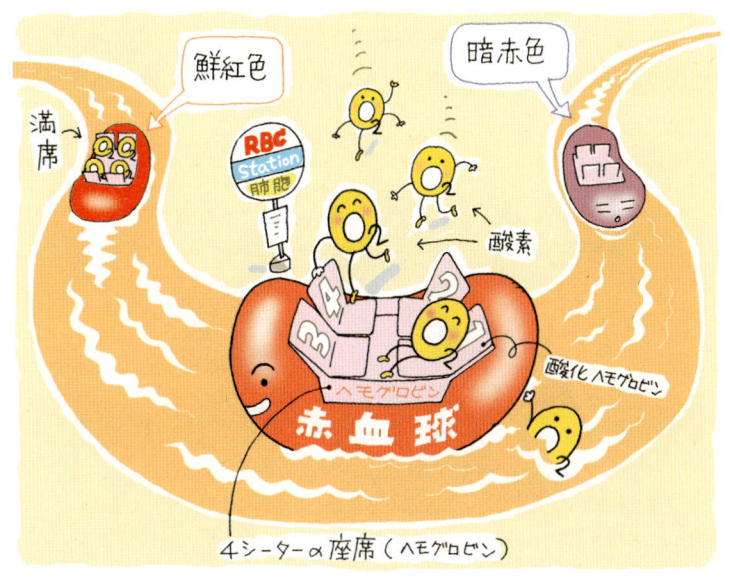

▲図Ⅱ① ● 酸素運搬の様子

ロビンの色なのです。

　赤血球に準備されているヘモグロビンのうち何％に酸素が乗ったか、これが酸素飽和度（O₂サチュレーション）です。サチュレーションは英語のsaturationのカタカナ読みです。動詞形のsaturateは飽和させるという意味ですから、O₂サチュレーションは訳すと「酸素飽和度」そのままですね。

　健康な人では、ヘモグロビンの酸素飽和度は97～100％です。つまりヘモグロビンの座席は酸素でほぼ埋まっている状態です。動脈血中のヘモグロビン全部が、酸素を乗せてそれを細胞に運んでいると考えていいのです。この値が下がると、ヘモグロビンに空席ができる、つまり酸素の運搬量が不足しているということになります。酸素飽和度は、細胞に運ばれる酸素が十分かどうかを推測できる指標なのです。

　ただここで注意してほしいのは、たとえ酸素飽和度が100％でも、運搬する赤血球またはヘモグロビンそのものの数が不足していたら、細胞へ届く酸素も不足するという事態が起こるということです。赤血球の不足、ヘモグロビンの不足とはつまり、貧血を意味しますが、酸素飽和度を酸素の運搬状況の指標にする際は、貧血がないという前提条件があることを知っておいてください。

経皮的酸素飽和度測定器（パルスオキシメーター）

　動脈血を採取するには、技術も必要ですし、止血までの時間も含めて患者さんの負担も大きいのです。それに比較して、採血をせず、皮膚の表面から酸素飽和度が測定できるのであれば、そのほうが楽ですよね。その器械が経皮的酸素飽和度測定器（パルスオキシメーター［▲図Ⅱ②］）なのです。なお、パルスオキシメーターで測定した酸素飽和度を、経皮的酸素飽和度（Spo₂）とよびます。

　パルス（pulse）は脈拍、オキシメーター（oximeter）のoxは酸素を意味します。英語で酸素はoxygenでしたね。meterは計量器です。つまりパルスオキシメーターとは、脈拍と酸素飽和度を測る自動計測器というわけです。これは日本人が開発したもの

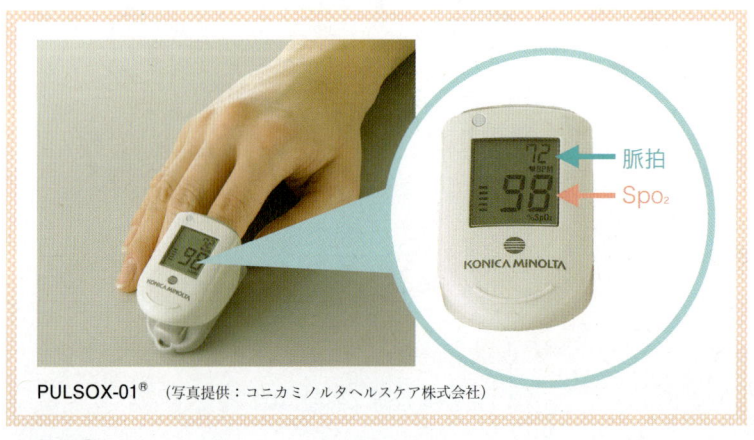

PULSOX-01® （写真提供：コニカミノルタヘルスケア株式会社）

▲図Ⅱ② ● パルスオキシメーターの例

だそうです。

　プローブ（探触子、センサー）を指先に取り付けますが、2種類の光を当てて、その光が透過または反射して戻ってきた光を感知し、ヘモグロビンと酸素の結合状態を算出する機械です。脈拍と連動する血液の流れが動脈なので、拍動との関連をみることで、静脈血に当たって戻ってくる光と区別ができる仕組みになっているそうです。プローブの部分が覆われるようにできていますが、これは外部の光が入らないようにするための工夫です。

　パルスオキシメーターは、医療施設や在宅酸素療法を行っている人たち、あるいはスポーツ選手の身体機能のコントロールやアセスメントにも使われています。看護師もしばしば使用する場面があると思います。使い方、測定される数値の意味を患者さんから問われたら、これできちんと説明できますね。

> 看護point
> パルスオキシメーターをアセスメントに活かす

◻ 酸素飽和度と酸素分圧の関係

　さて、酸素飽和度はヘモグロビンが運ぶ酸素量の指標だということがわかりました。酸素は肺で空気中から血液中に取り込まれますが、ヘモグロビンと結合するだけでなく、血液中にも少し溶け込みます。血液中にどれくらい酸素があるかを示しているのが、酸素分圧です。

　酸素分圧は、Po_2 と書きますが、Pはpartial pressure（分圧）のPです。さきほど登場したように、Pao_2 という記載の仕方もありますが、このaはartery（動脈）のaです。一般に酸素分圧は動脈血のものを考えますので、Po_2 と書かれていても動脈血中の酸素分圧のことだと解釈しますが、Pao_2 は確実に動脈血の酸素分圧を表示しているというわけです。

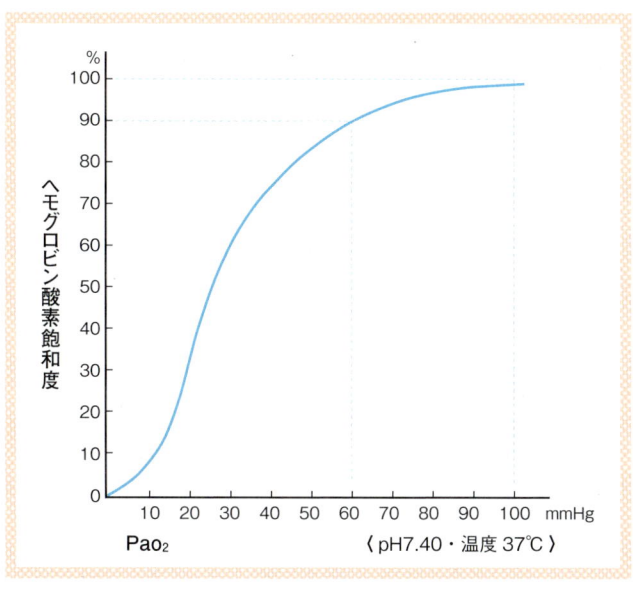

▲図Ⅱ③● ヘモグロビン酸素解離曲線

酸素分圧とヘモグロビンの酸素飽和度の関係性を示すのが、**ヘモグロビン酸素解離曲線**です［▲図Ⅱ③］。両者の関係は直線ではありません。酸素分圧が60mmHgでも、酸素飽和度は90％程度ありますが、それより低くなると急激に酸素飽和度は下がります。

酸素分圧は通常 **100mmHg** です。このときの酸素飽和度が **97〜100％** なのです。酸素飽和度が90％という一見高そうな値でも、酸素分圧は基準値よりずっと低いので、数値にだまされないよう、正確な知識を得ておきましょう。

酸素解離曲線を見るとわかるように、酸素飽和度がわかると酸素分圧の予測がつきます。しかし酸素解離曲線は、**温度（体温）** と **pH** によって変化します。体温が高い場合、またpHが低い場合（つまりアシドーシスの場合）は、解離曲線は右方向に少しずれるので、ヘモグロビンから酸素が離れやすくなります。

> p.058 参照
> アシドーシス

このように、その時々の条件によって酸素飽和度と酸素分圧の関係が変化するので、正確な酸素分圧を知りたいときは動脈血を採取して測定します。さきほども登場したように、==動脈血の採血のときは気泡を入れないことが必須条件==です［▲図Ⅱ④］。なぜならば、空気の約20％を酸素が占めていますから、1気圧＝760mmHgの20％、つまり約150mmHgが酸素による圧力です。採取した血液に空気が混入すると、酸素分圧の高い空気から、低い血液へ酸素が流れてしまいます（これを**拡散**といいましたね）ので、正確な値が得られません。動脈血採取のときは、絶対に空気を入れない、これが鉄則です。

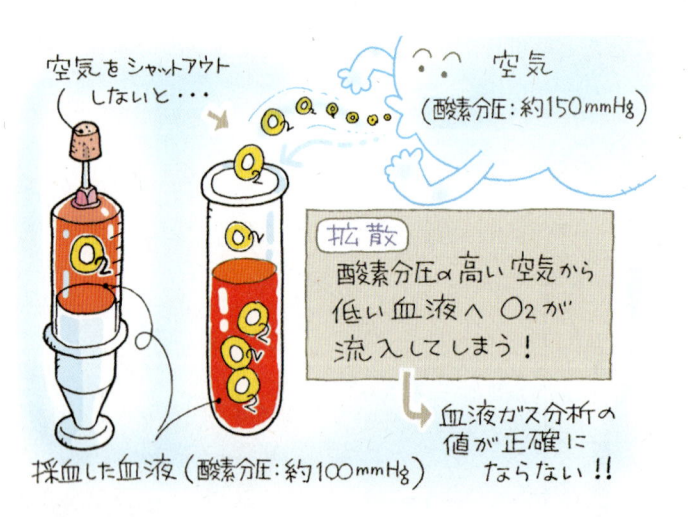

> p.044 参照
> 拡散のメカニズム

▲図Ⅱ④ ● 拡散のイメージ

■ 二酸化炭素分圧

酸素飽和度と酸素分圧の意味がわかったところで、呼吸機能を考えるときのもう一つのポイント、**二酸化炭素**に話を移しましょう。

血液中に二酸化炭素が溶けている量が、二酸化炭素分圧（Pco₂）です。二酸化炭素分圧も、通常は動脈血中の場合をいいます。

細胞ではブドウ糖を燃やしてエネルギーをつくり出しますが、その後に残るのが、二酸化炭素と水です。燃やすこと（燃焼）は、酸素と結合して化学反応が生じることですので、酸化と表現されます。ブドウ糖の酸化の反応式は、以下のようになります。

$$C_6H_{12}O_6 + 6O_2 \xrightarrow{\text{エネルギー}} 6CO_2 + 6H_2O$$
ブドウ糖　　酸素　　　　　二酸化炭素　　水

p.052 参照
エネルギーの産生

ここでできた二酸化炭素は、静脈血中に入って肺に運ばれます。静脈血中に入るとき、CO₂は、溶けるよりも酸素を手放したヘモグロビンの力を借りるほうが多いのですが、静脈血の二酸化炭素分圧はおおよそ46mmHgです。この静脈血が、肺に行って二酸化炭素を肺胞気に捨て、二酸化炭素分圧が40mmHgの動脈血に変身します。でも、肺で二酸化炭素を捨てられないと、そのまま残って二酸化炭素分圧が高い動脈血になります。たとえば肺炎で、換気できる面積が少ない場合、気管支喘息で呼気が妨げられた場合などは、二酸化炭素が動脈血中にたまっていきます。動脈血の二酸化炭素分圧は、肺での換気ができているかどうかの指標になります。

呼吸状態を観察する力

さて、患者さんを一目見たときの皮膚や唇の色[*1]から、呼吸状態を把握できますか？
パルスオキシメーターは、数値で裏づけができ、ほかの人に伝えるのに便利です。記録に数値が残ることは、経過をみるときに大変便利です。しかし、パルスオキシメーターの値を読まないと状況が判断できないのでは困ってしまいますね。看護師はまず顔色を見て、呼吸が速いかどうか、深い呼吸か浅い呼吸か、努力呼吸かどうかをみて、それらの観察からの判断とパルスオキシメーターの数値とが合致するかどうかを訓練するべきだと思います。この顔色だとO₂サチュレーションはいくつくらいと見当をつけることができ、測ってみて本当にそうだった、といえるくらいの実力を備えておくといいですね。

看護point
呼吸状態の観察のポイント

memo

*1　唇の色は何の色？
唇は皮膚と粘膜のちょうど境にあります。皮膚にある色素細胞が唇には欠落しているので、血管の中の血液の色が透けて見えています。唇の赤い色は、血液の色を反映しています。

吸う息が入るには、吐く息が出て行っていること、つまり肺に新たな空気が入る場所が確保されている必要があります。息は、吐かなければ吸えないのです。肺は膨らんで

伸びたぶん、縮むことによって息を吐き出します。元気なときは特別意識もせずに換気をしていますが、「吸う・吐く」のどちらかがつまずくと、吸えないから吐けない、吐けないから吸えないと、とても苦しいことになります。呼吸が苦しいというのは、切迫した気持ちを呼び起こすのもうなずけますね。

☐ 考えてみよう

では、ここでクイズです。こんなとき、パルスオキシメーターは有効でしょうか？

救急車で運ばれた若い男性、意識はないが顔色はよく、パルスオキシメーターの値も問題なし――呼吸状態は良好と判断してよいでしょうか。

この男性は一酸化炭素中毒でした。状況判断と、血液中のカルボニルヘモグロビン（一酸化炭素が結合したヘモグロビンは、カルボニルヘモグロビンに変化します）の量による診断がなされるのですが、なぜパルスオキシメーターの値がよかったのでしょうか。

酸素よりも一酸化炭素のほうが、ヘモグロビンと結びつく力が200倍も強いといわれています。酸素があっても、一酸化炭素のほうがヘモグロビンを占領し、酸素は運搬船に乗れないことになってしまいます。さらに、酸素分圧が低いと、ヘモグロビンから酸素が降りる仕組みになっていますが、一酸化炭素は、ヘモグロビンから酸素が降りることを阻害するのです。運搬船を乗っ取ったうえ、降りるのを許さないとなると、全身が酸素不足に陥るという、大変危険な状態になります［▲図Ⅱ⑤］。

実は、一酸化炭素が結合したカルボニルヘモグロビンは、酸化ヘモグロビンと同様に、鮮紅色を示します。ですから、一酸化炭素中毒の場合、パルスオキシメーターではいい

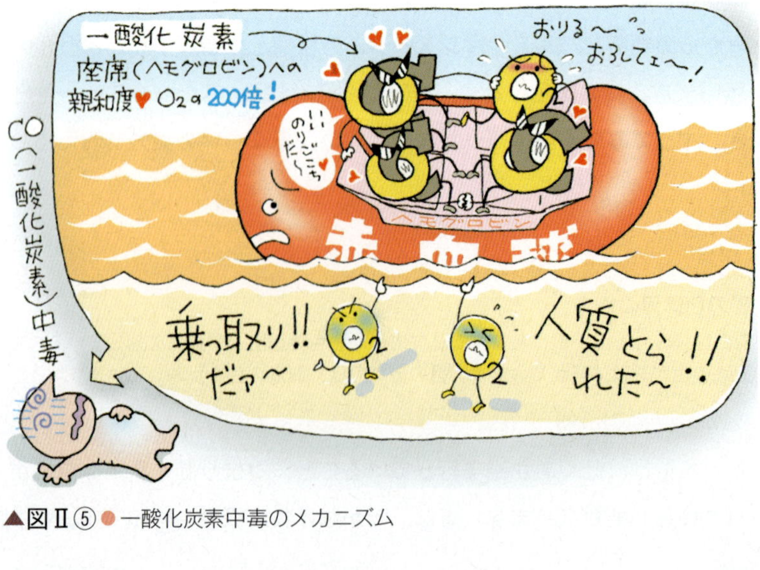

▲図Ⅱ⑤ ● 一酸化炭素中毒のメカニズム

値が出てしまうので判断を誤ります。というのは、パルスオキシメーターは色を利用して判定する器械であり、酸素と結びついた色と同じ色であれば、そのように読み取ってしまうからです。皆さんはもう理解できると思いますが、こうした間違いをしないようになりたいですね。

◻ 息を吸って酸素を取り込み、息を吐いて二酸化炭素を排出する

呼吸は息を吸うことから始まり、肺でのガス交換[*2]（これを**外呼吸**といいます）で酸素を血液中に取り込み、二酸化炭素を肺胞気へ捨てます。次いで、細胞におけるガス交換（**内呼吸**といいます）によって、血液中の酸素を細胞へ取り込み、細胞中の二酸化炭素を血液中へ排出し、その二酸化炭素が肺に運ばれて肺胞気中に捨てられ、吐き出すまでで1サイクルです［▲図Ⅱ⑥］。

ベテランの看護師は、呼吸状態は"パッと見"で判断するといいます。"パッと見"を数値の面から裏づけるための道具として、パルスオキシメーターを使いこなせるようになってください。

> **memo**
>
> ***2 ガス交換**
> 肺や細胞でのガス交換とは、酸素は酸素間で、二酸化炭素は二酸化炭素間で、拡散の原理に従って移動することです。酸素と二酸化炭素が入れ替わるのではありません。

p.044 参照 外呼吸と内呼吸

p.044 参照 ガス交換

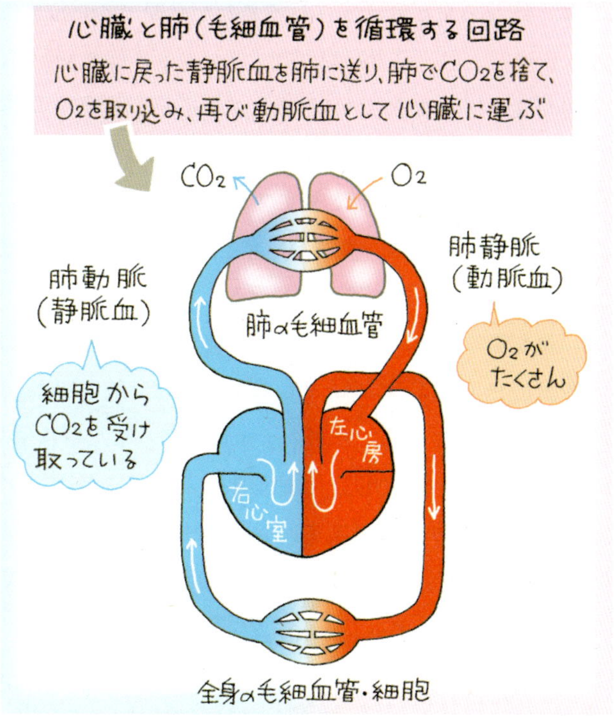

▲図Ⅱ⑥ ● 血液の循環

CHAPTER 02 胎児循環から一人前の循環へ
産声は、なぜ大切なの？

赤ちゃんが生まれる、その象徴ともいえるのが「オギャー」という産声です。
産声を聞くと、産婦もお産に立ち会った人たちも、
あるいは産室の廊下を通りかかった人たちも、
「あぁ、無事に生まれたな」と思い、自然にほほえみがあふれ出す瞬間です。
産声はなぜ、"無事"の証拠なのでしょうか？
反対に、産声が聞かれなかったら、無事ではないのでしょうか？

keyword　・胎児循環　・新生児循環　・アプガースコア　・側副循環路

☐ 産声は、肺呼吸を始めた証拠

　助産師はもちろんのこと、看護師もお産の現場にたくさん出合います。褥婦から「産声を聞いて安心したわ。でも、生まれてすぐ、何で泣くの？ 苦しいことでもあるの？」と聞かれたら、何と答えますか？
　声が出るためには、肺から息が吐き出されることが必要です。泣き声も声ですから、泣き声が出ているということは、肺から息が吐き出され、声帯が開いていることを示しています。肺から息が吐き出されるには、吐き出される息が必要です。当たり前のことをいっているようですが、気道の構造［▲図Ⅱ⑦］を思い出してみてください。鼻腔・口腔から咽頭、喉頭、気管、肺と続いていますが、肺で行き止まりとなる構造をしています。肺に空気が入るには、鼻腔か口腔を通って行かなければなりませんし、入った空気が吐き出されるには、もと来た道を戻るしかないのです。
　私たちにとって、息を吸って吐いて、また吸って吐いてという繰り返しは、当たり前すぎて、ふだんは意識にさえのぼらないと思います。では、肺に初めて息が吸い込まれたのはいつでしょうか。それとも肺に息が入った状態で、私たちは生まれてくるのでしょうか。母胎の中で、赤ちゃん（胎児）は息を吸うことができるでしょうか。
　胎児は子宮の中で羊水に浸かっています。胎児にとっての外界は空気ではなく、体温と同じ温かい水（羊水）です。これでは胎児は息を吸うことはできませんね。鼻腔・口腔から入るものは空気ではなく羊水です。胎児は肺を使っていません。ですから、子宮から外界に生まれ出たとき、赤ちゃんはまず息を吸い込むのです。そして吐き出すとき、それが第一声の産声になるのです。産声は、肺に空気が入った、すなわち、自分で肺呼吸を始めた証拠なのです。

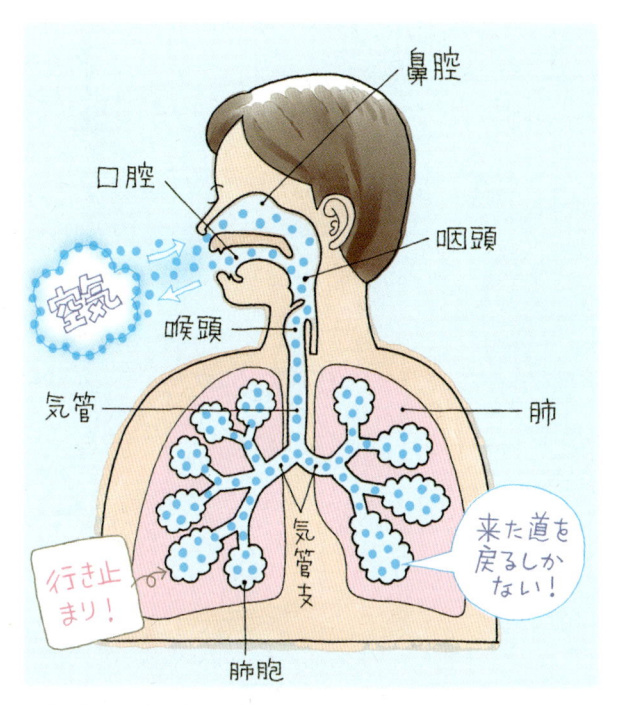

▲図Ⅱ⑦● 気道の構造

🔲 生まれる前、胎児の肺の機能はどこが担っている？

　前述のとおり、胎児は肺を使っていません。ガス交換は肺では行っていないのです。では、血液中に酸素を取り入れ、二酸化炭素を捨てるという肺の役割（外呼吸）は、どこが担っているのでしょうか。

　胎児の外呼吸の機能は胎盤が担当しています。胎盤で、母親の血液と胎児の血液との間の、酸素と二酸化炭素の受け渡しが行われます。胎児は母親の血液中の酸素をもらい、胎児の血液から二酸化炭素を母親の血液中に捨てているのです。

　胎盤の構造をみてみましょう［▲図Ⅱ⑧］。母親の動脈は、胎盤の中で毛細血管に分かれていくのではなく、オープンになっている、つまり血液が絨毛間腔とよばれるすき間に注いでいるのです。胎盤の母親のからだからできている部分を母体側とよびますが、この母体側は母体の動脈血のプールになっていると考えてください。動脈というホースが入っていて、血液がプールに注がれています。もちろんその血液を吸い取って母親のからだに戻す静脈というホースもプールに浸かっていますので、血液があふれることはありません。

　胎児の血管は、母体側のこの母親の血液のプールの中に、絨毛という膜に包まれてふわふわ浮いているのです。絨毛と胎児の毛細血管の壁を隔てて、胎児の血液と母親の血液の間でガス交換をしています。

　胎盤に入ってくる胎児の血管は臍動脈[*1]、胎盤から胎児に戻っていく血管は臍静脈[*1]

p.044 参照
外呼吸と内呼吸

▲ 図Ⅱ⑧● 胎盤の構造

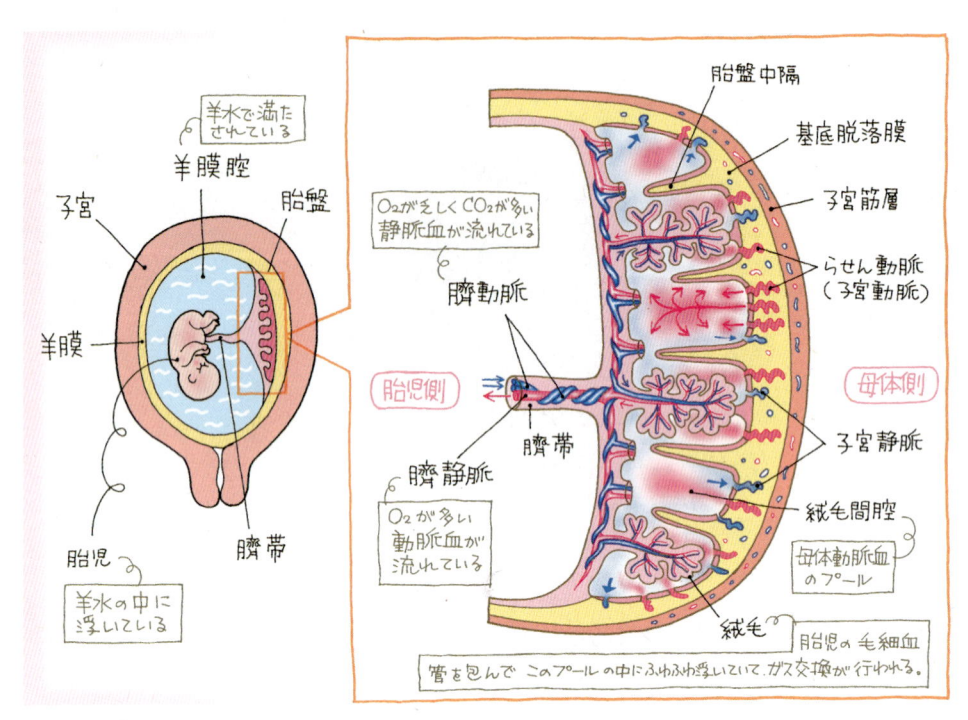

> **memo**
>
> **＊1　動脈と静脈、動脈血と静脈血**
> 心臓から出ていく血管を「動脈」、心臓に入る血管を「静脈」といいます。酸素が多い血液を「動脈血」、酸素が少なく二酸化炭素が多い血液を「静脈血」といいます。一般に、動脈には動脈血が流れ、静脈には静脈血が流れています。ただし、血管の名称と中を流れる血液の性質が一致していないところが2か所あります。その一つがこの臍動脈・臍静脈です。もう一つは肺動脈・肺静脈ですね。これは、血管は心臓から出ていくものを動脈、還ってくるものを静脈とよぶからです。

です。臍帯とよばれる太い管の中に、胎児にとっては命綱である大事なこの2種類の血管が入っているわけです。

　胎盤の胎児の側（胎児側）は、絨毛膜で母体側と仕切られており、胎児と母親の血管はつながっているわけではありません。臍動脈は枝分かれして毛細血管になり、そこでガス交換をして酸素をもらった血液は、臍静脈から胎児のからだへ戻ります。胎児の血液は胎児の血管の中にありますから、母親の血液と胎児の血液が混ざることはありません。

　胎盤では酸素をもらって二酸化炭素を捨てるばかりでなく、ブドウ糖やアミノ酸などの栄養分ももらっています。呼吸の代わりも、ご飯を食べる代わりも、胎盤が行っているのです。赤ちゃんにとっては、生まれるということは、臍帯でつながっていた胎盤を通した母体からの支援がなくなるということです。母胎から生まれ出た赤ちゃんは、酸素がなくなって苦しいのです。自分で肺を使って呼吸をしないとならないのです。自分でおっぱいを飲まなければならないのです。これは大変なことですね。

産声は、自分で酸素を取り込み、二酸化炭素を捨てる作業を始めたしるしです。赤ちゃんが、外界で一個体として生きていくために変化したことを示しているのです。

🔲 胎児に肺循環はいらない？

空気から酸素を取り込むという換気を伴う呼吸は、この世に生まれて初めて行うことであり、胎児は肺での呼吸はしていないことを十分理解できたでしょうか。

胎児は肺を使った呼吸をしていないわけですから、肺へ静脈血を大量に戻す必要がありません。肺の細胞が生きていくのに必要な血液だけで十分です。呼吸という仕事のための血液は不要です。

肺には、肺の細胞へ酸素や養分を運ぶ血管と、外呼吸という肺の仕事をするための血管とが入っています。前者を栄養血管、後者を機能血管とよびます。胎児の肺には、実はこの機能血管はいらないということになります。このため胎児の循環ルートは、肺に血液が流れないような構造になっています。肺の栄養血管は気管支動脈ですが、これは成人と同じようにはたらいています。肺の機能血管、すなわち肺動脈の血液が肺に行かないような流れになっているのです［▲図Ⅱ⑨］。

その一つが、左右の心房の境が開いていて、右房の血液が左房へ通り抜けるという点です。この心房壁の通路を卵円孔とよびます。もう一つの工夫は、肺動脈と大動脈の間を結ぶ通路です。右心房から右心室に行って肺動脈へやってきた血液が、肺に行かないで大動脈に直行してしまうのです。この通路を動脈管またはボタロー管とよんでいます。卵円孔とボタロー管を使って、右心房に戻った血液が肺を通らず、大動脈に直行できるような構造になっているのですね。うまくできていると思いませんか？

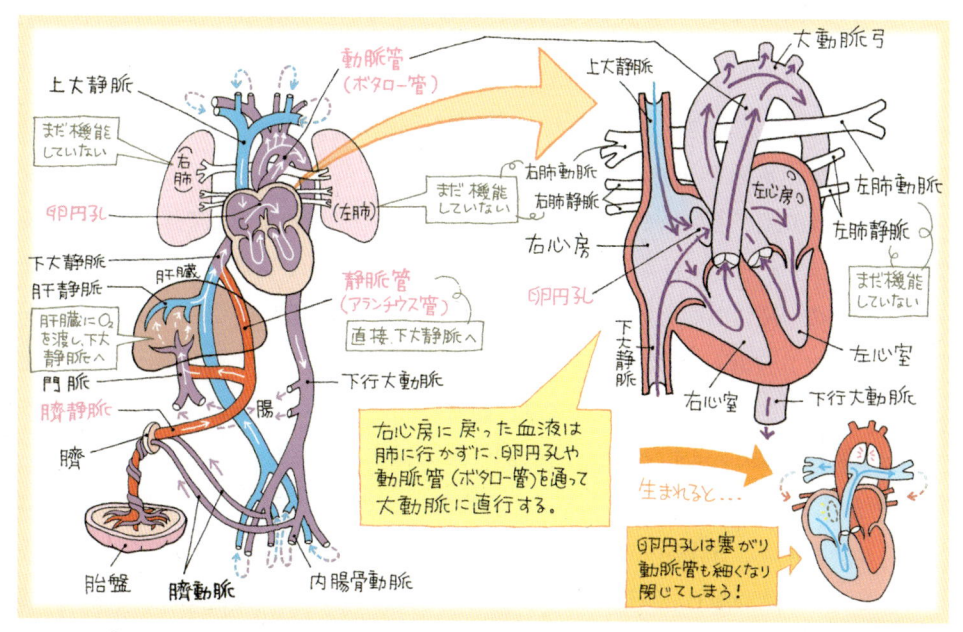

▲図Ⅱ⑨● 胎児循環と胎児の心臓

◻ 臍静脈はどこへ行く？

　お母さんの血液から酸素をもらって、胎児のからだに戻る臍静脈の中の血液は、胎児の血液のなかで最も酸素の多い血液です。この臍静脈は胎児のおへそから入ってどこへ行くのでしょうか。胎児の全身へ酸素を運ぶには、大動脈へ入らなければなりませんが、臍静脈は大動脈につながっているのでしょうか？

　いいえ、つながっていません。臍静脈は2本に分かれ、1本は門脈に合流し肝臓に入ります。もう1本は肝臓に入らず下大静脈へ入ります［▲図Ⅱ⑨］。臍静脈から下大静脈につながる血管を、静脈管またはアランチウス管といいます。下大静脈は、下半身の二酸化炭素を集めた静脈血が流れているところですね。ここに酸素がたくさんある血液が入ってしまったら、酸素濃度は下がりますよね。そうなんです。胎児の血液の酸素濃度は、生まれた後の私たちよりずっと低いのです。門脈から肝臓に入った臍静脈も静脈血と一緒になりますから、酸素濃度は下がります。肝臓の細胞に酸素を渡し、さらに酸素が減った状態で肝静脈から下大静脈に入ります［▲図Ⅱ⑨］。

　胎児は肝臓が最初に酸素をもらい、その後は臍静脈が合流した下大静脈から右心房に戻った血液がそのまま全身を回るのです。つまり胎児の動脈中の血液の酸素濃度は低いことになります。しかし、胎児のヘモグロビンは、大人のものより酸素への親和力が強いので、少ない酸素を効率よく使えます。それに、胎児は狭い子宮の中にいて、筋肉運動が少ないので、酸素も少なくて足りるのでしょうね。

　私たちの血液循環は、生まれる前と後で大きく異なります。これは呼吸の仕方が違うことが影響しているのですね。

◻ 胎児循環は、生まれるとどう変わる？

　赤ちゃんは、生まれると産声をあげて肺呼吸を始めます。胎児のときは右心房の圧が高く、右心房から左心房へ血液が流れましたが、肺呼吸が始まると同時に左心房の圧が高くなります［▲図Ⅱ⑩］。卵円孔は孔（"穴"という意味）という字が入っていますが、実は2枚の膜が重なっているものです。胎児では右心房からの圧で膜の間が開いて血液が流れますが、生まれると左心房の圧で膜がくっつき、2日ほどで塞がってしまいます。大人の心臓にも心房中隔の卵円孔の痕がはっきりと膜様に残っています（卵円窩といいます）。卵円孔がうまく塞がらず、開いたままになった状態を卵円孔開存症といいますが、先天性心奇形の一つです。同様に動脈管（ボタロー管）も生まれると細くなって閉じてしまいます。これが閉じないで、生まれた後も血液が通るのをボタロー管開存症とよびます。これも先天性の心奇形の一つです。

　さて、静脈管はどうなるのでしょうか。臍静脈に戻ってくる血液がなくなりますから、門脈に合流する臍静脈も静脈管も、中を通るものがなくなります。すると静脈管は閉じてしまうのです。門脈に合流する臍静脈はヒモ状になって残りますが、機能はしなくな

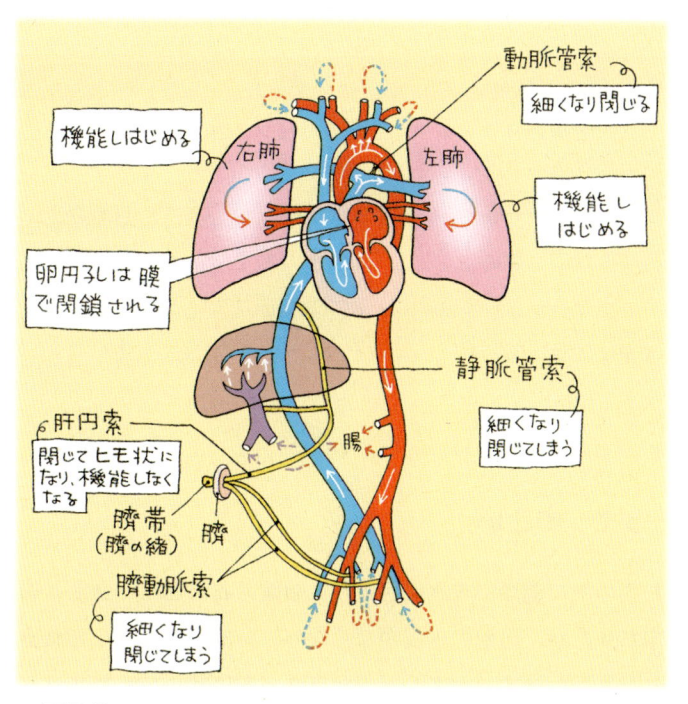

▲図Ⅱ⑩●新生児循環

ります。母親とのつながりにより、胎児のときだけ使っていた血管や血液の通り道は、こうしてはたらかなくなり、一個体としてすべてを自分で行うからだに変わるのです。

◻ アプガースコア

　赤ちゃんが生まれたとき、呼吸状態、皮膚の色、心拍数、筋の緊張具合、刺激への反応性の5つの側面から、その健康状態を判断します。この指標をアプガースコアといい、各項目を0～2点の3段階で評価し、その合計点で判断します［■表Ⅱ①］。出産後1分で合計8点以上が正常です。

　アプガースコアは1952年に米国の麻酔医・小児科医であるアプガー（Virginia Apgar、1909～1974年）が、新生児の健康状態を判断し、生存率を推測する指標として開発したものです。頭文字を並べるとアプガー（Apgar）となるように、項目が appearance（見た目、皮膚の色）、pulse（心拍数）、grimace（しかめつら、反射興奮性）、activity（活動性、筋緊張）、respiration（呼吸）となっていると解説されていることがありますが、開発者の名前になぞってつけられたものだということは、知っておいてください。

　［■表Ⅱ①］のrespiration（呼吸）のところを見てください。泣き声が指標になっています。その理由をもう皆さんはおわかりですね。元気な産声が聞こえなければ、"問題あり"というわけです。appearance（皮膚の色）の違いは酸素の量に由来しますね。ピンク色は酸素が豊富な血液の色ですし、チアノーゼは酸素が少ない血液の色で

p.115 参照
血液の色

■ 表Ⅱ①● アプガースコア

	0点	1点	2点
appearance	全身蒼白 またはチアノーゼ	体幹：ピンク色 末梢：チアノーゼ	全身ピンク色
pulse	0	100以下	100以上
grimace	反応しない	顔をしかめる	泣く
activity	だらっとしている	腕や足を曲げている	活発に手足を動かす
respiration	呼吸していない	弱々しく泣く	強く泣く

す。この違いも、すでにおわかりと思います。

生まれるって、すごい！

　お母さんのお腹の中で温かい羊水に包まれ、胎盤でお母さんの血液と物質交換をして過ごしてきた赤ちゃんが、母胎の支援がなくなり、外部環境にさらされるというのはとても大変なことだと思います。大変かどうか赤ちゃんは話してくれませんし、昔赤ちゃんだった私たちも覚えていませんね。でもきっと、「乾いてる」「冷たい」「まぶしい」と思うことでしょう。一方で手足を伸ばすことができてうれしい気持ちもあるかもしれません。そして、臍帯の血液が止まり、肺を使って息をする、卵円孔を閉じる、動脈管（ボタロー管）を閉じるという様々な作業を正しくやってのけるのです。胎盤で母親の血液との物質交換ですませていたことを、全部自分の力でやらなければならないのです。

　生まれてくるということも、生まれてこの世界に適応することも、どちらも大仕事です。そこをくぐり抜け、みんな生きてきたわけですね。

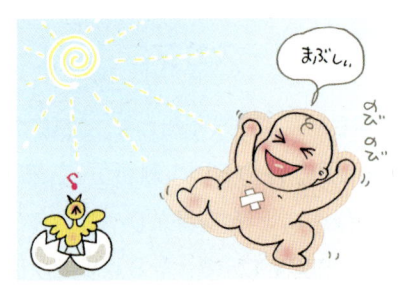

考えてみよう

　肝硬変で門脈圧が高く、腹部にメドゥサの頭とよばれる、おへそを中心に静脈が浮き出た状態の60歳代の男性がいました（メドゥサとは、ギリシア神話に登場する髪を蛇に変えられてしまった女神の名前です。メドゥサは頭から蛇が伸びているわけですね）。

　医師からは「これは赤ん坊のときの循環の名残です」と男性に説明がされているのですが、男性から「赤ん坊のときって何だい？　どういうことかね？」と聞かれたら、何と答えますか？　考えてみてください。

　胎児のときはたらいていた臍静脈は、おへそから門脈までヒモ状になって残っていましたね（これを肝円索とよびます）。臍静脈は門脈に合流する血管でした。肝硬変で肝臓に入る血流が制限されてしまうと、門脈に血液がたまります。そうすると門脈圧が上

がり、行き場のない血液は何とか流れようとして、使っていなかった肝円索（胎児期の臍静脈）を逆流するのです。そして腹部の体表の静脈へ流れ、大循環に戻るルートを使います。おへそを中心に怒張した静脈が腹壁に浮き出て、蛇のように見えるということから、この症状はメドゥサの頭とよばれています［▲図Ⅱ⑪］。

　異常が生じたとき、ふだんは使っていない経路を使って血液を循環させる経路を一般に側副循環路といいます。門脈圧が高いときの側副循環路として胎児循環の名残が使われるのです。

　もう皆さんは、この患者さんの質問に答えられるでしょう。できれば図を描いて、説明してみましょう。からだのつくりは形を理解することが基本ですから、図で示すとわかりやすいものです。

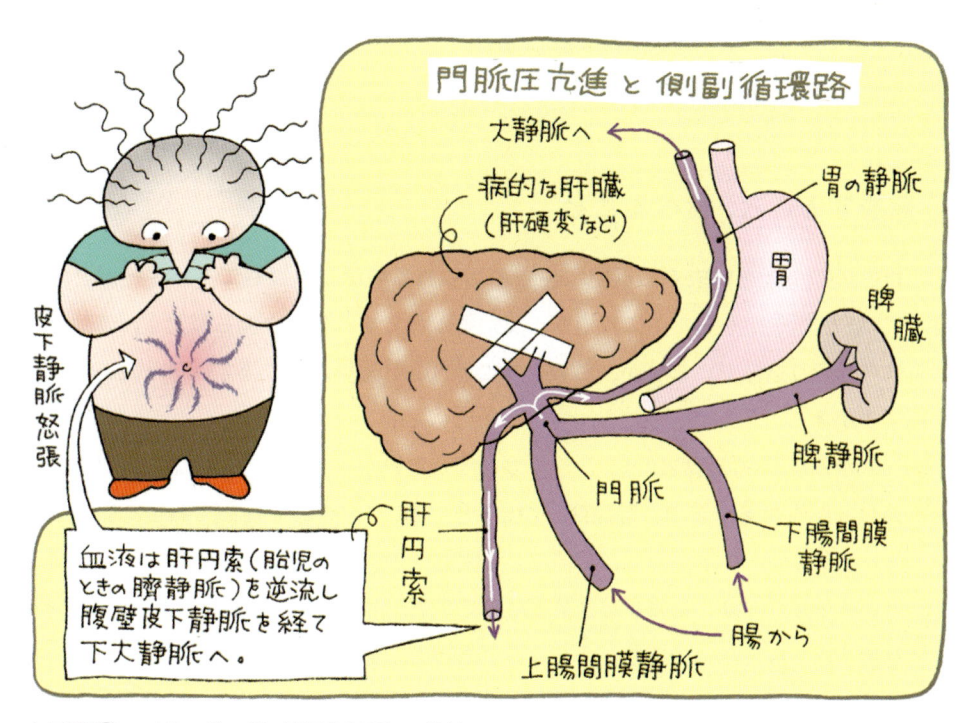

看護point
患者さんに説明してみよう！

門脈圧亢進 と 側副循環路

血液は肝円索（胎児のときの臍静脈）を逆流し腹壁皮下静脈を経て下大静脈へ。

皮下静脈怒張
大静脈へ
病的な肝臓（肝硬変など）
胃の静脈
胃
脾臓
脾静脈
下腸間膜静脈
門脈
腸から
上腸間膜静脈
肝円索

▲図Ⅱ⑪●メドゥサの頭（側副循環路の発達）

CHAPTER 03 自律神経系のはたらき
喘息の薬を飲むと、ドキドキするのはなぜ？

気管支喘息という病名を聞いたことがあると思います。
患者さんのからだの中で何が起こっているのか、薬がなぜ効くのか、
患者さんに説明できるでしょうか？
自律神経系のはたらきを、気管支喘息の病態に結びつけて
考えてみることにしましょう。

keyword　・呼吸運動の仕組み　・平滑筋と横紋筋　・気管支喘息
　　　　　　・自律神経系（交感神経／副交感神経）

■ 息をすること、食べること

　私たちのからだを構成する細胞が生きていられるのは、いつもエネルギー源となる**ブドウ糖**と**酸素**がからだ中に行き渡っているからです。ブドウ糖も酸素も、外部環境から体内へ取り込んでいますが、この2つには大きな違いがあります。いったい何だと思いますか？

　それは**からだの中に貯蔵庫（タンク）があるかないか**です。からだの中にはブドウ糖のための貯蔵庫があります。貯蔵庫、つまり**肝臓**にブドウ糖をためておき、血液中にいつも一定量のブドウ糖を流しています。細胞はそれを取り込み、エネルギー源にします。ところが酸素には貯蔵庫がありません。ですから常に大気から取り込んでいないと、必要な量をまかなえないのです。1日に3回食事を摂るように、まとめて息をして、酸素をためておくということができません。ですから、**私たちはいつでも息を吸って吐いていて、呼吸を休むことはない**のです。

　ブドウ糖の貯蔵庫がなかったら、呼吸をするのと同じように、絶えず食べ続けていなければならないのですから大変です。食べる以外、人生何もできないでしょう。ブドウ糖を蓄えるシステムがあってよかったですよね。からだは何ともうまくできていますね。

■ 呼吸は無意識にできる

　私たちのからだには、酸素を蓄えるタンクも、二酸化炭素をためておくタンクもないので、私たちは眠っているとき、つまり意識がないときも呼吸を続けています。**無意識に呼吸をする仕組みを私たちはもっています。**もし呼吸が意識的にするものだとしたら、眠ったら呼吸が止まってしまうのですから、眠っていられないことになりますね。無意

p.051参照
エネルギー源としてのブドウ糖

識に呼吸ができるので、当たり前すぎて、元気でいるときには息を吸っている・吐いているなどと気がつかないくらいです。心臓が無意識に収縮と弛緩を繰り返して、血液を循環させているのと同じです。

この無意識のはたらきを調整しているのは、自律神経という神経系です。"自律"とは、意識に関係なく、意識から独立して作用するという意味です。随意運動を担う大脳の前頭葉のはたらきによって支配されているのではない、と言い換えることができます。

> p.083 参照
> 自律神経

賢明な読者の皆さんはすでにお気づきでしょう。意識的に深呼吸をしたり、短息呼吸をしたり、時には息こらえもできるではないか、と。そうなのです。呼吸は意識的に調節可能なのです。主たる呼吸筋は、横隔膜と外肋間筋、内肋間筋です。これらは意識的に調節できる筋肉です。呼吸筋は自律神経からの信号を受けた延髄の呼吸中枢からの指令を受け、無意識にはたらいていますが、意識的にも動かせる、からだのなかでも特殊な仕組みをしています。心臓も無意識にはたらいていますが、意識してゆっくり動かしたり、速く動かしたりはできないですよね。

無意識に行えるはずの呼吸が苦しい、あるいは意識して努力して呼吸をしないとならないという状況が起こったらどうなるでしょうか。命が脅かされるという切迫感をもたらすだろうと、容易に想像できると思います。

◻ 気管支の構造を知っていますか？

さて、この章のテーマになっている気管支喘息ですが、息がゼイゼイ、ヒューヒュー聞こえ、気管支の分泌物が増えて呼吸が苦しくなる病気です。気管支が狭窄し、かつ分泌物が増えるため、呼気・吸気の通り道が塞がれてしまうから呼吸が苦しくなるのです。息が苦しくなる典型的な病気の一つです。

気管支が狭窄するとはどういうことなのでしょうか。気管支の分泌物というのは、どこから出てくるのでしょうか。

看護師には、直接見ることができないからだの中を、皮膚を透かして見る力が求められます。目の前で苦しんでいる喘息の患者さんの気管支に、どんなことが起こっているかを理解しないと、その症状や苦しさを理解できません。「気管支喘息は、"慢性の炎症"に"気管支の狭窄"」と唱えるのは簡単ですが、それだけでは患者さんのからだに起こっていることを見透かせません。

患者さんのからだの中の気管支の状態をイメージするために、まずその形、構造を知るところから始めましょう。外からは見えないからだの中をイメージできるようになれば、息が苦しいという状況をよく理解できるはずです。

ところで、ここでは「気管支」という用語を使っていますが、用語について説明をしておきたいと思います。1本の気管が、肺に入る前に分岐して、左右の気管支（主気管支といいます）になります。気管から肺胞までは23回分岐を繰り返しており、この

==回数はだれでも皆同じ==です。気管→主気管支→気管支枝→細気管支→終末細気管支→呼吸細気管支→肺胞管→肺胞と変化します［▲図Ⅱ⑫］。ここで使う気管支という語は、細気管支まで含めた総称として使っていることをお断りしておきます。ただし細気管支は、そこまでの気管支枝と構造が違っていますので、その点は区別して説明していきたいと思います。

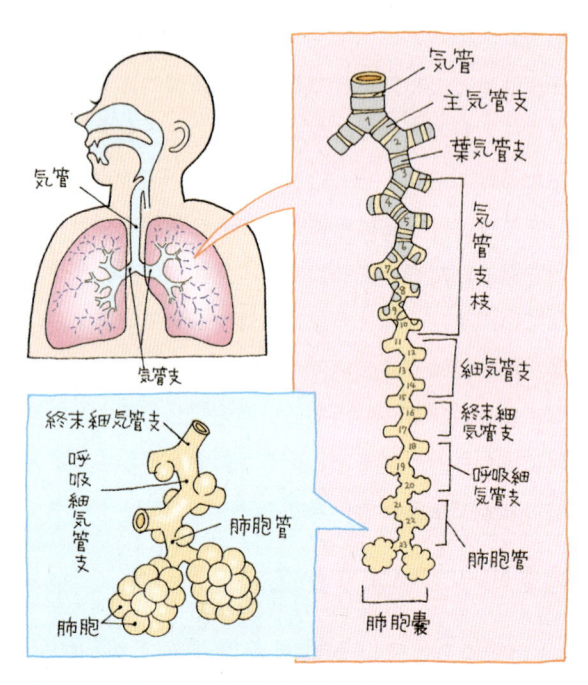

▲図Ⅱ⑫ ● 気管から肺胞までの分岐

🔲 気管支は空気の通り道

気管支の内側は粘膜で覆われています。粘膜は、粘膜上皮と粘膜固有層からできています。粘膜上皮は気管支の壁を覆う1層の線毛上皮で、細胞がぎっしり並んでいます。気管支枝までの粘膜固有層には気管支腺があります。

また気管支枝には軟骨、平滑筋があります。軟骨は鼻のてっぺんや耳介を形づくっている組織ですが、この硬い組織が気管支にもあるのです。==軟骨があるため、気管支はつぶれずに内腔を保っていられます。==たとえば食道には粘膜も筋肉もありますが、軟骨はないので、食べ物が通っていないときは内腔はつぶれています。飲み物や固形物は内腔を押し広げながら通過していきます。一方、気管支の中を通るのは空気です。もし気管支に軟骨がなくつぶれていたら、それを押し広げるための空気圧が必要になります。そんな圧力をかけていたら、息をするには大変な労力が必要でしょう。だから気管支は、空気が通れるように軟骨で形を作って内腔を確保しています［▲図Ⅱ⑬］。本当によくできていると思いませんか？ 人のからだはすごいなあと、感心します。

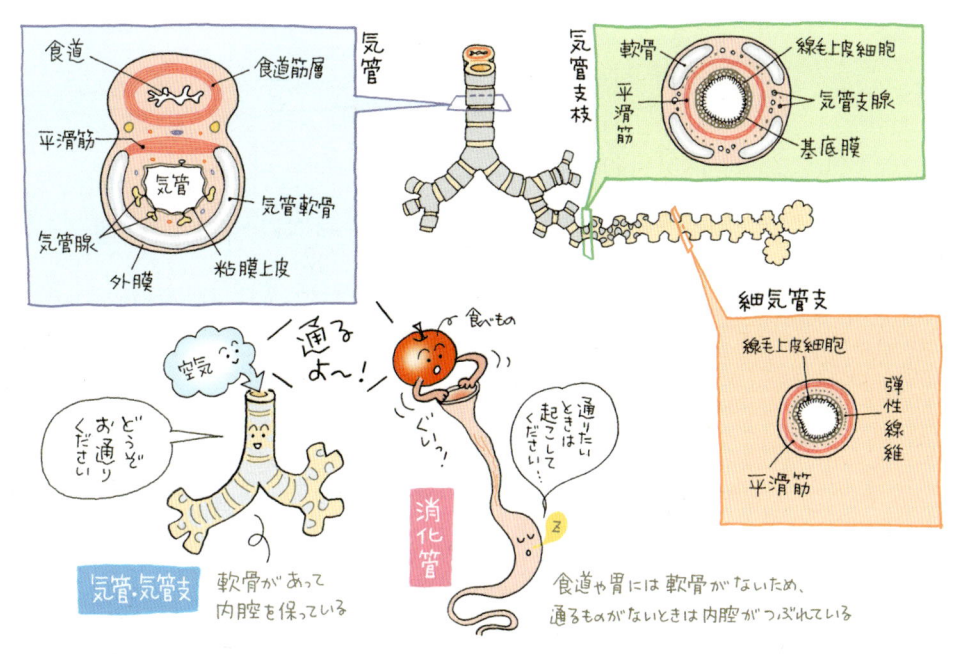

▲図Ⅱ⑬● 気管支の構造と特徴

　ところで、細気管支には軟骨がありません。平滑筋がぐるりと取り巻いています。平滑筋の収縮加減によって、空気の通り道を調節しているのです。

☐ 平滑筋の特徴は？

　平滑筋は、からだにある筋肉のなかでも内臓に分布している筋肉です。ですから内臓筋ともよびます。筋肉には3種類あることを覚えているでしょうか。骨格筋、内臓筋、心筋の3種類です。これらの名前は、筋肉がある場所からついたよび名です。

　筋肉にはもう一つのよび方があります。横紋筋と平滑筋という名前です［▲図Ⅱ⑭］。顕微鏡で見ると、横紋筋にはその名のとおり縞模様（横紋）が見えます。平滑筋は縞模様がなく平坦に見えるので、平滑筋といわれています。横紋筋の縞模様は、筋肉をつくっているタンパクが規則的に並んでいるからできる模様で、規則的に並んでいるがために、いっせいに収縮したとき強い力になります。それに比べ平滑筋の収縮力は弱いのです。骨格筋と心筋は横紋筋、内臓筋は平滑筋です。骨格筋や心筋は収縮力が強い筋肉でできており、運動をしたり血液を押し出す仕事をしています。気管支にあるのは平滑筋でしたね。気管支が心臓のようにしっかり収縮しては、かえって困ってしまいます。緩い収縮をする平滑筋で、ちょうどいいのです。

　筋肉が収縮するのは、神経から命令が伝わったときです。気管支の平滑筋は自律神経の支配を受けています。平滑筋（内臓筋）と心筋は自律神経支配、骨格筋は体性神経支配です。

　さて、自律神経には交感神経と副交感神経という2種類の神経があり、2つの作

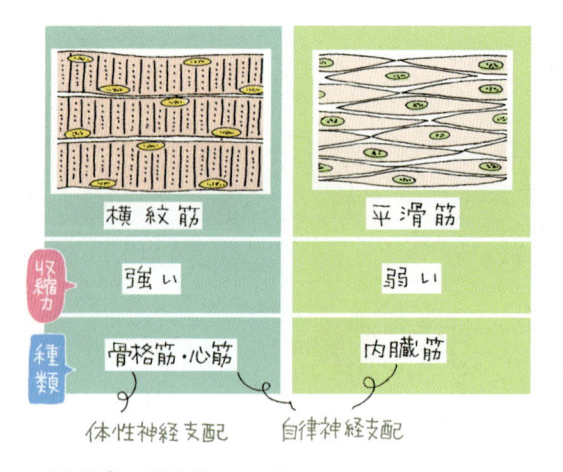

▲図Ⅱ⑭ ● 横紋筋と平滑筋

用は正反対です。気管支の平滑筋は、交感神経が緊張すると弛緩し、副交感神経が緊張すると収縮します。でも、心臓は交感神経により収縮力が増し、拍動数が増えます。これからわかるように、交感神経は収縮、副交感神経は弛緩のためにはたらくと決まっているわけではないのです。同じ交感神経の作用でも、収縮するものと弛緩するものがあり、同様に、副交感神経の作用でも、収縮するものと弛緩するものとがあるのです。

　一つひとつの臓器について個々に覚えるのもけっこうですが、からだ全体の反応としてまとめて考えると、自律神経の支配がわかりやすいと思います。からだが緊張してストレス下にあるときは交感神経支配、リラックスしているときは副交感神経支配、と考えてください［▲図Ⅱ⑮］。

▲図Ⅱ⑮ ● 交感神経と副交感神経のはたらき

◻ ストレス；交感神経がはたらく

　ストレスがかかっているときのからだは、その原因（ストレッサーとよびます）が何であれ、ストレッサーに対して逃げるか闘うかのどちらかを選びます。どちらを選んでも、はたらくのは骨格筋です。逃げるにしても、闘うにしても、骨格筋が頑張るわけです。これは、人類が誕生した昔から、私たちのからだに滲み込んでいる反応です。自然界で食うか食われるかという営みをしていた時代、敵（肉食獣）に出会ったら、闘って倒すか逃げるかの2つが、命をつなぐ方法でした。

　骨格筋が頑張るには、骨格筋にブドウ糖と酸素が送られなければなりません。酸素を骨格筋に送るためには、まず肺での換気を多くして酸素をからだにたくさん取り入れようとします。そのために気管支は開いて、空気の通りをよくします。気管支が開くというのは、気管支の平滑筋が弛緩することです。

　骨格筋に酸素とブドウ糖を送るのは血液ですから、ストレスがかかっているときは骨格筋の血流をよくします。骨格筋に血液を送るために、皮膚や消化管へ行く血液を減らします。骨格筋に分布する血管の平滑筋[*1]は弛緩し、皮膚や消化管に分布する血管の平滑筋は収縮するのです。

　からだはこれらのことを考えて意識的に命令するのではなく、その時々に応じてパッとこういう状況を整える力をもっています。この調整をするのが交感神経なのです。

　血液の分布状況を変え、さらに心臓の収縮力を強くすることで、骨格筋に血液をより多く回します。これも交感神経の作用です。

　血液中のブドウ糖を補給するために、肝臓に蓄えていたグリコーゲンをブドウ糖に分解して血液中に送り出します。これも交感神経の作用です。

　ストレス状態においては、私たちの意識を介さずに、骨格筋がはたらきやすいように交感神経がからだを整えるのです。

memo

＊1　血管の壁にある筋肉
血管の壁にも筋肉があります。人体のうち、動くところにはすべて筋肉があります。ひと口に血管といっても、大動脈から毛細血管、静脈まで様々な血管がありますが、臓器に血液を送るのは動脈です。ここでは、動脈の壁の平滑筋をイメージしてください。

◻ リラックス；副交感神経がはたらく

　もう一つの自律神経である副交感神経は、どうはたらくのでしょうか。ストレスのときが交感神経、リラックスのときが副交感神経でしたね。

　ストレッサーから逃げおおせてホッとする、打ち勝ってホッとする、もう骨格筋ははたらかなくてよいのです。となれば、どうしますか？　ゆっくりした気分でご飯を食べ、

ひと寝入りするのは自然な流れでしょう［▲図Ⅱ⑮］。緊張からリラックスへからだは変化します。

　まず使ったブドウ糖を補給するために食べ物を食べます。食べるには、消化管がはたらかないとなりません。骨格筋に回していた血液は、消化管に戻ってきます。消化液の分泌も促進されます。これは副交感神経の作用です。

　息もハアハアしないですみますね。気管支も拡張した状態ではなく、ふだんの状態に戻ります。心臓もドキドキしないですみます。つまり、交感神経が作用していたときとは反対の状況になるのですが、これらはすべて、副交感神経の作用によるものです。

喘息のときには、どうしたら息が楽になる？

　気管支喘息では、細気管支の平滑筋が収縮して空気の通り道を狭くしているのですから、この平滑筋を弛緩させて元に戻してあげられたら、息が通るようになりますね。気管支の平滑筋を弛緩させるのは、交感神経ですか？　それとも副交感神経ですか？

　骨格筋にたくさんの酸素を回すために気管支が拡張しているのは、ストレスがかかっているとき、すなわち、交感神経がはたらいているときでしたね。気管支を広げるのは交感神経です。だとすれば、気管支喘息の治療薬として、交感神経賦活薬が用いられるのは納得できるでしょう。

　しかしながら、交感神経賦活薬は気管支の平滑筋にだけ作用するわけではありません。全身の交感神経を賦活化させます。交感神経賦活薬は気管支を拡張させると同時に、心臓の収縮力も強め、収縮の回数も増やします。ですから、喘息の薬を飲んでドキドキする、ということが起こるわけです。

　気管支喘息の薬にはいろいろな種類がありますから、どういう作用機序をもった薬なのかをよく調べましょう。作用機序を把握していないと、どんな生体反応が起こるか予測がつかないため、十分な観察もできません。

気管支の分泌腺

　気管支喘息のベースには、慢性の気管支の炎症があるといわれています。炎症とは、異物に対する防御反応です。

　だれでも、ちょっとしたけがをしたことはあるでしょう。転んで擦りむいたらどうなりましたか？　まず、痛いですね。血が出る、リンパ液がグチュグチュ出る、なんとなく盛り上がって腫れた感じがする、その周辺も赤くなっていて触ると熱い感じがする、そんな経験があると思います。これが炎症なのです。発赤、腫脹、疼痛、発熱という炎症の徴候は、擦りむいたときの症状を考えればいいのです。

　気管支の粘膜に、炎症が起こっていると想像してください。気管支の粘膜固有層には、気管支腺とよばれる分泌腺があります（細気管支には分泌腺はありません）。炎症時はさらにこの気管支腺が刺激されて分泌物も増えているのです。

気管支喘息の発作時、つまり気管支が赤く腫れて、分泌物が増え、ゼロゼロしていて、そのうえ細気管支で平滑筋が収縮したとしたら、息が苦しいですよね。炎症を抑えて分泌物を減らし、気管支を広げるという治療が必要になります。気管支喘息の患者さんの気管支で起こっていることが、目に浮かぶでしょうか。皮膚を通してからだの中を見通す力がつきましたか？

🔲 考えてみよう

患者さんの胸に聴診器を当てて呼吸音を聞こうとしています。もちろん皮膚の上からです。

さあ、横隔膜はどこに位置しているのでしょう。皮膚を透かして見ることができますか？

肺は葉に分かれていましたね。左の下葉の呼吸音を聞こうと思ったら、どこに聴診器を当てたらいいのでしょうか？　肺尖部に息が通っているかどうかを確かめようと思ったら、どこに聴診器を当てますか？

==横隔膜は乳房の高さに位置します。==第5肋間が目安です。ずいぶん高い位置です。

下葉はからだの後面に広がっています。ですから、背中から聴診器を当てます。肺尖部は鎖骨より上に位置しています。鎖骨より上に聴診器を当てて聞いてみる必要がありますね［▲図Ⅱ⑯］。

こんなふうに患者さんのからだの中をイメージして見透かすには、まずはその形や構造を知ることが大切です。

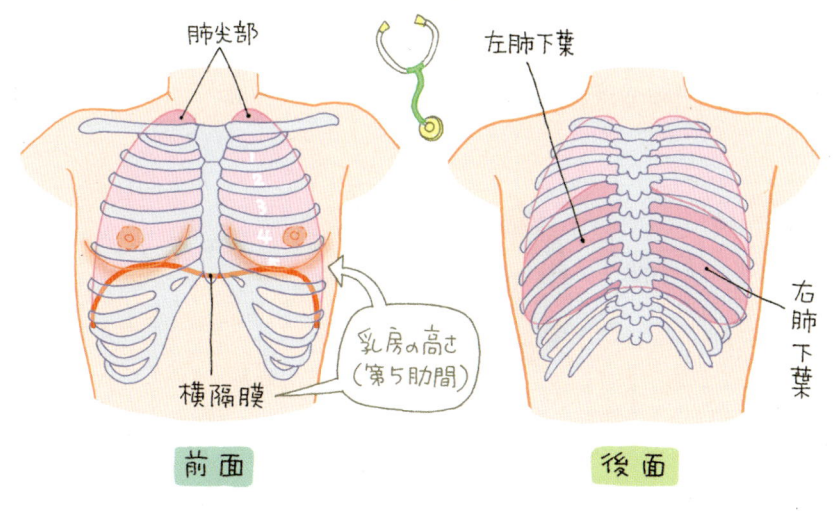

▲図Ⅱ⑯ ● 横隔膜の位置と呼吸音の聴取部位

CHAPTER 04 尿生成のメカニズムと血圧の調整

血圧と腎臓って、どんな関係があるの？

皆さんは、尿が腎臓でつくられていることは知っていますね。
では、尿の材料は何でしょうか？
尿が何からどのようにつくられるのかということ、
そして尿が生成されるということは、からだにとってどんな意味があるのでしょうか？
腎臓のはたらきと血圧の関連性、そして薬について、考えてみましょう。

keyword ・腎臓のはたらき（濾過、再吸収、分泌） ・糸球体濾過値
・レニン-アンギオテンシン-アルドステロン系 ・降圧薬

☐ 血液と尿の関係

　尿は**血液**からつくられます。血圧が下がって、腎臓に血液が行かなくなると、尿量が減っていきます。材料が足りなくなるからです。尿量は急性期の患者さんの大事な観察ポイントとなります。

　左右の腎臓にはそれぞれ、大動脈から分岐した**腎動脈**が流れ込んでいます［▲図Ⅱ⑰］。大動脈から1本だけ分岐している上腸間膜動脈が、小腸全体に血液を送っている

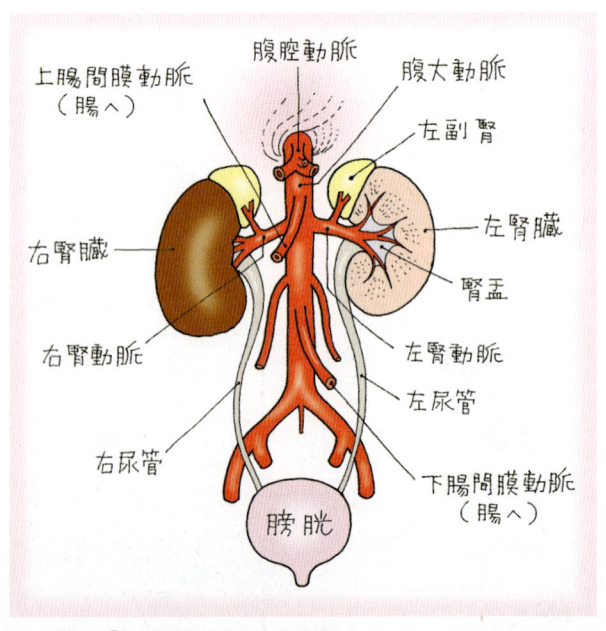

▲図Ⅱ⑰● 腎臓に流入する血管

のに対し、腎臓に行く血液は、左右それぞれに1本（左腎動脈と右腎動脈）、大動脈から直接入っていきます。腎臓には大量の血液が流れ込んでいることがわかりますね。

たくさんの血液が流れ込む腎臓は、その血液を濾過し、からだに必要なものは再吸収し、いらないもの（水と代謝物）を尿として膀胱に送ります。

◻ 糸球体は何をしている？

腎臓の機能を測る検査項目に、糸球体濾過値（GFR；glomerular filtration rate）があり、成人の基準値は1分間に約100mLです。糸球体は、針の先ほどの大きさで、片方の腎臓に約100万個あるといわれています。血管が毛糸を丸めたように球状になっているその構造から、糸球体と名づけられました。腎臓に入った腎動脈は枝分かれして糸球体に至ります［▲図Ⅱ⑱］。このボール状の塊に入っていく血管を輸入管、糸球体から出て行く血管を輸出管といいます。ただし輸出管は静脈ではありません。糸球体は動脈性で、輸入管は毛細血管に分岐しますが、動脈のまま輸出管から出て行きます。つまり、糸球体はガス交換を行うことが目的の栄養血管ではなく、尿をつくるための機能血管なのです。動脈なので圧力が高く、毛細血管の血管壁には窓が開いていて、濾過するのに都合がいい構造になっています。輸出管は糸球体から出たあと、毛細血管になって今度は静脈に移行します。

さて、糸球体の血管は薄い袋に取り囲まれています。この袋を糸球体嚢またはボウマン嚢といいます（ボウマン嚢というよび方のほうがよく使われます。ボウマンさんが見つけたので、発見者にちなんで名づけられました[*1]）。血管壁とボウマン嚢の膜がフィルターの役目となり、糸球体の中の血液（血漿）がボウマン嚢の中へ濾し出されています。2つの腎臓にある糸球体が1分間に濾し出す量がGFRです。成人の場合、正常な腎臓では、1分間に約100mLの血漿がボウマン嚢に濾し出されているのです。

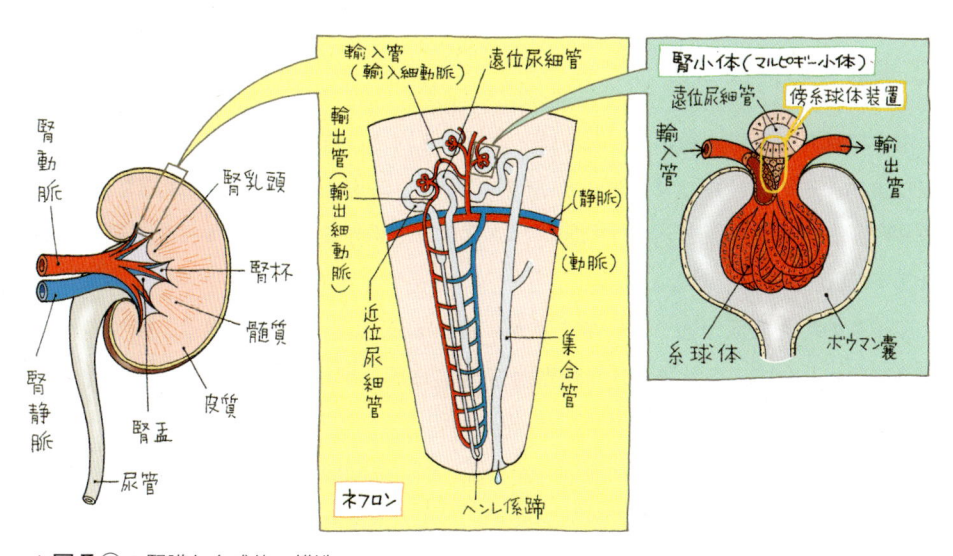

▲図Ⅱ⑱ ● 腎臓と糸球体の構造

> **memo**
>
> **＊1　一つの構造物がもつ、いろいろな名前**
> 糸球体とボウマン嚢をセットにして、腎小体またはマルピギー小体とよびます。マルピギー小体というのは、マルピギーさんが見つけたためについたよび名です。ボウマン嚢やマルピギー小体のように、一つの構造物にいろいろな名前がついたものがありますが、意味を考えて理解しましょう。名前で混乱しないようにしてください。

　ボウマン嚢の中に濾し出された液体を原尿とよびます。1分間に100mL濾し出されるとすると、1時間で6000mL、1日で6000mL×24時間＝14万4000mL、つまり144Lになりますね。血液から濾し出される原尿が1日144Lとは、すごい量ですね。でも、1日に体外へ排出される尿量はどれくらいか考えてみてください。その10分の1どころか100分の1の1.2L程度です。では残り140L以上もの原尿はどこへ行くのでしょうか――。

🟥 原尿のゆくえ

　糸球体の血液から濾過されるものは、血液中の水分、電解質、尿素、クレアチニン、ブドウ糖、アミノ酸です。赤血球やタンパクのような大きな物質は、通常では血管壁を通り抜けません。ですから、尿検査で尿中に赤血球やタンパクが出ていると異常と指摘されます。糸球体で濾過されず、血液中にとどまるべきものが出ているからです。

　ところで私たちのからだには、何リットルの血漿があるのでしょうか？　体重の5％に当たる量（L）です。体重60kgの人ならば3Lということになります。材料となる血漿が3Lしかないのに、144Lも原尿が濾し出されるというのは、どういうことでしょうか？　実は1分間に100mLほど濾し出された原尿は、その99％が血液に戻っていくのです。

🟥 尿細管のはたらき

　ボウマン嚢（糸球体嚢）は、糸球体を取り巻き、糸球体から濾し出された原尿を受け取ります。その後、ボウマン嚢は尿細管に移行します［▲図Ⅱ⑱］。尿細管は、近位尿細管、ヘンレ係締、遠位尿細管という3つの部分に区分されており、遠位尿細管は集合管に合流していきます。尿細管の中を原尿が通っていきますが、ここで99％が血液中に戻り、残りの1％が集合管に尿として送られます。集合管から腎盂に流れ出し、尿管を通って膀胱にたまります［▲図Ⅱ⑲］。

　先ほど、糸球体から出てきた血管（輸出管）が、毛細血管になるといいました。この毛細血管は、尿細管の周囲を走っています。1個の糸球体とボウマン嚢が1セットでしたが、その後に続く毛細血管と尿細管も1セットです。ひとつながりの糸球体と毛細血

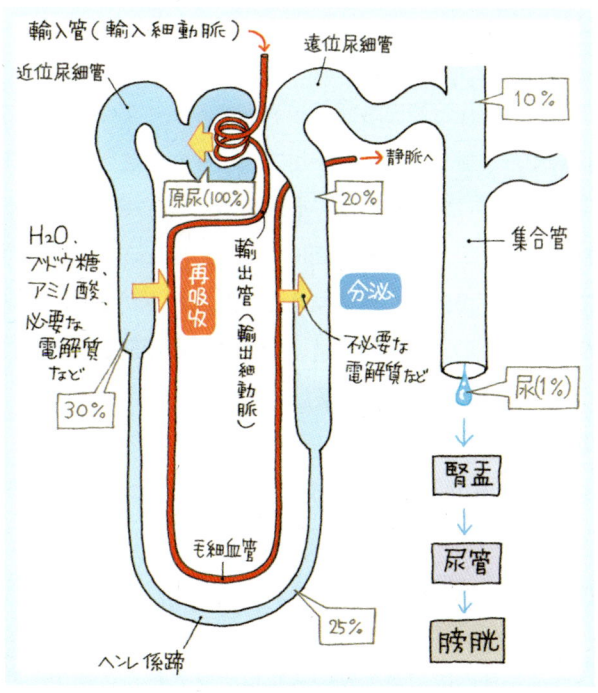

▲図Ⅱ⑲ ● 尿生成の仕組み

管、ボウマン嚢と尿細管、これが尿を作る1単位で、ネフロン[*2]とよばれています。

> **memo**
>
> **＊2　ネフロンの語源**
> ネフロン（nephron）はギリシア語で腎臓を意味するnephr-から来る言葉です。「ネフローゼ症候群」という病気を聞いたことがあるでしょうか？　腎臓に関する病気なので、このような名前がついているのです。

　原尿のうち、からだに必要なものは尿細管の周りの毛細血管の中に取り込まれます。これを再吸収とよびます。とりあえず一度濾過してしまい、その後で必要なものを取り戻し、本当にいらないものだけを尿にしているのですね。

　尿細管を通る間に、水分の99％、ブドウ糖とアミノ酸は100％、そのほか必要な電解質を再吸収します。しかも、調子よいことに、原尿に捨て切れなかった不要な電解質を、毛細血管中から尿細管に捨てるということも同時に行っているのです。これを分泌とよんでいます。

　このようにして、原尿が尿細管を通る間に体液量を調節し、電解質のバランスをとるという腎臓の仕事を完成させているのです。

　ところで、ブドウ糖は100％再吸収されるのですが、吸収しきれないほど量が多いと、尿の中に糖が出ていきます。糖尿病という病名は、ここからきています。

🟥 腎臓は血圧を感知できる

さてこの章のテーマ、血圧と腎臓の関係を考えてみましょう。

腎臓の機能が正常でも、材料の血液が不足すると尿ができません。血液が不足するのは、血液の絶対量が減ってしまった場合、心臓のポンプ作用が弱った場合の2つが考えられます。いずれも、血圧が下がり、腎臓に十分な血液を送れない状態です。

腎臓は、入ってくる血液が減る、言い換えると血圧が下がると、尿をつくるという仕事ができなくなります。そこで、腎臓には入ってくる血液量を圧力として感知し、圧が下がると上げようとする仕組みが備わっているのです。

圧はどこで感知されるのでしょうか。血圧の力が必要なのは濾過をする糸球体ですね。ですから、糸球体のところで圧をチェックできたらいいわけです。糸球体には、そのチェックを行うための細胞が存在するのでしょうか。

輸入管と輸出管には、遠位尿細管が必ず接しています。その部分に様子が違う細胞が集まっています。ここを傍糸球体装置とよびます［▲図Ⅱ⑱］。傍糸球体装置は圧を感知し、圧が下がったときには対処発動のスイッチを入れることができる細胞群です。

🟥 圧が下がると…

傍糸球体装置は圧の低下を感受すると、レニンという物質を分泌します。レニンはタンパク分解酵素で、肝臓でつくられ、血中を流れているアンギオテンシノゲンというタンパクに作用し、これをアンギオテンシンⅠに変換します。このアンギオテンシンⅠは血液中を流れていますが、血管壁の内皮細胞にある酵素がアンギオテンシンⅠに作用して、アンギオテンシンⅡに変換されます。生理的作用をもつのは、このアンギオテンシンⅡです。アンギオテンシンⅡは血管を収縮させ、副腎皮質からアルドステロンの分泌を促します。

さて、カタカナの物質名が続きましたね。おさらいしてみましょう。レニン（renin）はラテン語で「腎臓」を意味する ren から来ています。腎臓から分泌されるのでレニンと名づけられています。アンギオテンシン（angiotensin）は、「血管」を意味するギリシア語の angio- に「緊張」を意味する tension がくっついています。その作用のとおり、「血管を緊張させる」という意味になりますね。アンギオテンシノゲン（angiotensinogen）は、アンギオテンシンを「発生させる元の物質」を意味します。-gen は「発生させるもの」という意味の接尾語です。

カタカナの名前は、その元の意味をたどると、なぁんだそうなのか、と思うものがいっぱいあります。

🟥 レニン-アンギオテンシン-アルドステロン系

レニンはアンギオテンシンⅡをつくり出すスイッチです。血圧が下がったときに

傍糸球体装置の細胞から分泌されます。アンギオテンシンⅡは血管を収縮させるはたらきがありますが、血管が収縮すると何が起こるのでしょうか。

血圧＝末梢血管抵抗×血液量

上の式を見たことがありますか？ 血圧は、血管の中を通る血液の量（血液量）と、通り道の血管の太さ（末梢血管抵抗）に影響されます。血管抵抗が大きい（原因として、血管が収縮して細くなる、血管の内腔にコレステロールがたまるなど）ほど血圧は高くなります。また血液量が多いほど血圧は高くなります。

アンギオテンシンⅡは細動脈壁の平滑筋を収縮させ、血管を細くして、血圧を上げようとします。通り道が狭くなったら、圧力が上がりますね。血圧を上げて、腎臓に来る血液量を確保しようとしているのです。

アンギオテンシンⅡはまた、副腎皮質にも作用します。電解質代謝ホルモンとよばれるアルドステロンの分泌を促すはたらきがあるのです。アルドステロンは血液中を回って、腎臓の尿細管に至り、尿細管でのナトリウムの排泄を阻害します。言い換えると、ナトリウムをからだにためるようにはたらきます。

ナトリウムが尿中に捨てられず、血液中に再吸収されると、そのぶん水分も再吸収されます。ナトリウムの濃度を一定にするためには、水分を増やさないとならないからです。先ほどの血圧の式（血圧＝末梢血管抵抗×血液量）をもう一度みてください。アルドステロンはつまり、血液量を増やすという方法で血圧を上げるためにはたらくのです。アンギオテンシンⅡは末梢血管抵抗を上げ、かつ血液量を増やし、血圧を上げようとします。これは腎臓から分泌されるレニンが引き金となるのでしたね。血圧は腎臓ととても深い関係があることが理解できたでしょうか。

レニンとアンギオテンシン、アルドステロンは、一連の作用を組織立てて行うので、レニン-アンギオテンシン-アルドステロン系とよばれています［▲図Ⅱ⑳］。

◻ レニン-アンギオテンシン-アルドステロン系と降圧薬

レニン-アンギオテンシン-アルドステロン系は、血圧を上げるシステムでした。このシステムをもとに、血圧を下げる薬（降圧薬）について考えてみましょう。

レニンもアンギオテンシンもアルドステロンも、血圧を上げる物質ですから、これらが分泌過剰になると、どうなるでしょう？ そう、血圧が高いままになりますね。

そこで生理活性のあるアンギオテンシンⅡの作用を抑えることができたら、血圧を下げることができるでしょう。アンギオテンシンⅠからアンギオテンシンⅡへの変換酵素（ACE；angiotensin converting enzyme）を抑制するACE阻害薬、アンギオテンシンⅡの受容体に親和してアンギオテンシンⅡが作用できないようにするアンギオ

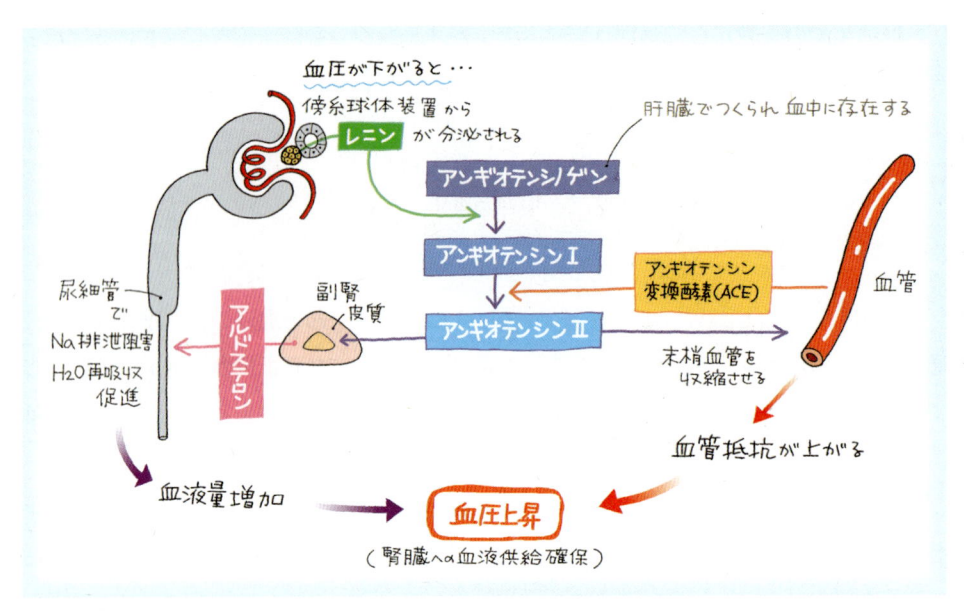

▲図Ⅱ⑳● レニン-アンギオテンシン-アルドステロン系と血圧の関係

テンシン受容体阻害薬（ARB；angiotensin Ⅱ receptor blocker）があります。前者はアンギオテンシンⅡの濃度を下げることで、後者はアンギオテンシンⅡの作用点を塞ぐことで、血圧を下げるのです。

　アルドステロンに対する拮抗薬、**抗アルドステロン薬**は、アルドステロンのはたらきを抑制します。ナトリウムを再吸収して水を増やすのがアルドステロンですが、この反対の状況をつくる薬です。つまりナトリウムと水を再吸収せずに捨てるので、尿量が増えます。血液量を減らして、血圧を下げるのです。**降圧利尿薬**（利尿とは、尿が出ることをいいます）の一種です。

　からだの中の物質のはたらきを理解すると、薬剤の作用の理解も容易になります。薬は商品名が目に入りやすく、商品名だけを覚えがちですが、その薬がどういう作用で効くのか、そこをしっかりおさえると、理解しやすくなると思います。ぜひそのように心がけてください。

ついでに降圧薬をもう一つ

　先ほどの血圧の式（血圧＝末梢血管抵抗×血液量）から考えると、血管の収縮を取り除くことが、血圧を下げる一つの方法でした。よく使われる降圧薬に、**カルシウム拮抗薬**があります。この薬はなぜ降圧効果があるのでしょうか。

　==カルシウムは平滑筋の収縮に関係します。==カルシウムイオンが筋肉細胞の中に流れ込むと、筋肉は収縮します。カルシウムイオンが細胞内に流入する部位を**カルシウムチャネル**とよびますが、カルシウム拮抗薬は、このカルシウムチャネルが開かないようにし、カルシウムの細胞内への流入を阻害します。カルシウムイオンの流入が減ると、

p.025 参照
筋収縮のメカニズム

筋細胞はどうなるでしょうか。収縮が弱くなる、あるいは収縮しないということになりますね。血管壁の平滑筋の収縮が弱くなれば、血管は広がって血管抵抗が減少します。したがって、血圧が下がるというわけです。

皆さんは、カルシウム拮抗薬とアンギオテンシン受容体阻害薬は、何が違うのかと質問を受けたら、もう答えられますね。

🔲 急性期に1時間尿量を測るのは、なぜ？

重症患者さんでは、1時間当たりの尿量をチェックすることがあります。その理由も、もう見当がつくと思います。

==尿が出るのは、腎臓で尿をつくる作業ができている証拠==です。1日の最低尿量は成人で500mLといわれています（このような場合は、色の濃い尿が出ます）。1日に体内に生じる不要物を溶かすには、水分が500mL程度は必要だからです。1日の最低尿量500mLから計算すると、1時間に20mLは出てほしいところですね。

尿が腎臓でつくられるということは、腎臓に血液が流れている、つまり血圧が保たれているということです。もちろん腎臓そのものの機能が保たれていることも意味します。急性期で、膀胱留置カテーテルを使っているような場合には、尿がきちんと出てきているかどうかは重要な観察ポイントですね。膀胱留置カテーテルが入っているから、おしっこの心配はしなくていいのではありません。==尿が出ているかどうかは、からだの中で血液が巡っているかどうか、血圧が保たれているかどうかの指標でもある==のです。

==腎臓は、尿量や尿中に捨てる物質を調節することによって、体内の水分量と電解質のバランスをとり、pHを整えています==。これは生命維持にとても大事なことで、そのためか、腎臓には予備力があります。極端にいうと、腎臓は一つだけでも生命を維持することができます。左右に一つずつありますが、正常な機能をもっているならば、どちらか一つになっても大丈夫なのです。この腎臓の予備力が、生体腎移植を可能にしているのです。

血液を体外に取り出し、体外で濾過するのが人工透析です。腎臓が機能しないと、水や尿素や電解質など、血液中の不要なものを取り除くことができず、生命維持が困難になります。腎臓では濾過と再吸収を行いますが、人工透析では血液から透析液中に濾過するのが中心となります。いわば尿を透析液中に排出しているということですね。

腎臓は24時間はたらいています。これに対し、人工透析は2日分、3日分の尿をまとめて捨てることになります。その違いは大きいですね。腎臓がきちんとはたらいて、膀胱に尿がたまって尿意を感じトイレに行くというのと、2～3日に1回、まとめて腎臓の仕事を人工透析でするということの差を理解できるのは、からだのすばらしい営みをわかってこそだと思います。

CHAPTER 05 骨の生理と女性ホルモンのはたらき
骨粗鬆症って、なに？

骨粗鬆症は、漢字も読み方も難しいのですが、
聞いたことがある、知っているという人が多い病名です。
「骨がスカスカになる」「骨が折れやすくなる」「女性に多い」病気といわれています。
骨がスカスカになるとは、どういうことでしょうか？
また、なぜ女性に多いのでしょうか？

keyword ・骨の構造 ・骨の成分 ・骨強度（骨密度、骨質） ・骨折
・エストロゲン、プロゲステロン ・骨粗鬆症

☐ 骨にも細胞がある

「骨」といえば、犬がくわえている硬くてしっかりした動物の骨を思い浮かべるでしょう。あの骨も、私たちの骨格を形成する骨も、**骨細胞**とよばれる細胞からできていることを知っていますか？

骨細胞は規則正しく同心円で層状に並んでいて、円の中央には**血管**が走っています[▲図Ⅱ㉑]。細胞が生きていくには、必ず**酸素**と**栄養分**がいりますから、骨細胞にも**血液が必要です**。硬い骨の中に血管の通り道ができていて、血液が循環しています。血管は、**骨膜**という骨の外側を覆っている膜のほうから骨の中に入っていきます。骨膜から横に入る血管の通り道を**フォルクマン管**、骨細胞の層の真ん中の通り道を**ハバース管**とよびます。骨細胞は細胞体から細い腕をたくさん伸ばしていて、ハバース管内の血管や周囲の骨細胞と連絡しています。

では、あのしっかりした骨は一度できあがったら一生そのまま保たれるのでしょうか。いいえ、そうではありません。骨細胞は、寿命が来ると**破骨細胞**という細胞に食べられてしまいます。破骨細胞はカルシウムを溶かし、骨細胞を吸収（吸収というのは、血液中に取り込むことです）しますが、実はその後に新しい骨細胞ができてきます。新たな骨細胞のもとになる細胞は**骨芽細胞**とよばれています。破骨細胞が壊しては掃除し、そのあとを骨芽細胞が追いかけて新しい骨細胞になって埋めていく、そんな様子をイメージしてください。

☐ 骨細胞と骨細胞の間には、何がある？

では、なぜ骨はあのように硬いのでしょう？　骨細胞が硬いのでしょうか？

▲図Ⅱ㉑●骨の構造

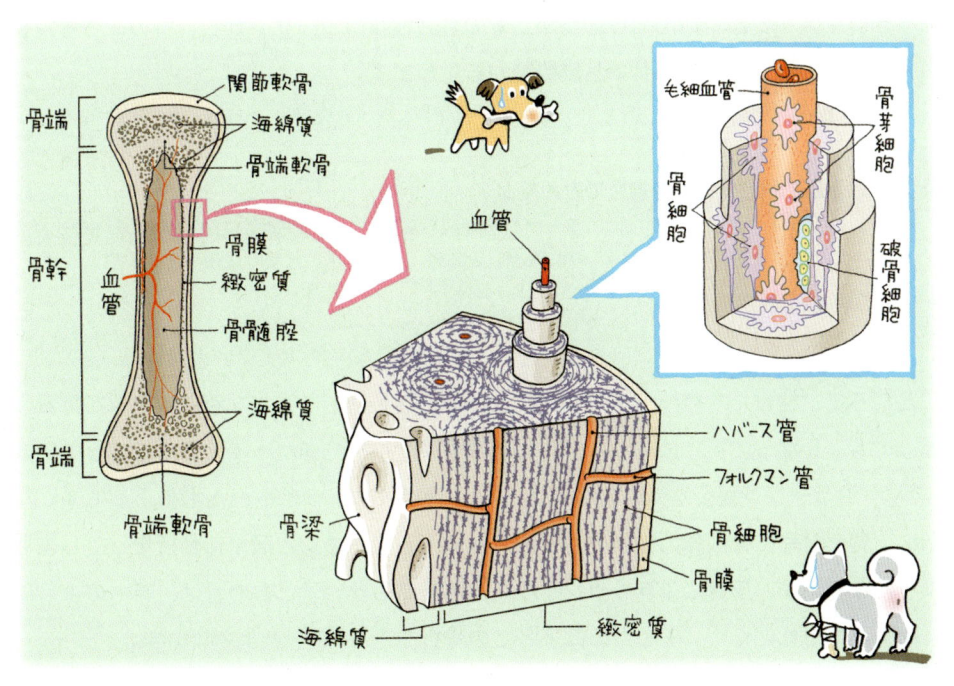

　先ほど述べたように、骨細胞は規則正しく同心円状に層をつくっています。ぎっしりすき間なく並んでいるのではなく、骨細胞同士、互いに大きく腕を伸ばして触れる程度の距離を保って並んでいるのです。そして骨細胞と骨細胞のすき間を、コラーゲンと無機質（むきしつ）が埋めています。

　"プルプルな肌はコラーゲンがあるから"といわれますが、コラーゲンというのはタンパク質の一種です。コラーゲンは膠原線維（こうげんせんい）の主成分で、硬いものではなく、「膠」（にかわ）という字のとおり、粘りけがあって弾力性の強いものです。皆さんは「煮こごり*1」をご存じですか？　煮こごりとは、魚や肉などの煮汁が冷えて固まったものですが、これが固まるのは魚や鶏の皮のコラーゲンの作用によるものです。コラーゲンは、ああいうプリプリ、プルプルしたイメージです。

　骨芽細胞がコラーゲンをつくって、それを細胞間の空隙（くうげき）に排出しています。コラーゲンは骨細胞と骨細胞のすき間に並んで骨組みをつくります。そしてその骨組みの間を無機質が埋めているのです。

　無機質は、リン酸カルシウムが80〜90％、炭酸カルシウムが7〜10％、リン酸マグネシウムが1〜2％といわれています。リン酸カルシウム、炭酸カルシウムの割合からわかるように、カルシウムの含有量がとても多いのです。こういった無機質が蓄積することを石灰化（せっかいか）とよびます。骨が硬いのは、この石灰化のためなのです。

　骨細胞が規則正しく並び、そのすき間にコラーゲンが並び、さらにそのすき間にカルシウムが沈着している、というのが骨の構造です。よく鉄筋コンクリートの構造にたとえて、コラーゲンが鉄筋、カルシウムを中心にした無機質がコンクリート、と説明され

ますが、イメージがついたでしょうか。骨の弾力性はコラーゲンから、骨の硬さは無機質から、骨の強さはコラーゲンと無機質から生じます。

> **memo**
> **＊1　煮こごりを骨に置き換えて考えると…**
> 煮こごりの話ですが、煮こごりはコラーゲンを骨組みにして、コラーゲンのすき間を水（煮汁）が埋めている、と考えてください。骨に置き換えて考えると、水の代わりに硬いカルシウムが埋めているというわけです。

　ところで、枯れた木の枝がポキンと折れるのに対し、しなやかな若い木の枝を折ろうとしても、しなって折れにくく、折れてもギザギザに折れ曲がってくるのを知っていますか？　コラーゲンが少なく、無機質が少ない骨は、ちょうど枯れた木のようです。年齢の上昇とともに骨は弾力性と硬さ、強さが低下し、ポキンと簡単に骨折をしてしまうようになります。反対にコラーゲンが多く、無機質も多い子どもの骨は、若木のようにしなやかで折れにくく、そのために子どもの骨折を若木骨折とよぶのです。

◻ カルシウムの沈着

　石灰化は無機質の沈着によって起こり、骨の硬さをつくり上げています。無機質は断然カルシウムが主役です。では、カルシウムの沈着はどのようにして起こるのでしょうか。

　カルシウムはからだの中でつくり出すことができませんので、食物から摂り込みます［▲図Ⅱ㉒］。食事から摂ったカルシウムは、腸管で血液中に吸収されますが、このとき、ビタミンDの手伝いが必要です。ビタミンDは、その前駆物質が皮膚で日光（紫外

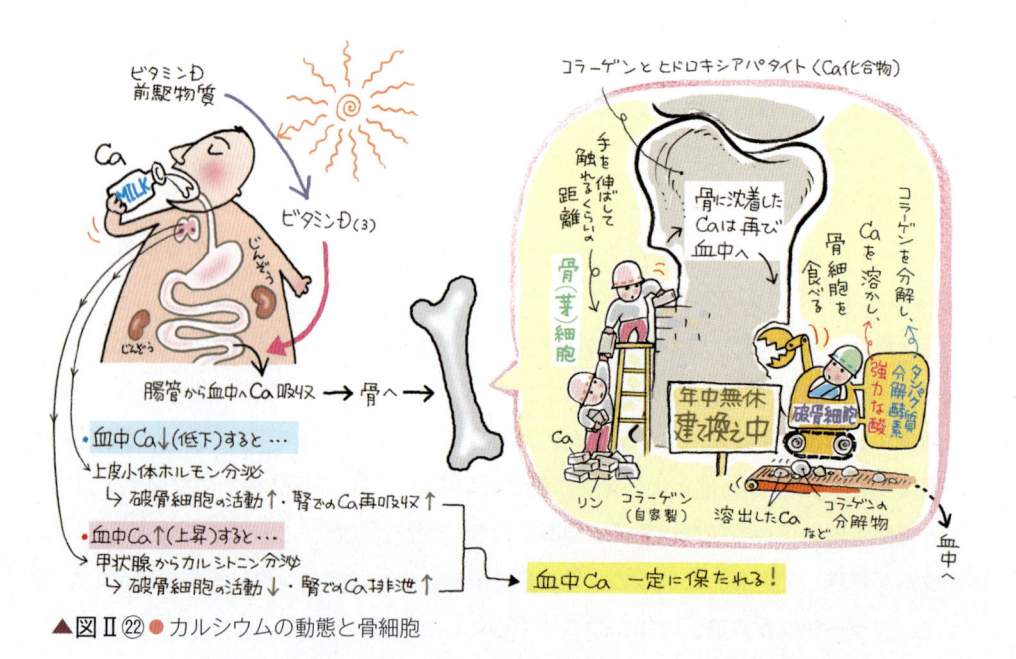

▲図Ⅱ㉒●カルシウムの動態と骨細胞

線）の作用を受けてつくられます。皮膚でできたビタミンDはさらに生化学反応を受けて、活性ビタミンD₃になります。腸管からのカルシウムの吸収には、この活性ビタミンD₃が必要です。

さて、吸収されたカルシウムは血液中を流れて骨に行きます。骨には血管が規則正しく走っていますので、血液は骨の中に到達し、カルシウムを供給します。カルシウムはリンとともにヒドロキシアパタイト（hydroxyapatite）という形で骨に沈着します。

骨に蓄えられたカルシウムは、そこにじっと留まるのではなく、破骨細胞で溶かされて血液中に出て行きます。ちなみに破骨細胞は、血液の単球の仲間です。破骨細胞は強力な酸を分泌してヒドロキシアパタイトを溶かし、さらにタンパク質分解酵素を分泌してコラーゲンを分解します。その後を、骨芽細胞が新しい骨をつくって埋めていくのでしたね。1年に18％の骨がつくり替えられるといわれていますから、約5.5年で骨はすべて入れ替わるという計算になります。破骨細胞に壊されてから新しい骨ができるまでの1周期は、約100日といわれています。

カルシウムは血液に一定量含まれていますが、血液中のカルシウムが減ると、上皮小体（副甲状腺ともいいます）という米粒ほどの器官から上皮小体ホルモン（パラソルモン）が分泌されます。上皮小体ホルモンは破骨細胞の活動を刺激し、骨から血液中にカルシウムとリンを供給させ、また腎臓ではカルシウムの再吸収を促進し、リンの排泄を促進します。逆に血中のカルシウム濃度が高くなると、甲状腺からカルシトニンというホルモンが分泌され、破骨細胞を抑制し、腎臓でのカルシウムの排泄を促進します。

☐ カルシウムさえあればいいの？

骨について、その構造と何からできているかがわかりましたか？ 骨のイメージが生き生きとしてきましたか？

さて、骨はカルシウムが十分あれば、石灰化して丈夫になるのでしょうか。骨ができるのには、材料だけがそろえばいいのでしょうか——。実は、材料だけでは不十分で、骨に重力の負荷がかかることも必要なのです。

宇宙では、地球上での重力（万有引力）がかかりませんから無重力です。宇宙に人類が最初に行ったとき、無重力によって骨が弱くなることはよくわかっていませんでした。最初の宇宙飛行士たちは、地球に帰還した後、立てないほど筋力も骨密度も失っていました。今ではその理由も予防法もわかり、無重力の骨への影響は最小限に抑えられています。

では、骨の形成にはなぜ重力が必要なのでしょうか？

骨は重力がかかると、重力に負けないよう、その重力の方向に合わせて骨を丈夫にしていきます。ですから、重力がかかるほど骨は強くなるのです。

あらゆる姿勢・体位のうち、寝ている姿勢は重力の負荷が最も小さく、足を降ろして

からだを起こす、立つ、運動するという順で重力の負荷は大きくなります（水中では浮力がはたらき、重力の負荷は弱くなります）。骨の形成には材料に加えて、運動負荷をかけることが大事なのです。

☐ 骨粗鬆症って、何？

　この章の冒頭で、「骨がスカスカになる」「骨折しやすい」「女性に多い」と、骨粗鬆症について紹介しました。骨粗鬆症とは、骨が弱くなって骨折しやすい状態になっていることを指します。

　骨が強い・弱いという指標を、骨強度と表現します。骨強度には、無機質の量（これを骨密度といいます）と骨の性質（骨質）がかかわるとされ、骨密度が7割、骨質が3割程度影響すると考えられています。「骨密度＝無機質の量」と定義がはっきりしており、測ることができます。一方、骨質は定義が難しく、これを測ることはまだできないのが現状です。しかし、骨密度が高くても骨折する人がいる、その反面、骨密度が低いのに骨折しない人がいるということから、骨密度だけでは骨粗鬆症を説明できないといえるのです。

　骨の構造を考えると、コラーゲンの量やコラーゲンの並び方（鉄骨の組み方）、また無機質の沈着の仕方などが骨質を左右するだろうことは理解できると思います。

　骨がスカスカになっているというのは、骨密度が低い、すなわちカルシウムの沈着が少なくなっている状態です。これはＸ線写真で観察が可能ですし、骨密度を測ると数値で表されます。骨粗鬆症では、骨にすき間があって、強度が減ってしまうのです。このため骨粗鬆症になった骨は、骨折を生じやすくなっています。この場合の骨折は、家の中でちょっと転んで床に手をついた、腰を打ったといった、大事件とはいえない程度の力で折れることが特徴です。転んだだけで大腿骨頸部や手首に近い橈骨などが折れてしまうのです。鉄棒から落ちたなどというような大きな衝撃が加わらなくとも、骨強度が低下していると、簡単に骨折してしまうというわけです。

☐ なぜ女性に多いのか

　"骨粗鬆症＝高齢の女性がなるもの"と多くの人が認識しているくらい、閉経後の女性と骨粗鬆症は深く関係しています。それはなぜなのでしょう？

> p.095参照
> 女性ホルモンによる性周期

　卵巣からの女性ホルモンの分泌量が減って、卵胞ホルモン（エストロゲン）と黄体ホルモン（プロゲステロン）のサイクルがなくなることを閉経といいますね。月経がなくなるので閉経といいますが、その本態は女性ホルモンの減少です。

　女性ホルモンの一つ、エストロゲンには、破骨細胞のはたらきを抑制する作用があります。つまり骨を壊すスピードを遅くするはたらきがあるのです。閉経期以後、エストロゲンが減少すると、破骨細胞の活動が活発になってしまいます。破骨細胞の活動がさかんになったぶん、骨芽細胞のはたらきもさかんになれば、骨を壊すのとつくるのとの

バランスが保てますが、残念ながら骨芽細胞のはたらきはエストロゲンによって促進されるので、エストロゲンが減少すれば、骨芽細胞のはたらきも低下するのです［▲図Ⅱ㉓］。これが閉経期以降の女性で、骨強度が下がる原因であり、女性ならば皆そういうからだの仕組みになっているのです。

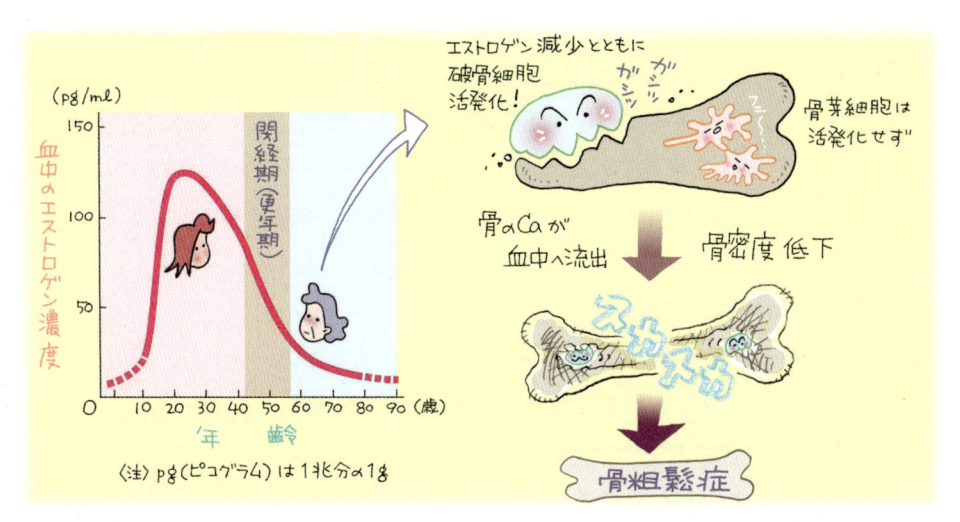

▲図Ⅱ㉓ ● 女性ホルモンの変化

前述したように、骨強度は測れませんが骨密度は測定できます。そこで骨密度からみた骨粗鬆症のデータがたくさん発表されています。年齢による骨密度の変化を大まかに示したグラフ［▲図Ⅱ㉔］を見てください。

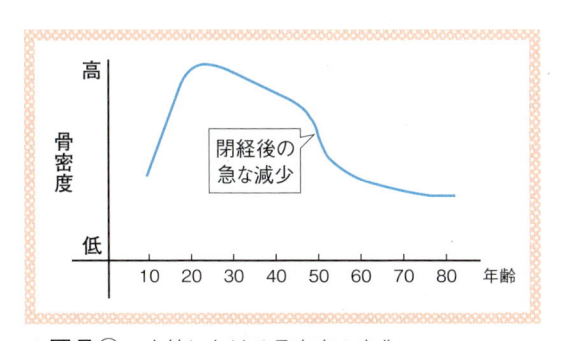

▲図Ⅱ㉔ ● 女性における骨密度の変化

エストロゲンの分泌が増える思春期以降に骨密度は上昇しはじめ、20〜30歳代では高い骨密度が保たれます。その後、徐々に減少し、閉経期以降は大きく減少していますね。このような生理的な仕組みから、中高年の女性は骨粗鬆症になりやすいといわれているのです。

とはいえ、"生理的変化だから"と、ただ様子見しているだけでは、不用意な骨折を招きかねません。骨の構造から、骨密度を保つ方法を考えてみましょう。

骨の生理から骨粗鬆症の予防を考える

閉経期以後、骨密度は必ず下がっていきますが、蓄えられるときにカルシウムをなるべく蓄積して骨密度を高くしておけば、加齢とともに低下したとしても相対的な値は高くなりますね。ですから、思春期から20歳くらいまでの間にたくさんカルシウムをためることが、骨粗鬆症の予防法の一つです。

骨密度を高くするには、具体的には何が必要でしょうか［▲図Ⅱ㉕］。まずはカルシウムをたくさん摂取できるような食品を考えて食べること。そしてカルシウムの吸収に必要なビタミンDを準備すること。カルシウムの骨への蓄積を助けるために骨に重力負荷をかけること、カルシウムの吸収を阻害するものを避けること、が必要です。少し詳しくみていきましょう。

◎ カルシウムの摂取

カルシウムの多い食品を日常的に食卓に登場させることが第一歩です。カルシウムが多く含まれる食品の代表は、牛乳および乳製品と小魚です。看護職は具体的な工夫の方法を患者さんへ提示できなければなりません。栄養のことは栄養士さんに、などと安易に思っていませんか？　その人にとって適切な食生活となるようにはたらきかける責任者はだれでしょうか。そう、看護職ですよね。皆さん自身がカルシウムの摂取の仕方を患者さんへ説明できるように、栄養学も勉強してください。

カルシウムの1日の推奨量は成人で600〜700mgとされています。骨をつくるにはカルシウムとともにリンも必要ですが、カルシウムとリンのバランスが1〜2対1の食品がよいといわれています。リンをたくさん摂取すると、リンとカルシウムのバラン

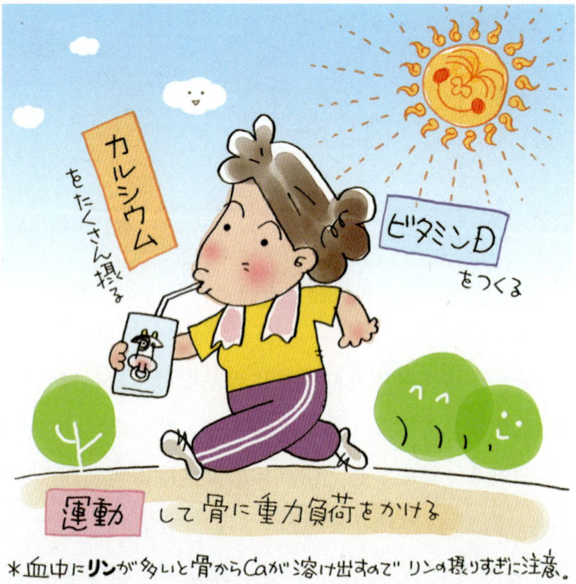

> 看護point
> 骨粗鬆症の栄養指導

▲図Ⅱ㉕ ● 骨粗鬆症の予防

スが崩れ、リンが多くなると、骨からカルシウムが溶け出しますので、骨は弱くなります。

　カルシウムを摂ることだけに気をとられるのではなく、リンを摂りすぎないことも大切なのです。**スナック菓子**や**インスタント麺**、**加工食品**などでは、カルシウムに対してリンの割合が高く、リンの摂りすぎに警鐘が鳴らされています。

◎ **戸外での運動**

　ビタミンDをつくるには**紫外線**が必要でした。必要以上の日光浴は不要ですが、戸外での運動は、骨へ重力負荷をかけるという点からも推奨されています。

年代に応じた骨粗鬆症予防を

　骨粗鬆症の予防には、若いときにカルシウムを十分摂り、運動して骨密度を上げておくことが大切です。30〜40歳代では、骨量を維持するためにカルシウムを十分摂り、戸外で運動をしましょう。骨密度が下がってくる年代では、低下していくスピードをなるべく遅くするよう、やはりカルシウムを十分摂り、戸外で運動をしましょう、ということになりますね。

　しかし高齢者の場合は、骨密度を保つことも大切ですが、それ以上に==骨折を起こさないこと、そのために転ばないことがとても大事==です。転ばないためには、筋力を保つこと、つまずきやすいものを片づけておくことなどの工夫が必要になります。

　エビデンス・ベースド・メディシン（evidence-based medicine；**EBM**）の時代になっています。予防と治療のガイドラインなど、p.218に参考文献をあげていますので、今後の参考にしてください。

> 看護point
> 転倒予防の援助

CHAPTER 06 「がん」から学ぶ4つの組織

白血病や脳腫瘍に、
「がん」という言葉がつかないのはなぜ？

「白血病は、いわば血液のがんです」といわれることがあります。
ではなぜ、白血病に「がん」という言葉がつかないのでしょう？
白血病とがんは何が違うのでしょうか？
がんの定義をふまえ、
からだをつくる組織に焦点を当てて考えてみることにしましょう。

keyword ・上皮組織　・神経組織　・筋組織　・結合組織　・がんの転移　・リンパ系
・様々な悪性新生物

☐「がん」という言葉

「がん」という言葉はよく聞きますね。1981（昭和56）年以降、日本人の死因の第1位となっています（正確を期しますと、"がんを含む悪性新生物"が第1位です）。皆さんはどんな種類のがんを知っていますか？ 舌がん、咽頭がん、喉頭がん、肺がん、食道がん、胃がん、大腸がん、膵がん、肝がん、膀胱がん、腎がん、子宮がん、卵巣がん、精巣がん、乳がん、皮膚がん、甲状腺がんなどなど、「がん」という言葉にいろいろな臓器・器官の名前がついていますね。

では、これらの臓器・器官の共通性は何でしょうか。それは、**上皮組織**があるということです。**がんは上皮組織から発生した悪性新生物を指します。**血液は上皮組織ではありませんから、「血液がん」とはいわず「白血病」というのです。

☐ 上皮組織って、なに？

◎ からだを覆う

体表に開いている孔（穴）——たとえば鼻、口、肛門、尿道、腟のような孔は、皮膚に連なっています。外から見ればからだの中ですが、実は外界につながっていて、"からだの中なのに、からだの外"といってもいいわけです。消化管はまさにからだの中を外が貫いているといえますね。肺や膀胱や子宮も、その内腔は外界に開いていますよね。

私たちのからだで、外に開いているとみなせる部分はすべて膜で覆われています。からだの外側を覆っているのは皮膚です。からだの内部で、実は外につながっている器官の表面を覆っているのは粘膜です。**皮膚や粘膜の最も表面に並び、外界と接している細胞群を上皮組織といいます。**

上皮組織には上皮細胞がきれいに並んでおり、表面を覆う役割をしています［▲図Ⅱ㉖］。扁平上皮という名前を聞いたことがあるでしょうか。体表を覆う皮膚の上皮は平べったい形をした（つまり扁平な）細胞で、それらが重なり合っているので重層扁平上皮とよばれています。皮膚は外界からの刺激を受けるので、丈夫な覆いでなければ困りますね。薄くてすぐに切れたり破れてしまうのでは、覆う役が果たせませんから、扁平な細胞が何層にもなっているわけですね。同じ理由で、食道の壁を覆っている上皮も重層扁平上皮です。腟壁の上皮も重層扁平上皮です。

胃の粘膜の表面には背の高い円柱状の細胞が１層並んでいて、単層円柱上皮とよばれます。もう、お気づきでしょう。細胞の形と、単層か重層かの違いで名前がつけられているのです。

気管支枝の上皮細胞にはその表面に線（繊）毛という細い毛が生えていて（線毛上皮）、空気と一緒に入ってきたゴミを外に送り出すことができる構造になっています。卵管の上皮も線毛上皮で、これは卵子を子宮へ向けて送るためですね。

膀胱は、尿がたまっているときと空のときでは容積が違います。充満しているときの表面積は広く、空のときはシワシワになって縮まってしまいます。この伸び縮みに対応するため、膀胱の上皮はおもしろい構造をしています。上皮細胞は１層に並んでいるのですが、膀胱が縮むと細身に変身して、上方で重なり合っています。このように内容量の多寡に対応する独特の構造をしている上皮は移行上皮とよばれています。

表面を覆うという仕事をしている上皮組織ですが、その部位の性質や機能によって、見事なバリエーションをもっています。本当にからだはうまくできているなあと感心し

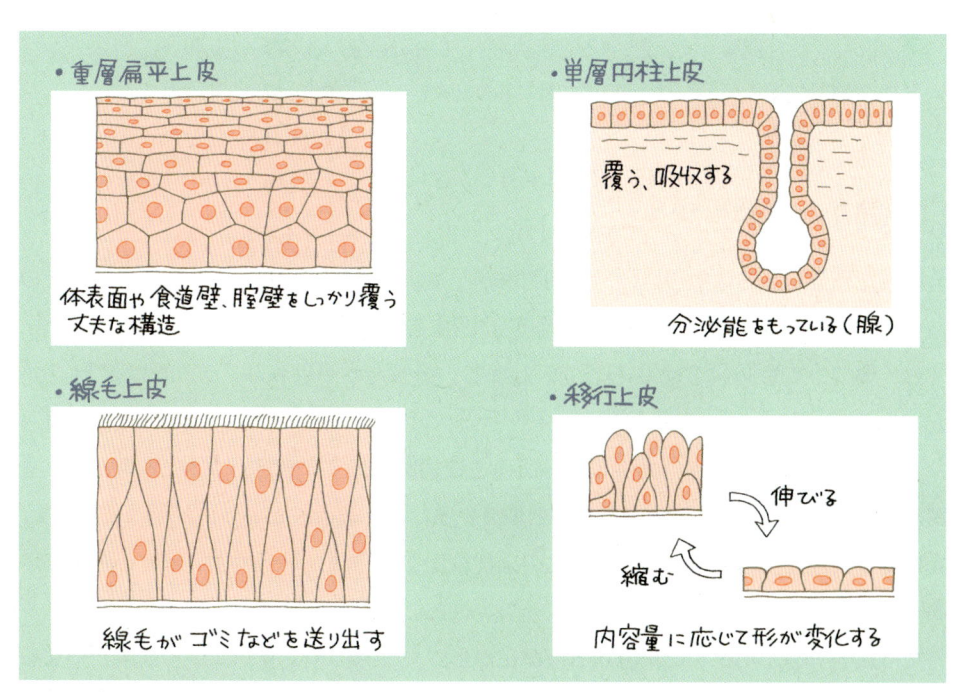

▲図Ⅱ㉖ ● 上皮組織のバリエーション

ますね。

◎ 分泌する

さて、上皮組織は覆うはたらきがあるという話をしてきました。舌がん、咽頭がん、喉頭がん、肺がん、食道がん、胃がん、大腸がん、膀胱がん、子宮がん、皮膚がんなどは、覆っている上皮から発生するものですが、膵がん、肝がん、腎がん、卵巣がん、精巣がん、乳がん、甲状腺がんなどは、どのように説明したらよいのでしょうか？"覆う"というはたらきでは説明できませんね。

実は上皮組織にはもう一つ作用があるのです。それは、**分泌**するということです。

膵臓は膵液を分泌します。肝臓は胆汁を分泌します。腎臓は尿を分泌します。乳腺は乳汁を分泌します。甲状腺は甲状腺ホルモンを分泌します。では、卵巣や精巣は何を分泌しますか？ 性ホルモンを分泌するのですね。それから卵巣は卵子を、精巣は精子を分泌します。ホルモンや消化液のような化学物質と違って、卵子や精子は"分泌する"というふうには考えていなかったかもしれません。しかし、これらも分泌という概念でとらえることができるのです。

消化腺、内分泌腺というように、**分泌機能がある上皮組織を腺**とよびます。肝臓は人体のなかで最も大きな腺ですが、細胞がぎっしり詰まった臓器です。覆うためには膜状に細胞が並ぶ必要がありますが、腺は分泌物をつくる細胞が集まって形をつくっています。外分泌腺の場合は、分泌物を運び出す導管をもっており[*1]、導管も上皮細胞で覆われています。

> **memo**
> p.195参照
> 外分泌腺と内分泌腺
>
> *1 外分泌腺と内分泌腺の違い
> 外分泌腺には導管がありますが、内分泌腺の場合は分泌物を細胞周囲の体液中に分泌し、分泌物は血液中に吸収されて運ばれますので、導管はありません。

☐ 原発がんと転移がん

覆ったり分泌するはたらきのある細胞群が上皮組織ですが、この上皮組織はからだのあちこちに存在します。**上皮組織は細胞分裂する力が大きく、常に入れ替わっていますし、傷ついても修復力があります。しかし、分裂能が高ければ、それだけ変異（がん化）が起こりやすいのです。**

当然ながら、がん細胞は発生した場所の上皮細胞に似ています。**異形細胞**という言葉がありますが、もともとの上皮細胞と似ているけれど違う、というのが異形細胞です。**異形度が大きくなるほど、つまりもとの上皮細胞からの隔たりが大きいほど、悪性度が高く、無秩序な増殖をします。**

たった一つのがん化した細胞から、がんが形づくられるのですが、がんは大きくなると、**血管**や**リンパ管**を巻き込みます。そうすると、血管やリンパ管の中にがん細胞が

入り込み、血流やリンパ流に乗って全身を巡ってしまうのです。そして発生した場所から離れたところにがん細胞がひっかかり、その場で増殖してしまうのを転移といいます。最初に発生したがんを原発がん（原発巣）、原発がんが転移してできたがんを転移がん（転移巣）といいます。

　たとえば、肝臓で発生したがん細胞が、肝静脈から下大静脈に流れ、心臓を通り抜けて肺でひっかかったとします。肺に留まった肝臓がんの細胞は、そこで増殖をしていきます［▲図Ⅱ㉗］。この場合、原発巣は肝臓で、肺のがんは転移巣になりますね。肺にできているがんでも、肝臓がんと同じ細胞からできているということになります。

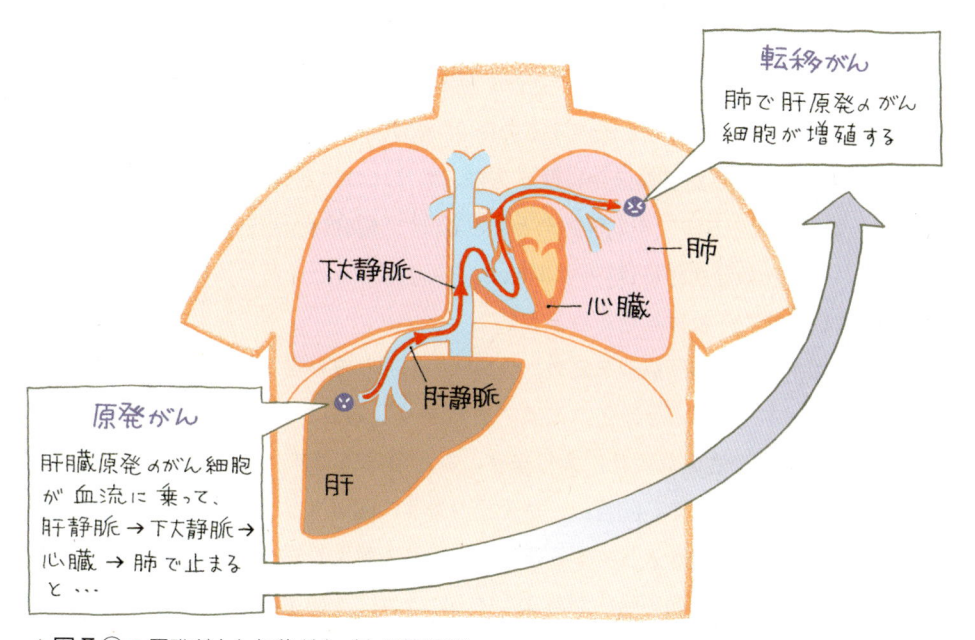

▲図Ⅱ㉗ ● 原発がんと転移がん（血行性転移）

　時には同時に複数のがんが発生することもあります。そういう場合は、両方が原発がんです。また、一度がんで治療をし、数年後にまたがんが見つかった場合でも、前のがんの再発なのか、新たに発生したがんなのかを見きわめる必要があります。

　さきほど、がん細胞は発生したもとの上皮組織と構造が似ているといいました。ですから、様々な部位でがんが発生した場合などには、どこが原発巣でどこが転移巣なのかを調べることができるのです。バラエティに富んだ上皮組織であるからこそ、がんの組織を調べて各臓器の上皮の特徴と照らし合わせることで、どこから発生したがんなのかを見分けられるというわけですね。これは組織診断といって、組織の一部を顕微鏡で調べて診断をします。

◻ 血行性転移とリンパ行性転移

◎ 血行性転移

　血流に乗ってがん細胞が移動する方法を**血行性転移**といいます。血行性転移を考えるときには、血液の流れ方に沿って考えてみます。先ほどの肝がんを例にして考えると、肺を通り抜けて心臓に戻り、大動脈から出て総頸動脈から内頸動脈を通り、脳へ転移することもあります。血液の循環経路は、こうしたがんの転移の経路になるのです。肺や肝臓に転移巣ができやすいのはなぜか、循環経路を考えればわかりますね。

◎ リンパ行性転移

　もう一つの転移の経路は**リンパ**です［▲図Ⅱ㉘］。リンパ管は、静脈への帰り道だけの一方通行の経路です。細胞は毛細血管の動脈に近いほうから滲み出た**間質液**に浸かっていますが、この間質液を吸収するのに２つのルートを使っています。一つは**毛細血管の静脈に近いほうから血液中に戻す方法**、もう一つは**リンパ管に入って左右の静脈角から静脈に戻す方法**です。静脈角とは、**鎖骨下静脈**と**内頸静脈**が合流する部位でしたね。特に左の静脈角には**ウィルヒョウのリンパ節**があり、転移の重要ポイントになっています。それはなぜでしょう？

　リンパ管は、全身から間質液を集め、リンパ節を通り抜けながら戻ってきますが、大きく**右リンパ本管**と**胸管**の２本に集約されます。**右リンパ本管は、からだの右上1/4のリンパを集め右の静脈角に入ります。あとの3/4はすべて胸管に集まり、左静脈角から静脈へ合流します。**胸管は、消化器や骨盤内臓器など、広範囲からのリンパを集めますから、がん細胞が入ってくる率は右リンパ本管よりずっと高いのです。

　ウィルヒョウのリンパ節に転移があるということは、その手前のリンパ節に転移して

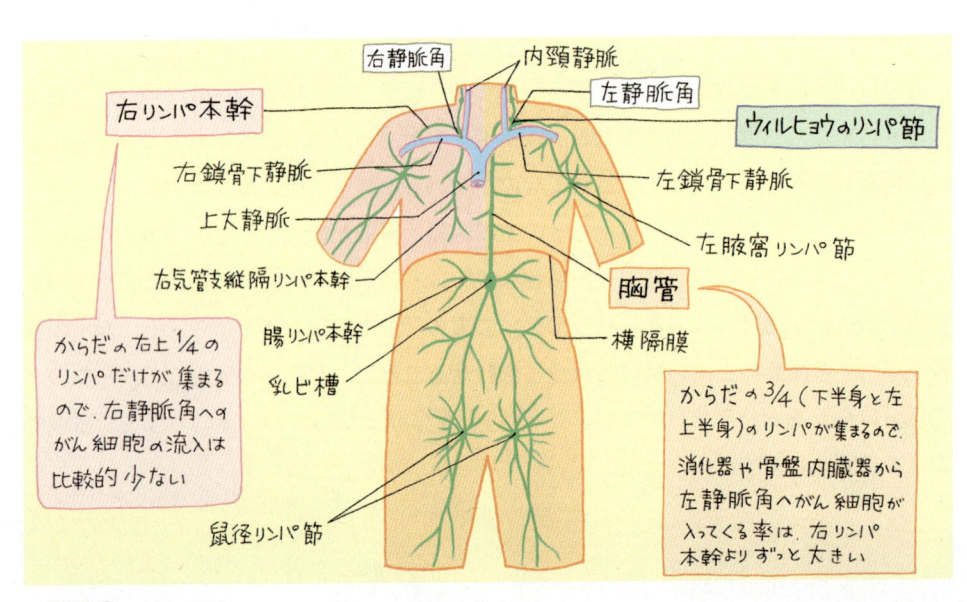

p.003 参照 間質液

▲図Ⅱ㉘ ● リンパ系

いるのはもちろんですが、ここは血中に入る場所ですから、血行性に広がっていくと考えられます。ですからウィルヒョウのリンパ節は、がんの転移を考える際のポイントとなるのです。

　リンパ行性の転移では、まず原発巣周辺のリンパ節への転移が疑われます。たとえば乳がんだと鎖骨下リンパ節や腋窩リンパ節への転移が考えられます。肺がんでは肺門部のリンパ節が考えられます。こういった場合、がんの手術を行っている最中にリンパ節の組織を採取して病理診断部へ送り、転移の有無を緊急に調べ、リンパ節への転移があればリンパ節も切除します。==リンパ節の切除がなされると、リンパの流れが分断されますね。==そうすると何が起こるでしょうか。リンパは間質液を吸収して、血液中に戻す役割をしていましたね。それが障害されますから、間質液がたまってしまいます。つまり浮腫が生じるのです。こうしたことについても思い描きながら、患者さんのからだの中で何が起こっているか、考えるようにしてください。

🟧 脳腫瘍は、がんと言わない？

　上皮組織で発生する悪性新生物をがんといいました。では、脳腫瘍の場合に「脳がん」といわないのはなぜか、もうわかりますね。——そう、脳の組織は上皮組織ではないからです。

　脳は神経組織からできています。神経組織とは、脳や脊髄、また末梢神経をつくる神経細胞や神経膠細胞のことです。神経細胞は情報の読み取り、判断、伝達をする細胞ですが、あまりに機能が分化しているため、神経細胞を保護する神経膠細胞が周囲を埋めています。そして養分の吸収や不要物の処理を手伝っています。また長い神経線維を保護し、神経の伝導スピードを速くする髄鞘をつくっているのも神経膠細胞です。

　神経組織からできる腫瘍は、脳腫瘍あるいは脊髄腫瘍とよばれます。脳腫瘍のなかで悪性か良性かを区別するのです。なぜかというと、脳は頭蓋骨に囲まれていますから、==良性であれ悪性であれ、腫瘍ができて容積が増えると、脳を圧迫し、頭蓋内圧（脳圧）を上げてしまいます。==ですから、良性だから様子をみましょう、というわけにいかないのです。脳腫瘍には、良性のものも悪性のものも含まれていると考えてください。悪性の脳腫瘍は、大きくなるのが早くて転移もしますから、もちろん問題はより大きいのです。

🟧 横紋筋肉腫は、がんではない？

　横紋筋はいわゆる骨格筋です。皮膚と骨格の間にあって、関節を動かす筋肉です。==筋組織は上皮組織ではありません==から、筋肉で発生する悪性新生物はがんとはよびません。横紋筋に悪性腫瘍ができる場合がありますが、これは横紋筋肉腫とよびます。

　筋組織は収縮能力をもった筋細胞からできていますが、収縮力の違いと部位の違いから、横紋筋、心筋、平滑筋の3種類に分類されています。前述のように横紋筋は骨

格筋ともいい、平滑筋は内臓筋ともいいます。心筋はからだのなかで心臓にしかない筋肉です。骨格筋は収縮力が強い筋肉ですが、反対に平滑筋は収縮力が弱く、消化管の壁や血管壁などに分布しています。消化管が動くのはこの平滑筋があるからです。まれに平滑筋でも肉腫が発生することがあり、それは平滑筋肉腫とよばれています。

上皮組織、神経組織、筋組織、そして結合組織

ここまで、上皮組織、神経組織、筋組織の3つの組織が登場しました。私たちのからだはおびただしい数の細胞からできています。細胞は同じ種類の同じはたらきをするものが集まって、組織をつくっています。上皮組織、筋組織、神経組織のイメージができたでしょうか。

さて、組織のうち、ここまでに出てこなかったものがもう一つあります。それは結合組織です。これまで勉強した3つの組織と結合組織の4種の組織が私たちのからだをつくっています［▲図Ⅱ㉙］。言い換えると、上皮組織、筋組織、神経組織以外はすべて結合組織です。えっ？ 血液も骨も結合組織なの？ と疑問に思うでしょう。

「結合組織は、細胞成分と細胞を取り巻く細胞間物質からなる」という定義があります。"細胞間物質がある"という点が特徴です。骨は骨細胞とその周囲の膠原線維とヒドロキシアパタイトという細胞間物質から成り立っています。骨からできる悪性新生物は骨肉腫とよばれます。軟骨も、軟骨細胞とその周囲の線維とムコタンパクと糖質からなるゲル状の細胞間物質からなっています。血液の場合は血球が細胞成分で、細胞間物質は血漿です。骨、軟骨、血液は特殊な分化をしており、これらを含めて広義の結合組織とよび、含めないときに狭義の結合組織といっています。

では、狭義の結合組織はどこにあるのでしょうか。狭義の結合組織は、上皮組織と筋

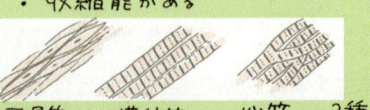

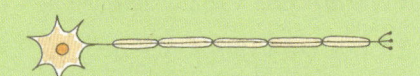

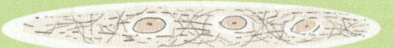

> p.147 参照
> 骨の構造と成分

▲図Ⅱ㉙ ● 4つの組織

組織の間をつないでいる組織と考えてみてください。皮膚でみると、真皮や皮下組織は結合組織です。粘膜でみると、粘膜固有層と粘膜下組織は結合組織です。これらでは細胞成分は少なく、線維芽細胞や白血球、リンパ系の細胞がいて、膠原線維や弾性線維などの線維と、タンパクやムコ多糖類がゲル状の細胞間物質を形成しています。

間質液はこの結合組織内にあります。浮腫があるといった場合、間質液がたまっている場所は結合組織なのです。

◻ 悪性新生物は、分裂能の高い組織から発生する

いろいろな悪性新生物を例にして、組織の話をしてきました。悪性新生物は分裂能の高い細胞からできやすいということが理解できたでしょうか。また、発生した組織によって、悪性新生物のよび方が異なっていることもわかりましたね。

上皮組織は分裂能が高いですから、ほかの組織に比べて悪性新生物（＝がん）の発生率が最も高いのです。白血球もどんどん入れ替わる細胞なので、白血病も多いということです。

◻ 考えてみよう

では、ここでクイズです。
赤血球や心筋の悪性新生物を聞いたことがないでしょう。それはなぜでしょうか？
赤血球は流血中に出たときには核がありませんから、分裂能はないのです。
また心筋は再生能がほとんどないといわれています。ですから心筋梗塞を起こすと心筋は死滅（壊死）し、そのあとは心筋ができず瘢痕になりますから、心臓の収縮能力は低下したままですね。再生能がないというのは細胞が分裂しないということです。つまり細胞分裂の際に生じる悪性化（遺伝子の変異）が起こるわけがないのです。
実は脳腫瘍も神経膠細胞から発生するものが多く、神経細胞から発生するものはまれです。神経細胞は心筋細胞と同様に、再生能がほとんどないからです。

p.165参照
心筋梗塞後の心臓

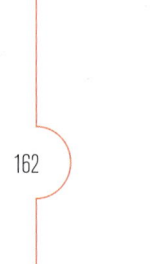

CHAPTER 07 心臓のはたらき
心臓が自力で動けるのは、なぜ？

心臓は、収縮と弛緩を繰り返し、一定のリズムを絶えず生み出し、
全身へ効果的に血液や栄養分を供給しています。
このように、心臓が常に機能していられるのはなぜでしょうか？
心臓の本態である心筋に着目し、
心臓のはたらきについて、じっくりみていきましょう。

keyword ・心臓のポンプ機能　・冠（状）動脈　・心筋梗塞　・刺激伝導系　・ペースメーカー
・心電図

◻ 心臓は筋肉の「ふくろ」

心臓は、からだに血液を送り出す**ポンプ**の役割を果たしています。これは皆さんすでにご存じのことでしょう。

心臓を中心にした血管は、からだの中の物質の流通路です。一軒一軒の家へ路地が通じているように、細胞を家に、毛細血管を路地に見立てると、路地（毛細血管）は必ず各家（細胞）に通じています。血管という流通機構は、動脈から毛細血管を経て静脈につながる閉鎖された経路です。この閉鎖経路のなかで血液を回すには、どこかで圧力をかける必要があります。その役割を担っているのが心臓です。==心臓は、ポンプとしてはたらくことができるよう、強い力をもった筋肉の袋なのです。==

◻ 心筋は横紋筋

心臓は内臓のなかでは運動量が多く、収縮力が強い臓器です。大きい力を出せるように、心筋は横紋筋の構造と性質をもっています。==横紋筋は収縮タンパクが規則的に並んでいて、収縮力が強い筋肉==でしたね。心筋が横紋筋からできているのは納得できますね。

> p.133 参照
> 横紋筋の特徴

心筋は心臓にしかない筋肉です。同じ横紋筋でも、骨格筋と心筋には違いがあります。==心筋では筋細胞が連結しており、骨格筋では連結していません。==この連結は、心筋が同時に収縮するのに都合がいい構造だといわれています。分布している部位が異なるからだけではなく、連結があるかないかの違いのために、骨格筋と心筋は明確に分けて考えられています。

◻ 心筋を養っている血管は？

　心臓は心筋でできた袋ですが、袋の壁をつくっている筋肉は、心臓の中の血液から、心筋がはたらくのに必要な酸素とブドウ糖を取り込んでいるのでしょうか？

　いいえ、心臓の中にどんなに血液があっても、心筋を養うことはできません。心臓には、冠状動脈という動脈が、心筋に酸素とブドウ糖を供給するために走っているのです。冠状動脈は、大動脈弁の直上から左右に2本分岐しています。

　大動脈から血液が出て行くとき、つまり心室が収縮しているとき、大動脈弁は大動脈壁にぴったり押し付けられています。冠状動脈への分岐部も、弁でフタをされている状態になります。心室の収縮が終わった後、大動脈内の血液は逆流してきて、大動脈壁と弁のすき間に入り、弁に血液がたまります。弁の中に血液がたまって3枚の弁が合わさり、大動脈を塞ぐので、血液は心臓の中には戻れません。大動脈の壁に3枚のポケットがついていて、ポケットの中に血液がたまるとその重みでポケットが開いて、通り抜けできなくなる、というわけです。大動脈弁を「ポケット状弁」というのはこのためです。

　ポケットに血液がたまっているときは、当然ながら冠状動脈の分岐部は開いていますから、ポケットにたまっている血液は冠状動脈内へ流れていきます。ちょうどこれは、心室筋が弛緩しているときです。心室筋が収縮しているときには、血液は心筋の中を流れにくいのですが、弛緩しているときはすっと流れるでしょう。心室が弛緩しているとき、冠状動脈に血液が流れ込み、心筋に酸素とブドウ糖などを供給し、次の収縮に備えるのです［▲図Ⅱ㉚］。絶妙なタイミングで、冠状動脈へ血液が供給されていると思いませんか？

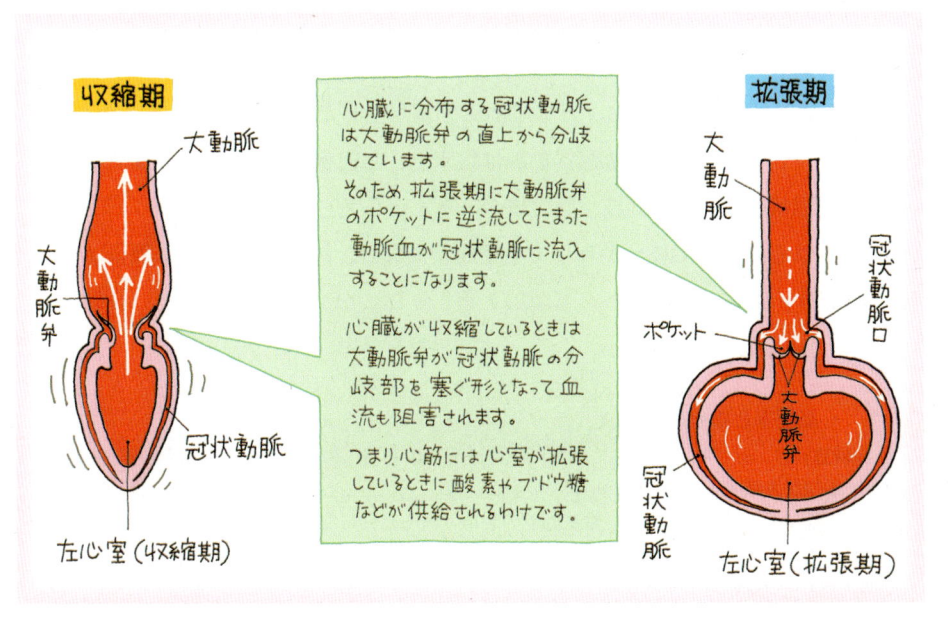

▲図Ⅱ㉚ ● 冠状動脈への血流の仕組み

冠状動脈の心筋への分布

　左冠状動脈と右冠状動脈の2本が、大動脈の起始部から分岐します。大動脈から分岐する最初の動脈は、この冠状動脈です。右冠状動脈は枝分かれをしながら、心臓の後ろに向かって走り、後壁で後室間枝になって終わります。左冠状動脈はすぐに2つに分かれ、心臓の前壁に行く前室間枝（前下行枝）と、後ろに向かう回旋枝になります。

　この3本が心筋すべてに分布しており、どの動脈がどの部分を養っているかが、臨床上重要になります。個人によって差異がありますが、おおよそ右冠状動脈は右心室、前室間枝は左心室の前壁と心室中隔、回旋枝は左心室の後壁に分布します［▲図Ⅱ㉛］。

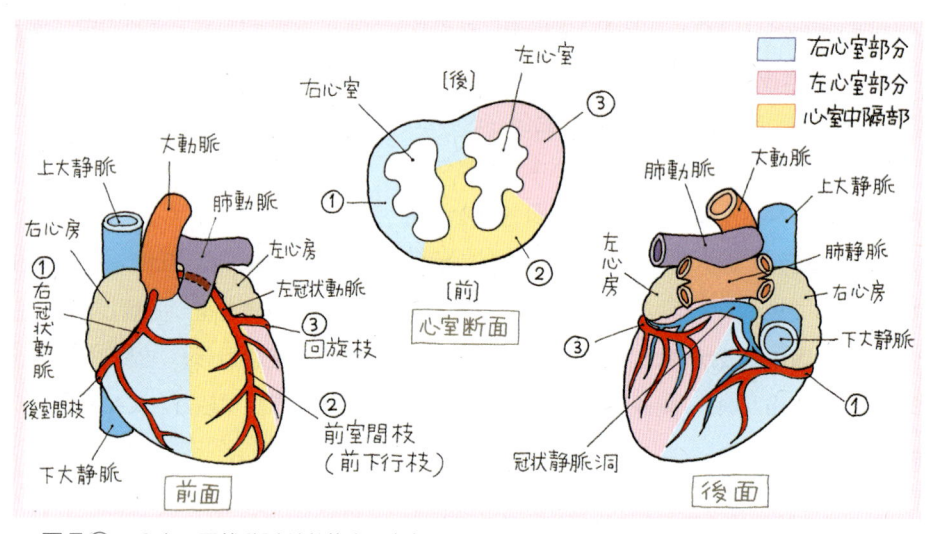

▲図Ⅱ㉛● 3本の冠状動脈が栄養する各部分

　心筋梗塞*1 が起こった場合、どの動脈に閉塞が生じたかにより、障害される心筋の部位が違ってきます。このため冠状動脈は臨床上、右冠状動脈と左冠状動脈の2本というより、右冠状動脈、前室間枝、回旋枝の3本ととらえられています。

　冠状動脈は心筋の中で枝分かれして毛細血管になり、静脈血は冠状静脈洞から右心房に戻ります。

> **memo**
> *1　心筋梗塞と狭心症の違い
> 「心筋梗塞」は、冠状動脈の閉塞により、その支配下の心筋への酸素や養分の供給が不足し、その心筋細胞が死滅する（壊死といいます）病気です。死滅してしまうと心筋の回復は期待できません。これに対し「狭心症」は、冠状動脈の攣縮で、一時的に血液が流れなくなる状態で、回復が可能です。心筋梗塞と狭心症を合わせて、「虚血性心疾患」といいます。虚血とは字のとおり、血液が足りないという意味です。

◻ 心筋梗塞が治るとどうなる？

　冠状動脈の閉塞によって、酸素とブドウ糖の供給ができなくなると、心筋は活動できなくなります。酸素とブドウ糖がないと活動できないのは、からだ中のどこでも同じですが、心筋の場合は再生ができないという点で事が重大になります。最近、心筋にも分裂可能な細胞がいるということが報告されていますが、現在のところ、心筋の再生は不可能です。酸素不足で一度心筋が死んでしまうと、そこが治ったときには瘢痕になります［▲図Ⅱ㉜］。

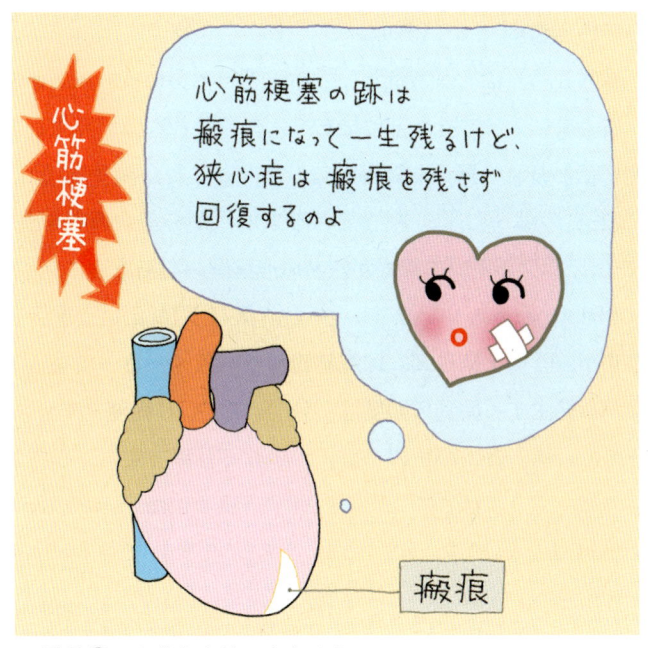

▲図Ⅱ㉜ ● 心筋梗塞後の瘢痕形成

　瘢痕とは難しい言葉ですね。皆さん、少し派手なけがをしたことはありませんか？ 皮膚は再生能力が高い組織ですから、たいていの傷は元どおりにきれいに治ります。しかし大きなけがの場合は、治っているけれど跡がツルツルになっている、ということがありませんか？ 毛もないし、汗腺もありませんし、皮膚の伸縮力もなくなります。これは皮膚の細胞が再生して治ったのではなく、線維芽細胞が頑張り、線維によって傷を閉じて治ったからです。こういう場合の傷の跡を、瘢痕とよびます。

　心筋梗塞では、心筋が壊死した後、心筋による再生ではなく、線維化による瘢痕形成が起こります。ツルツルした伸縮性のない硬い瘢痕組織が、心筋の一部を占めているという状態を想像してみてください。収縮能がない瘢痕があれば、一度に収縮して強い力で血液を押し出す心臓の機能は損なわれます。

　またもし、心室中隔に心筋梗塞が起こったら、どんなことが起こり得るでしょうか。心室中隔には、心室の収縮に欠かせない刺激伝導系が通っています。刺激伝導系は、

どんなはたらきをしていますか？ 心室中隔に瘢痕ができたら、どんなことが起こるでしょうか――。

🔲 刺激伝導系

> p.204 参照
> 働き者ナンバーワンの筋は？

　心臓は昼夜、収縮と弛緩を繰り返していますね。心臓は休むことなくはたらいている、とよくいわれますが、収縮の後は弛緩していますから、実はその間は休んでいるのですよ。

　心臓の収縮は自律神経の支配を受けています。しかし神経支配よりも、心臓の特殊心筋からなる刺激伝導系による**歩調取り（ペースメーカー）**が収縮の基本となっています。これを心筋の**自動能**といいます。

> p.027 参照
> 刺激伝導系

　刺激伝導系［▲図Ⅱ㉝］は、**洞結節（洞房結節**ともいいます）に始まります。洞結節は上大静脈が右心房に入ってきた部位にあり、ここから刺激が発生します。洞結節からの信号が心房に伝わり、心房の収縮が起こります。これが**房室結節**に伝わり、さらに**ヒス束**を経て左右の脚（**右脚**、**左脚**とよびます）が心室中隔内を走り、**プルキンエ線維**に刺激を伝え、プルキンエ線維が左右の心室壁の心筋細胞に刺激を伝えます。

　洞結節は sinoatrial node といいます。**サイナスリズム**という言葉を耳にしたことがあると思いますが、==サイナスリズムは洞結節がペースメーカーになっているという意味==です。洞結節から発生する興奮の頻度は1分間当たり70程度です。

　房室結節は心房の「房」と、心室の「室」からなる言葉ですね。心房から心室に興奮が伝わる部位なので、こうよばれています。房室結節は atrioventricular node（atrio は心房、ventricule は心室の意。AV node と略します）ですが、Aschoff-Tawara

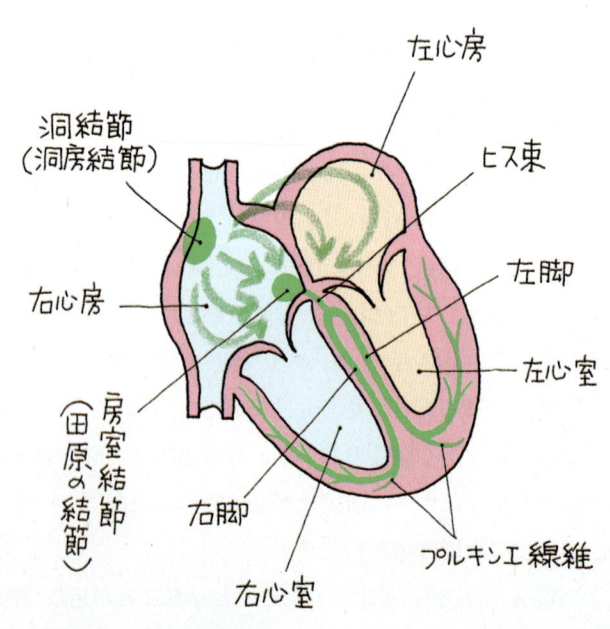

▲図Ⅱ㉝ ● 刺激伝導系

node、node of Tawara ともよばれます。この Tawara は、田原淳（たわらすなお）（1873〜1952年）のことです。そうです！日本人です。

　田原は1903年ドイツへ自費留学をし、Aschoff（アショフ）の研究室で刺激伝導系の研究を行い、田原の結節（房室結節）を発見しました。解剖学用語には発見者の名前がつけられていることが多いのですが、日本人の名前がついているこの刺激伝導系は、忘れようにも忘れられないですよね。しっかり覚えておいてください（以降、房室結節を「田原の結節」と表記します）。

　田原の結節からヒス束を通り、右脚、左脚を経て、心室に興奮が伝わっていきます。刺激伝導系は通常、洞結節が第一のペースメーカーになっていますが、上位のものが障害されると、下位の部位がペースメーカーになります。ただし興奮の発生の頻度は少なくなり、田原の結節では1分間に50程度、さらに下位の心室からのリズムは、1分間に45〜25程度に下がってしまいます。

　ペースメーカーの植え込み手術というのは、この刺激伝導系が機能しなくなった場合に人工的な刺激源を用いて心臓を収縮・弛緩させる治療方法です。

　さて、心室中隔に心筋梗塞が生じた場合、何が起こるだろうかという先ほどの問いに、皆さんはもう答えられますね。心筋梗塞の程度にもよりますが、右脚、左脚の機能が障害されるおそれがあることは理解できますね。また、もし障害されたら、心室の収縮が起こらなくなる危険性があることも理解できるでしょう。

■ 刺激伝導系と心電図をリンクさせて考えてみよう

　ここからは、[▲図Ⅱ㉞]と照らし合わせながら読み進めてみてください。

　刺激伝導系の最初の部位である洞結節から発生する刺激は、心房を収縮させます。この心房の収縮がP波[*2]になって心電図に現れます。心電図を見たとき、P波が規則的に出ているかどうかをまず見るのは、サイナスリズムかどうかをアセスメントしているのです。

> **memo**
>
> ＊2　心電図の波の名前
> 心電図の波の名前は、Pから始まってQRSTと続きます。これは単にアルファベット順にPから始めただけで、特別な意味はないそうです。

　P波が治まった後、田原の結節とヒス束を伝わるのには時間がかかります。ここがPQ間隔で、心房から心室に興奮が伝わる時間が反映されます。PQ間隔が伸びれば、田原の結節やヒス束に問題があるのではないかと推測できます。

　右脚、左脚からプルキンエ線維を経て、心室筋の収縮が始まると、QRS波が起こります。つまり、特殊心筋[*3]である刺激伝導系の中を刺激が伝わっている間は、心電図には変化がなく、心筋が収縮したときに波形が見られるのです。右脚、左脚やプルキン

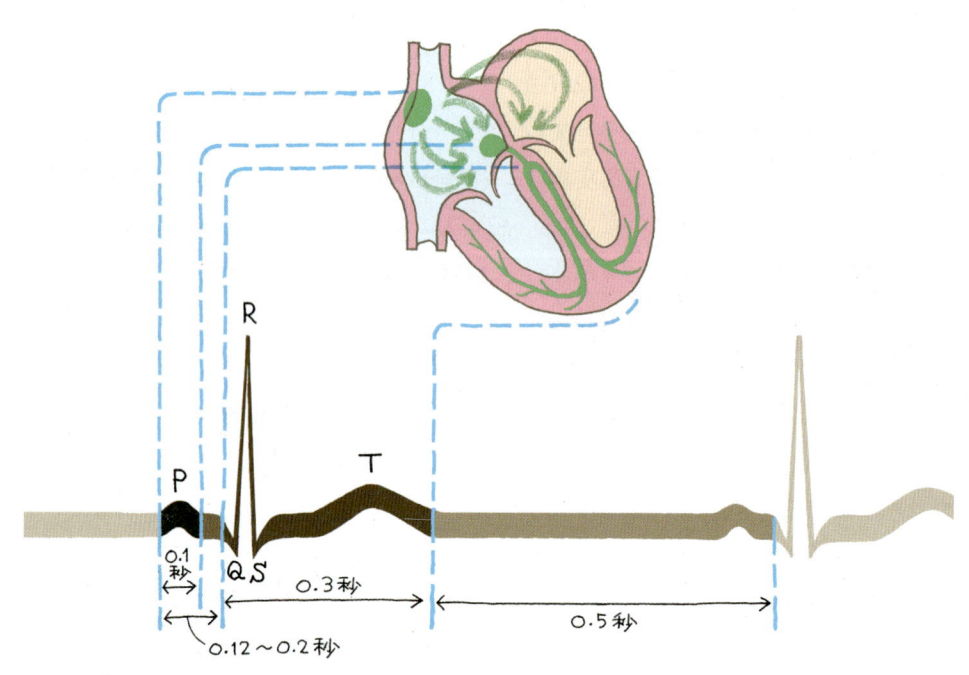

▲図Ⅱ㉞●刺激伝導系と心電図波形

エ線維に問題があると、QRS波の波形に変化が出ます。心室の収縮はQRS波に始まり、**T波**で終わります。T波から次のP波までは心筋は休憩中です。

> **memo**
>
> ***3 特殊心筋**
> 刺激伝導系は自分で興奮を起こすことができる特殊な心筋で、これをそのまま「特殊心筋」とよび、血液を押し出す役割の心筋を「固有心筋」とよびます。

　刺激伝導系のはたらきと心電図を合わせて考えると、心臓の動きがわかっておもしろいと思いませんか？
　心臓の1回の収縮と弛緩を**心臓周期**といいますが、1周期が0.8秒だとすると（これは75回の心拍数に相当します）、心房は0.1秒の収縮と0.7秒の弛緩、心室は0.3秒の収縮と0.5秒の弛緩の割合で、収縮・弛緩しています。1周期が0.8秒の場合、心電図のP波（心房の収縮）は0.1秒以内、QT間隔（心室の収縮）は0.3秒程度になります。なおPQ間隔（心房の収縮から心室へ刺激が伝わる時間）は0.12～0.2秒が基準値です。
　洞房結節で発生した刺激が、心房壁を0.1秒収縮させて心房内の血液を心室に送り込みます。このとき心電図にはP波が出現します。心房は残りの0.7秒間は弛緩し、上下大静脈と肺静脈からの血液を受け入れます。
　心房壁を伝わった刺激は、田原の結節からヒス束に伝わりますが、これには0.02～0.1秒かかります。つまり心房の収縮の後、刺激は伝わっているけれど心筋の収縮が生

じていない少しの間がある わけです。ヒス束の右脚・左脚からプルキンエ線維に刺激が伝わると、心室の収縮が始まります。心電図上にはQRS波が出ます。心室の収縮はT波の終わりまで続きますが、このQT間隔が0.3秒です。この間に心室から大動脈・肺動脈に血液が押し出されます。そして、次のQ波が出るまでの0.5秒間、心室は弛緩しているのです。

◻ ペースメーカーを調節する自律神経

刺激伝導系の自発的興奮によって、心臓の収縮のリズムがつくられています。刺激伝導系は、神経支配なしに自分で収縮をするすぐれものです。運動神経からの指令がなければ収縮しない骨格筋に比べ、特殊心筋の機能はまさに特殊ですね。

しかし、今から試験だと思うとドキドキするのはなぜでしょうか。ペースメーカーは自分のおかれた状況に反応して、リズムを変えられるのでしょうか？ いいえ、そこまでの調節力はもっていません。これを調節しているのは**自律神経系**です。

心臓の刺激伝導系にも交感神経と副交感神経が分布していて、"今から試験だ"という緊張に対して**交感神経**が反応し、心臓のペースメーカーのリズムを早めます。反対においしいご飯を食べてリラックスすると、**副交感神経**がペースメーカーのリズムを遅くします。自動能をもつ心臓ですが、状況に合わせて神経による調節を受けているのです。

では、ペースメーカーの埋め込み手術を行った人の場合は、緊張すると心臓は早く打つのでしょうか？ いいえ。人工のペースメーカーには自律神経はつながりませんから、自律神経による調節はできません。何が起こっても一定の速さで心臓は収縮します。

p.083 参照
自律神経

CHAPTER 08 やさしく学ぶ免疫の仕組み
自己免疫疾患って、なに？

「免疫」や「生体防御」と聞くと、ムズカシイな、理解するのは大変だろうな……と、なんとなく敬遠したくなるかもしれません。
目には見えないからだの反応ですから、イメージしにくいというのも確かです。
しかし、免疫のシステムは、私たちが自分のからだを保つために非常に重要です。
"自己" と "非自己" という考え方に着目し、
免疫の仕組みと自己免疫疾患についてみていきたいと思います。

keyword　・免疫グロブリン　・マクロファージ　・抗原抗体反応　・液性免疫　・細胞性免疫
・自己免疫疾患

■「免疫」の意味

　私たちのからだは、外からの侵入物を取り除き、自分のからだを保つ仕組みをもっています。そうでないと、外からの侵入物と、もともとの自分がごちゃごちゃになって、「私のからだ」を保てないからです。このために、私たちのからだには、"この細胞は私のものだ" とわかる力と、"私のものでないもの" を取り除く力とが備わっています。これが、"自己を認識し、非自己を排除する" と表現される免疫です。ここでいう「私のからだ」とは、一個の受精卵からできあがった同じ遺伝情報をもつ細胞の集まり、ということです。

　免疫とは、漢字から意味を考えると "疫病から免ぜられる" という意味です。流行する病気（これを昔は疫病といいました）にならない、安全だということです。

　イムノグロブリンという言葉を聞いたことがあるでしょう。「イムノ」は英語のimmunity（免疫の意）からきていて、immunoglobulin は免疫グロブリンと訳されます。immunity はラテン語のimmunis（安全、免れるの意）という言葉から生まれたものです。

　一度病気になると同じ病気にはかからない、という現象は古くから知られていました。1796年、ジェンナーが牛痘の膿を人に植え付けると、その人は天然痘にならないという実験を行いました。この実験が大変有名なので、免疫というと予防接種のことが頭に浮かぶでしょう。1960年代以降、医学、生物学の一分野として、免疫学は急速に研究が進み、予防接種を受けたり一度かかると同じ感染症に二度かからないというメカニズムは、"自己を認識し、非自己を排除する" からだの仕組みによるものだということが

わかってきました。

◻ 侵入物からからだを守るには、まず「排除」

病気をもたらす細菌やウイルスなどが私たちのからだに侵入すると、マクロファージという大型の食細胞や、好中球とよばれる白血球が取り込んで消化してしまいます。これを貪食とよびます。マクロファージ（macrophage；macro は「大きい」、phagus は「食べるもの」の意味で、マクロファージは大食細胞と訳されています）や好中球は、どんな侵入物に対しても門番役になるので、「非特異的防御」をしているといいます。

好中球は侵入物の産生する物質に引き寄せられ、集まってきて侵入物を取り込みます。そして消化すると同時に、好中球自身も死滅します。膿は討ち死にした好中球の死骸なのです（もともと好中球は短命で、半日くらいしか生きていません）。それに対してマクロファージは死滅せず、"侵入物発見！"という情報をからだに知らせるはたらきを始めます［▲図Ⅱ㉟］。侵入物をひたすら食べるだけでは、侵入物からからだを守りきれません。侵入物が多くて食べきれない場合も、からだの中で細菌やウイルスが増えてしまう場合もあるからです。

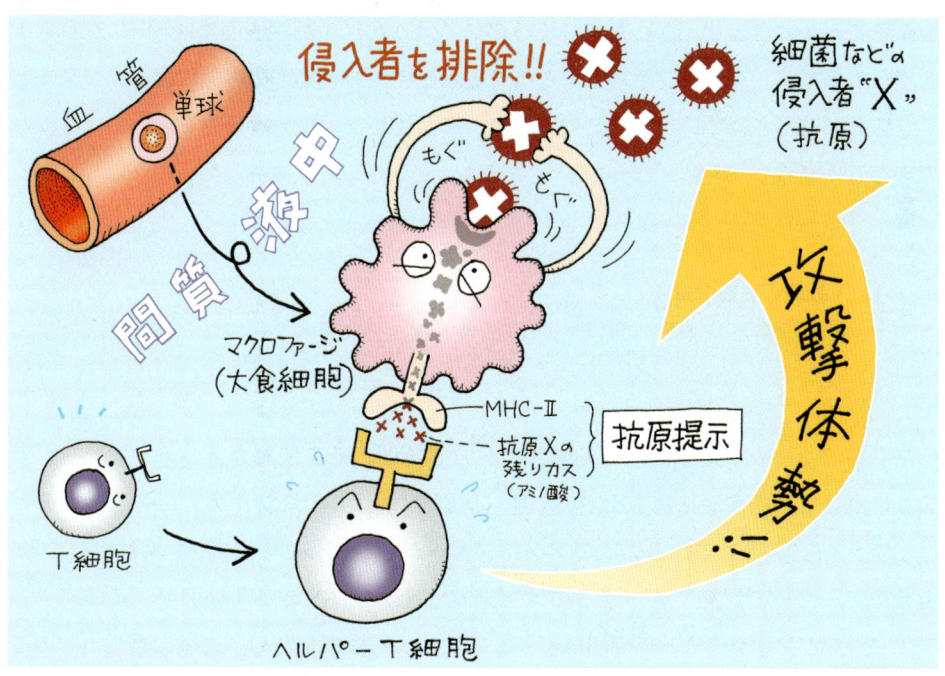

▲図Ⅱ㉟ ● マクロファージの抗原提示

◻ マクロファージなどによる抗原提示

細菌などの侵入物は、皮膚や咽頭粘膜、あるいは消化管にまず入って来ますね。最初

から血液中に入って来るわけではありません。ですから血液の中で見張りをしていても侵入者を見つけるには不利です。そこで好中球も単球も毛細血管からはみ出し、間質液中に出て、細胞の間をパトロールしています。**単球**というのは、マクロファージが血液中にいるときのよび名で、単球は血管から外に出るとマクロファージとよばれるようになります［▲図Ⅱ㉟］。マクロファージの仲間には、皮膚に住む**ランゲルハンス細胞**（膵臓のランゲルハンス島を発見した人と同一人物が発見した細胞ですが、ランゲルハンス島とは別物です）や、肝臓に住む**クッパー細胞**などがいて、異物の侵入をいち早く見つけようと頑張っているのです。これらを樹状細胞と総称します。

　からだへの侵入物──仮に「細菌X」としましょう──を食べたマクロファージは、Xが入って来たことを、どうやって、だれに知らせるのでしょうか？

　私たちのからだの基本構造物は**細胞**です。細胞の表面には「私の印（これを**マーカー**とよびます）」がついています。細胞の表面にあるマーカーは、私だけの印であって、親子でも、兄弟でも違います。マーカーが一致するのは、一卵性の双子（一卵性の多胎）の場合くらいで、ほとんどありません。なぜなら==このマーカーは、一つの受精卵からできた細胞だということを示している印==だからです。マーカーはMHC（major histocompatibility complex；主要組織適合遺伝子複合体）によってつくられます。人間のMHCは6番目の遺伝子上にあり、2種類のマーカー（クラスⅠとクラスⅡ）をつくることができます。からだをつくっているほとんどの細胞表面にはMHCクラスⅠを出しています。マクロファージなど抗原提示機能がある細胞の表面には、クラスⅠとクラスⅱが表示されています。このマーカーを監視して、見分ける力をもつのはリンパ球である**T細胞**[*1]です。

> **memo**
>
> ***1　T細胞の名前の由来**
> リンパ球はT細胞とB細胞に分類されていますが、T細胞は胸腺（thymus）で分化するためにthymusのTが名前についています。

　マクロファージや樹状細胞は細菌Xを貪食すると、その残りカスのアミノ酸をクラスⅡに乗せて細胞表面に持ち出すのです［▲図Ⅱ㉟］。自分のマーカーにXを添えるわけです。Xは**抗原**ですから、このマクロファージなどの作用を**抗原提示**といいます。自分のマーカーを認識でき、さらにXを読み取ることができるT細胞が、このマクロファージなどに出会うと、T細胞は侵入してきたXを殺すための防衛戦に乗り出すのです。

==マクロファージなどは、ともかく細菌Xを貪食して殺してしまう第一の防御機構（非特異的防御）を担うと同時に、T細胞とB細胞を動員し、そのXにのみ作用する2つめの防御機構（特異的防御）の活性化を指令している==わけです。

p.194参照
ランゲルハンス島

抗原に対する抗体の産生

"細菌X侵入！"の知らせに対し、細菌Xに対する抗体をつくり、抗原抗体反応でXと結合し、Xが悪さをできないようにしてしまう方法があります。抗体をつくるリンパ球はB細胞です。Xに対する抗体をつくることができるB細胞は、"細菌X侵入！"を読み取ったT細胞がインターロイキン（interleukin；interは間、leukoは白、つまり白血球間の伝達物質という意味です。白血病を leukemia というのと語源は同じです）という化学物質を分泌すると活性化されます。

あなたがはたらく番ですよ、と知らせを受けると、B細胞は抗体をつくるために猛烈に細胞分裂をして数を増やします［▲図Ⅱ㊱］。この活性化したB細胞を**プラズマ細胞**（**形質細胞**ともいいます）とよびます。プラズマ細胞はXに対する抗体をつくり、これを血液中に放出します。この抗体はタンパクで、**免疫グロブリン**とよばれているものです。抗体は抗原Xに出会うとくっつき、Xがはたらけないようにしてしまいます。これが**抗原抗体反応**を使った方法で、**液性免疫**とよばれます。なぜ液性かというと、抗体が血液などの体液中に出て機能するからです。この液性免疫をスタートさせるT細胞を**ヘルパーT細胞**とよびます。「ヘルパー（helper）」とは、B細胞がはたらけるように助ける、という意味ですね。

ここで注意してほしいのは、==1つのB細胞は1種類の抗体しかつくれない==ということです。なぜなら抗体はタンパクですから、B細胞の遺伝子にその抗体をつくる情報がなければつくれないためです。侵入した抗原に合わせて、その抗体をつくれるようにB

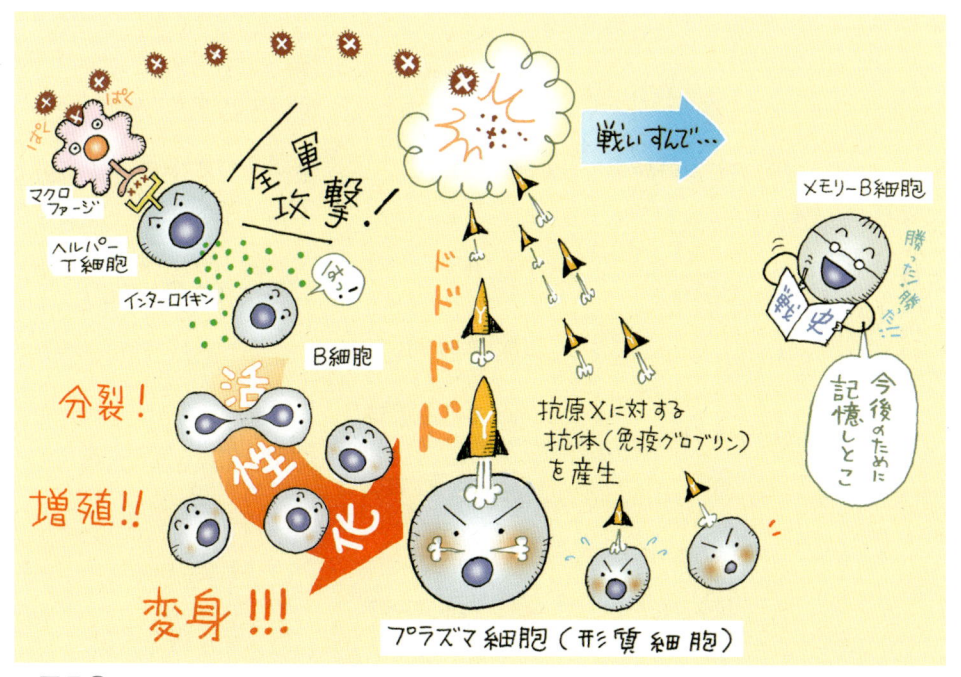

▲図Ⅱ㊱ ● 抗原抗体反応（液性免疫）

細胞が遺伝子を変化させるのではありません。その抗原に合う抗体をつくることができるB細胞だけが活性化するのです。侵入してくるあらゆる抗原に対応可能なように、私たちのからだにはおびただしい数のB細胞が待ちかまえていて、侵入してくるあらゆる抗原に対応可能になっているのです。対応できるB細胞がない未知の抗原が侵入すると、抗体をつくることはできないということになります。

◻ B細胞は記憶できる

さて、一度活発にはたらいたことはメモリーB細胞によって記憶され、保存されます。

もしまた同じ抗原が侵入してきたときは、メモリーB細胞がすぐに反応するので、抗体産生が1回目のときより早く始まります。これが予防接種のメカニズムです。弱毒菌や活性のない抗原を人為的にからだに入れて、抗原抗体反応を起こさせておくと、本物が侵入してきたとき、抗原抗体反応がすばやく起こり、発症が予防されたり、発症しても軽くすむことになるのです。

◻ ここでいったん、おさらい

さてここまでの話のなかで、いろいろな種類のT細胞、B細胞が登場しましたね。混乱してはいませんか？　ここで一度整理しておきましょう［▲図Ⅱ㊲］。

まず、血液には赤血球と白血球がありますね。生体の防御作用は白血球の仕事です。白血球は大まかにリンパ球と多核白血球（顆粒球）に分かれています。ここま

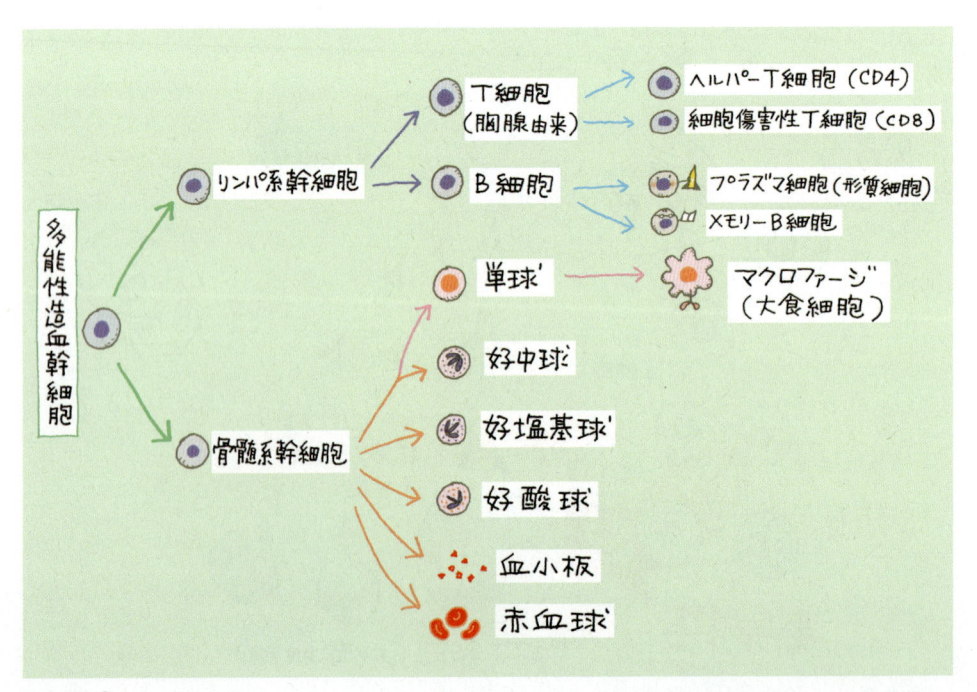

▲図Ⅱ㊲● 血球の分化

では顕微鏡で判断がつく分類です。リンパ球には、骨髄で分化し成熟する B 細胞[*2]と、骨髄から胸腺に行って分化・選別される T 細胞 がいます。これは顕微鏡で見ても区別がつきません。

> **memo**
> **＊2　B 細胞の名前の由来**
> B 細胞は骨髄で成熟します。骨髄は bone marrow といいますが、この b をとって B 細胞とよんでいます。鳥類ではファブリキウス嚢というところで成熟するので、嚢を意味する bursa の b から名づけられたともいわれています。

　B 細胞には抗体をつくる細胞と、一度その抗原が入ってきたことを記憶する メモリー B 細胞 がいます。B 細胞が抗体をつくるときには プラズマ細胞 とよばれています。プラズマ細胞は抗体をつくると疲れて死んでしまいますが、メモリー B 細胞が記憶して生き延びます。
　T 細胞は自分のマーカーを見分ける力をもっています。この力がない T 細胞が出回ると、自分を自分でないと勘違いしたり、自分でないものを自分だと勘違いしたりということが起こる危険性があります。そこで胸腺では、自分のマーカーを見分ける力があるかないかを選別する作業が行われていて、見分けられない T 細胞はそこで死んでしまいます。間違いなく見分けることができる T 細胞だけが分裂し、生き残る仕組みができているのです。
　顕微鏡では見分けがつかないのですが、表面に CD4 というマーカーをもっている T 細胞は ヘルパー T 細胞 です。マクロファージなどの抗原提示を読み取って、B 細胞に知らせるのがヘルパー T 細胞でしたね。
　CD4 ではなく CD8 というマーカーをもつ T 細胞がいます。これは 細胞傷害性 T 細胞 です。

◼ 抗体をつくらず特異的に排除する方法

　"細菌 X 侵入！" とマクロファージなどから知らせを受けると、細胞傷害性 T 細胞 が X に近寄って、毒を注入して殺すというやり方で非自己を排除します。細胞傷害性 T 細胞（＝サイトトキシック T 細胞；cytotoxic T-cell。cyto は「細胞」の意味、toxin は「毒」の意味です）は、細胞を殺す毒をもっているためこうよばれます。この方法を 細胞性免疫 といいます。この T 細胞は X を読み取ることができる細胞ですから、細菌 X に特異的に作用します。
　抗体を用いた液性免疫と、T 細胞自身が殺し屋になる細胞性免疫は、その抗原にのみ 特異的 にはたらきます。
　免疫においては、自分に属するもの（自己）か、自分に属さないもの（非自己）かを区別することが第一歩です。自己か非自己か、とは、何とも文学的な表現ですが、免疫

の基本はここにあります。そしてその力はT細胞に備わっているのです。

ただしT細胞のなかには制御性T細胞とよばれる細胞もあり、免疫機能を抑えるはたらきをしていると考えられています。

◼ 自己免疫──自分を自分ではないと間違えて排除しようとする？

さて、自己免疫疾患とよばれる病気がたくさんあります。でも、自己免疫という言葉は何となくわかりにくく、理解しようとする前から難しいと思い込んでしまいがちです。「あなたの病気は自己免疫疾患です」といわれた患者さんは、もっと理解できずに悶々とすることでしょう。看護師はわかりにくい医療の言葉を、日常のわかりやすい言葉に置き換える、いわば医療界と日常世界との通訳の役目をもっていますから、「自己免疫疾患と言われたけれど、どういうこと？」という患者さんの問いに答えられなければなりません。難しいと思う前に、気持ちを落ち着けて勉強してみてください。すでに皆さんは、勉強してみると、決して理解不能ではないということがわかってきているでしょう？

免疫が、自分かどうかを判断して、自分でない異物は排除するはたらきだということがわかると、自分に対して免疫が生じる（自己免疫）ということが異常な状態だというのはすぐ理解できると思います。自己免疫疾患とは、本来ならば自分のからだのものであって、免疫反応が起こるべきでないのに、免疫反応が生じてしまった結果起こる病気です。

自己抗体という言葉を聞いたことはありますか？　自分の細胞や自分の体内の物質に対する抗体を自己抗体といいます。自己抗体は、自分のものに対して抗原抗体反応を起こすのです。異物に対して自己を守るための攻撃が、自分に向けられてしまった状態です。ひと口に自己免疫疾患といっても、何に対する抗体ができるかによって様々な病気があります。

代表的な疾患である全身性エリテマトーデス（SLE）は、自分のからだの多くの成分に対して抗体ができるという大変な病気です。自分の細胞の核に対しても抗体ができてしまうのです。ですから全身に炎症が起こってしまいます。炎症は異物を排除するときの、その場の反応です。

また糖尿病のなかには、インスリンを産生する膵臓のランゲルハンス島が攻撃されてしまった結果発症するものもあります。関節リウマチは、免疫グロブリンに対する抗体ができてしまう病気です。なぜか関節の滑膜を攻撃し、関節が機能しなくなります。

なぜ自分を自分と認識できなくなって、自己に対して免疫反応が生じるようになるのか、その機序はまだわかっていません。

◼ 考えてみよう

では、クイズを2つほど出しましょう。

◎ **まずは問題！**

Q1 ● 皮膚移植、臓器移植をした場合、免疫抑制薬を服用しますが、なぜでしょうか？

Q2 ● 後天性免疫不全症候群（AIDS）は、エイズウイルスによって起こる病気ですが、CD4 をもつ T 細胞にウイルスが入り込みます。このことから、AIDS では感染症にかかりやすいのですが、なぜでしょう？

◎ **解答を確認！**

A1 ● 自分のマーカーが違えば自分ではないと判断し、排除するのが免疫です。移植片のマーカーは自分以外のマーカーですから、それを受け入れるには、免疫の力を封じておく必要があるからです。

A2 ● CD4 をもつ T 細胞はヘルパー T 細胞です。ヘルパー T 細胞が機能しなくなると何が起こるか、もうおわかりですね。抗原抗体反応が導かれないので、抗体をつくることができません。この状況では、侵入した異物は排除されないで好き勝手ができることになります。

◼ 生体防御を担う仲間たち

　生体防御は、ここでお話ししたリンパ球のみならず、微量な化学物質である**インターロイキン**（これにも様々な種類があります）も関係します。細胞同士が連絡するのに、インターロイキンという物質を使っているからです。また、がん細胞など異物をやっつける**ナチュラルキラー細胞（NK 細胞）**という細胞の活躍もあります。

　さて皆さん、患者さんから「自己免疫疾患って、何？」と問われたら、相手にわかるように答えることができますか？　これをきっかけに、免疫学について勉強をしてみてください。

CHAPTER 09 脳を養う動脈とその病変
頭蓋内圧が上がると、なぜ危険なの？

頭蓋内圧亢進（あるいは脳圧亢進）という言葉を聞いたことがありますか？
頭蓋内圧亢進は、生命の危機的状況へ陥ることを示唆していて、
頭痛や嘔吐の有無、それに呼吸状態や脈拍、血圧をモニタリングすべし、といいますが、
それはなぜでしょうか？
脳の血管の構造と病変を合わせて考えてみることにしましょう。

keyword　・脳に入る動脈　・脳底動脈輪（ウィリス動脈輪）　・脳動脈瘤　・クモ膜下出血
　　　　　　・頭蓋内圧亢進　・脳内出血　・大脳基底核　・脳梗塞

▢ 血管は、全身にはりめぐらされている

　細胞は、酸素と栄養分が常に使えないと生きていけません。また、それらを使って細胞内でつくった物資（たとえばホルモンや二酸化炭素）は細胞内にためずに、どんどん細胞外へ捨てています。細胞が使うもの、そして捨てるものを運んでいるのが血液です。
　心臓は大動脈から全身に血液を送り出しており、全身にはくまなく血管がはりめぐらされています。すべての細胞に酸素と栄養分が届くように血管が通っていますが、脳に分布する血管は、とてもおもしろい構造になっています。

▢ 脳には4本の動脈が入る

　大動脈は心臓を出ると、大動脈弓から3本の血管を分岐します［▲図Ⅱ㊳］。1本目が**腕頭動脈**、2本目が**左総頸動脈**、3本目が**左鎖骨下動脈**です。
　腕頭動脈は、大動脈弓から分岐してすぐに**右総頸動脈**と**右鎖骨下動脈**に分岐します。総頸動脈は、頭部（顔面と脳）に分布し、鎖骨下動脈は**腋窩動脈**に移行して腕に分布します。腕と頭に分布するので、そのとおり腕頭動脈という名がついているのですが、左側は、総頸動脈と鎖骨下動脈がそれぞれ大動脈から直接分岐するので、腕頭動脈はありません。
　さて、左右の総頸動脈は、それぞれ**外頸動脈**と**内頸動脈**に分岐し、内頸動脈が脳底に到達します。また左右の鎖骨下動脈から**椎骨動脈**[*1]が分岐して、これも脳底に至ります。
　内頸動脈と椎骨動脈が左右からきますので、==計4本の動脈が脳底に入っている==のです。

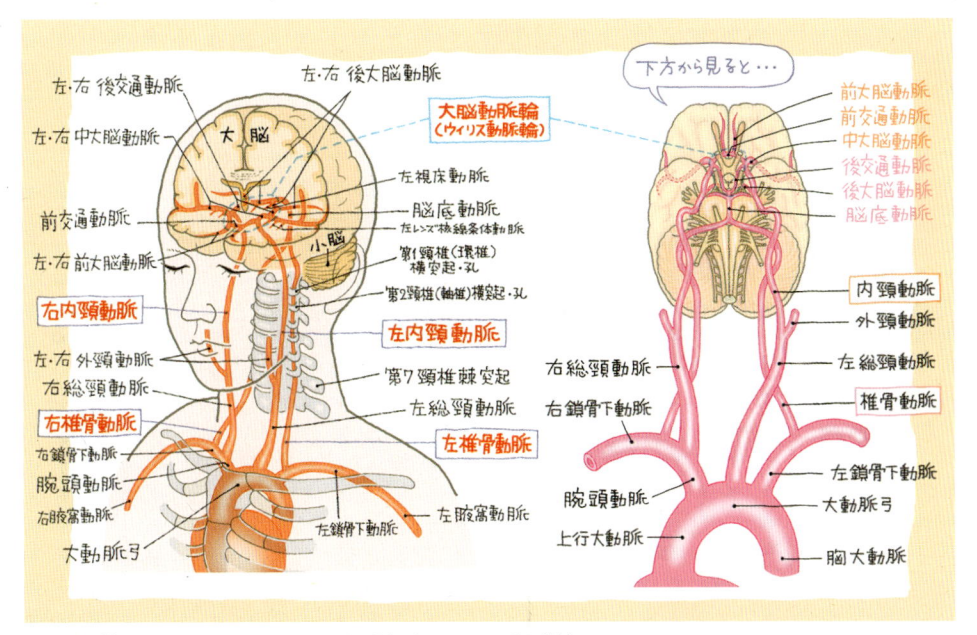

▲図Ⅱ㊳● 脳へ入る動脈と大脳動脈輪（ウィリス動脈輪）

> **memo**
>
> **＊1　椎骨動脈の通り道**
> 椎骨動脈は、鎖骨下動脈から分かれて脳に向かって上がっていきますが、そこには特別な通り道があります。それは、頸椎の横突起に開いている穴です。この穴は横突孔とよばれており、ここを椎骨動脈・静脈が通っているのです。骨に保護される形で、安全に首の部分を通っていけるのですね。ホントにうまくできています。ついでながら、胸椎や腰椎には横突孔はありませんよ。

🟧 脳には4本、肝臓には何本？

　個人差はありますが、脳の重さは成人で約1200g、これとおおよそ同じ重さの臓器として肝臓があります（肝臓も個人差がありますが、脳より少し重く1200～1500gです）。脳に入る動脈は4本でしたが、肝臓に分布する動脈は何本でしょうか？
　横隔膜の直下で、腹大動脈から分岐する腹腔動脈という動脈があります［▲図Ⅱ㊴］。この動脈はすぐに3本に分岐します。その1本が総肝動脈、残りの2本は脾動脈（名前のとおり脾臓に行きます）と左胃動脈です。総肝動脈は、右胃動脈と胃十二指腸動脈を途中で出した後、固有肝動脈と名前を替えて肝臓に分布します。
　大動脈から分岐する血管の太さは同じではありませんが、内頸動脈と椎骨動脈が大動脈から2分岐目の血管であるのに対し（腕頭動脈は数えないとして）、固有肝動脈は4分岐目の血管であり、しかも1本しかありません。肝臓には比較的細い動脈が1本入っているだけなのに対し、大きさがほぼ同じ脳には、固有肝動脈に比べると太い動脈が4本も入っているのです。脳に血液がたくさん回されているという実態が、よくわかります。

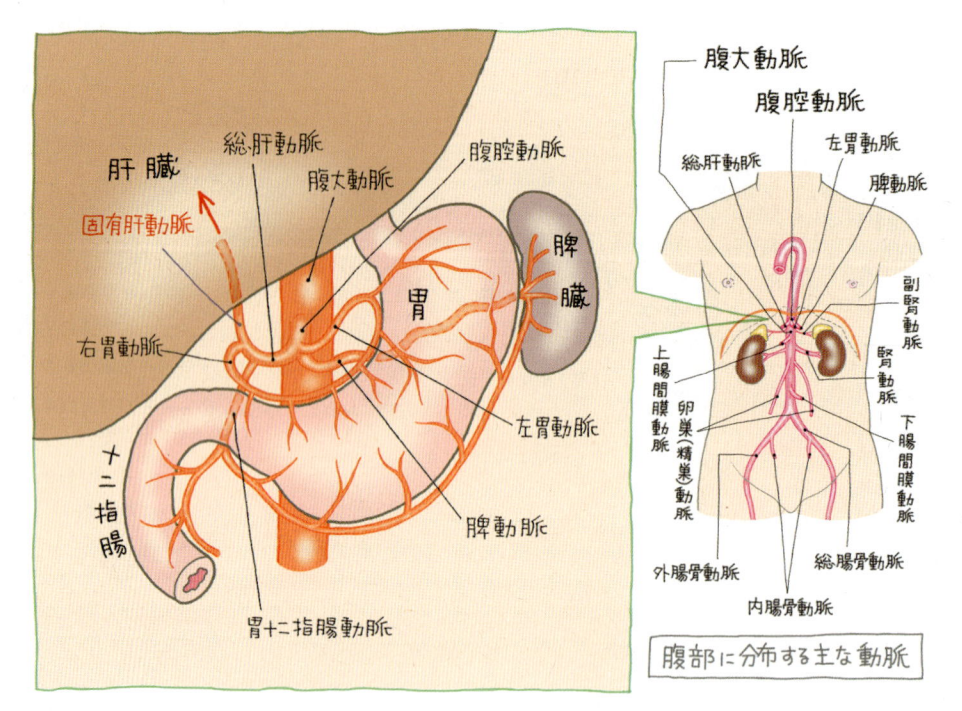

▲図Ⅱ㊴●腹部に分布する動脈

◻ 大脳動脈輪（ウィリス動脈輪）

　脳底に至った4本の血管は、その後どういうふうに分布するのでしょうか［▲図Ⅱ㊳］。まずは左右の椎骨動脈から行方を追ってみましょう。

◉ 椎骨動脈から後大脳動脈へ

　左右の椎骨動脈は合流し、1本の**脳底動脈**になります。おもしろいことに、脳底動脈は左右の小脳へ行く枝を出した後、また2本に分かれてしまいます。分かれた動脈を**後大脳動脈**とよびます。このように、椎骨動脈は2本入ってきてわざわざ1本になったのに、また2本に分かれるのです。それなら2本のまま、後大脳動脈になっていってもよさそうですよね。まさしく人体の造形の不思議です。この構造をもっているために、もし左右どちらかの椎骨動脈に狭窄や閉塞が起こったとしても、どちらかが通じていれば左右の後大脳動脈をカバーできるのです。うまい造りをしていますよね。

◉ 内頸動脈から前大脳動脈・中大脳動脈へ

　次は内頸動脈をみてみましょう。
　内頸動脈は脳底に到達すると2本に分かれます。**中大脳動脈**と**前大脳動脈**です。先ほど、**後大脳動脈**という名前が出てきましたね。前・中・後の3本の大脳動脈が、左右合わせて6本、大脳に分布しています。

◉ 大脳動脈輪（ウィリス動脈輪）をつくり上げる交通動脈

　左右の前大脳動脈の間に、大変短くて細い**前交通動脈**という動脈があって、2つの

動脈はつながっています。2つの動脈の間に短い橋がかかっているというイメージです。また、中大脳動脈と後大脳動脈の間には、比較的長い**後交通動脈**という動脈があって両者をつないでいます。脳底に入ってきた4本の動脈は、左右の後・中・前大脳動脈の6本に分かれますが、この6本は交通動脈によってぐるりと結ばれるわけです。これを**大脳動脈輪**、あるいは**ウィリス動脈輪**とよびます。

この動脈輪があるため、椎骨動脈や内頸動脈の一つに梗塞が起こったとしても、ほかの血管から血液が回り、脳に分布する6本の血管すべてに血液が流れることが可能なのです。ただし、このすばらしい構造があるとはいえ、交通動脈はとても細い血管であるため、実際に梗塞が起こった場合、正常時と同等な血液供給ができるほどには至らず、何らかの症状が出現します。

安静時には、心臓からの拍出量の12.5%という豊富な血液が脳に入りますが、脳の血流確保のために、大変巧妙な構造も備わっているわけです。

脳動脈瘤の好発部位はどこ？

ところがこのすばらしい動脈輪は、時として造形の誤りをします。誤りとはつまり**脳動脈瘤**です。脳動脈瘤ができるのがこの動脈輪の角なのです。

動脈瘤とは、動脈の壁が弱くなって袋状に膨らんでしまう状態です。この弱った部位に圧がかかって破裂すれば、**クモ膜下出血**を起こします。

脳には3枚の膜がありましたね。脳にぴったりくっついている**軟膜**と、骨にくっついている**硬膜**、そしてその間に**クモ膜**があります。クモ膜は蜘蛛の糸のようなとても繊細な線維状の膜です。軟膜とクモ膜の間を**クモ膜下腔**とよび、**脳脊髄液**（髄液）が還流しています。

大脳動脈輪にできた動脈瘤からの出血は、脳脊髄液に混ざり、脳脊髄液の流れを阻害します。このため、脳室（脳脊髄液は、主に脳室内の脈絡叢で産生されます）に脳脊髄液がたまってしまうこともあります。これを**水頭症**といいます。皆さんご存じのように、脳脊髄液を含め、脳と脊髄は骨に囲まれた空間の中に収まっています。体積が決まっているなかで、脳脊髄液に血液が混ざって量が増えますので、クモ膜下腔の容量が増えて圧を上げることになりますね。

また、脳脊髄液が脳室にたまることでも圧は高くなります。さらに脳で病変が生じると、その周辺では浮腫が起こります（**脳浮腫**とよびます）が、これも容量を増すことになりますね。骨によって囲まれているために、体積を広げることができないのに、中身が増えてしまったらどうなるでしょう。圧がかかって（"**頭蓋内圧（脳圧）の亢進**"といいます）痛みが生じます。しかも圧の逃げ場はありませんから、脳実質を圧迫することになるのです。

では改めて、クモ膜下出血を生じると何が起こるか、まとめてみましょう［▲図Ⅱ㊵］。

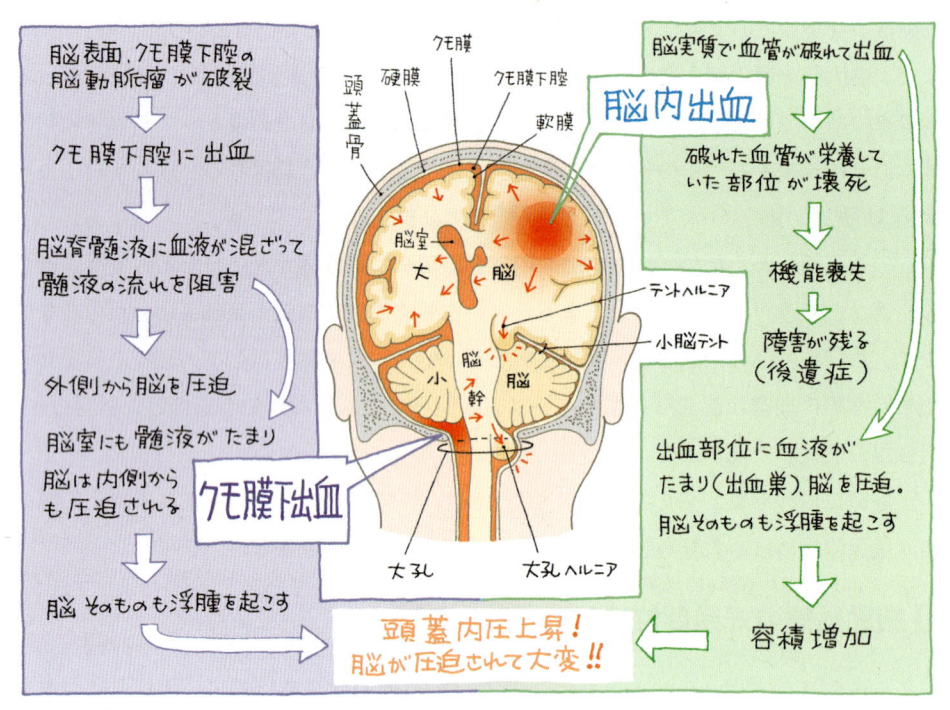

▲図Ⅱ㊵ ● クモ膜下出血と脳内出血

　動脈瘤からの出血が脳脊髄液中に流入すると、クモ膜下腔の脳脊髄液が増えて外側から脳を圧迫します。すると脳脊髄液がうまく循環せず、脳室に脳脊髄液がたまって水頭症が起こります。脳室は脳の中心部にありますから、脳は内側からも圧迫されます。そして脳そのものも浮腫を起こして腫れています。腫れている脳が、内側と外側からさらに圧迫されているのです。そんな状態を想像してみてください。脳が圧死を起こしても不思議はないですよね。このように、クモ膜下出血は大きな障害をもたらす病気で、亡くなる患者さんも多いのです。

クモ膜下出血と脳内出血は何が違う？

　クモ膜下出血は、脳の外側（クモ膜下腔）で起こる出血ですが、脳の実質内で血管が破れ、出血が起こることがあります（出血というのは、血管が破れて血管外に出ることをいいます）。これを脳内出血といいます［▲図Ⅱ㊵］。
　脳の血管は、脳の外側に太い動脈が走っており、その動脈がたくさんの枝を出して、脳の実質内に入っていくという特徴があります。ほかの臓器では外側から血管が入り込むということはないですよね。たとえば肝臓では、肝門から固有肝動脈が肝臓の中に入り、中に進むほどに分岐していきます。
　さて、脳の動脈が破れると、その血管が養っていた部位に酸素もブドウ糖も供給されなくなり、細胞は壊死に陥ります。一般に神経細胞は再生能がありませんから、壊死を起こすとその神経細胞が担っていた機能を失い、障害が残ります（この状態を後遺症

といいますね）。

　脳内出血でも脳浮腫が生じます。それに加え、脳の中で血管から漏れた血液は、出血した場所にたまります。その出血巣は脳実質を圧迫し、容量が増加するので、頭蓋内圧が高くなります。

　どんな場合でも頭蓋内圧の亢進が危険なのは、骨に囲まれているという脳の構造を考えてみると納得できると思います。圧迫された脳は逃げ場を探すわけですが、脳頭蓋から脊髄に抜ける唯一の非常口に殺到することになります。これにより起こることの一つがテントヘルニア、もう一つが大孔ヘルニアです［▲図Ⅱ㊵］。

　硬膜が大脳を包んで折り返し小脳を包む所を小脳テントとよびます。圧迫された大脳が、小脳テントより下に下がってしまう状態をテントヘルニアといいます。また延髄が頭蓋骨を出て脊髄に移行するその出口を大孔といいますが、大孔から延髄が押し出されてしまうことを大孔ヘルニアといいます。

　テントヘルニアや大孔ヘルニアは、生命維持をつかさどる脳幹（中脳、橋、延髄）を圧迫するため大変危険な状態です。圧迫された脳が逃げ道かと思って小脳テントや大孔から出て行こうとするのですが、非常口のドアは狭く、また通り抜けても、その後も結局は骨に囲まれ制限された空間しかないのです。つまり脳には非常口がないのと同じです。

　脳の疾患において、頭蓋内圧亢進を抑えること、脳浮腫の軽減を図ることの重要性が理解できたでしょうか。

🟧 脳内出血で半身麻痺が起こるのは、なぜ？

　脳内出血の好発部位は大脳基底核と内包、視床です［▲図Ⅱ㊶］。大脳基底核と内包はレンズ核線条体動脈（中大脳動脈の枝）の出血、視床は視床動脈（後大脳動脈の枝）の出血です。多量の出血では、脳を突き破って脳室内に血液がなだれ込む場合があります。

　ここまでいろいろな解剖の用語が出てきていますが、難しいと嘆かずに、グッと我慢してじっくり理解してください。

　大脳基底核とは、大脳の脳室の近くにある神経細胞体の集団です。神経細胞は比較的大きな細胞体をもち、多くの情報を得られるように樹状突起によって表面積を広げています。そして軸索（神経線維ともいいます）が1本伸びています［▲図Ⅱ㊶］。軸索は情報を次の神経細胞に伝える役割をもっていて、長く伸びているのが通例です。

　神経細胞体と軸索を含めて神経細胞（ニューロン）といいますが、1個の細胞ながら神経細胞体から軸索末端まではとても距離があり、役割を分担しているので、神経細胞体と軸索に分けて考えると便利な場合があります。

　ここでは神経細胞体と軸索を分けて考えてください（といっても、神経細胞体と軸索はつながった1個の細胞だということは忘れないでくださいね）。大脳において、神経

看護point
頭蓋内圧亢進時の注意点

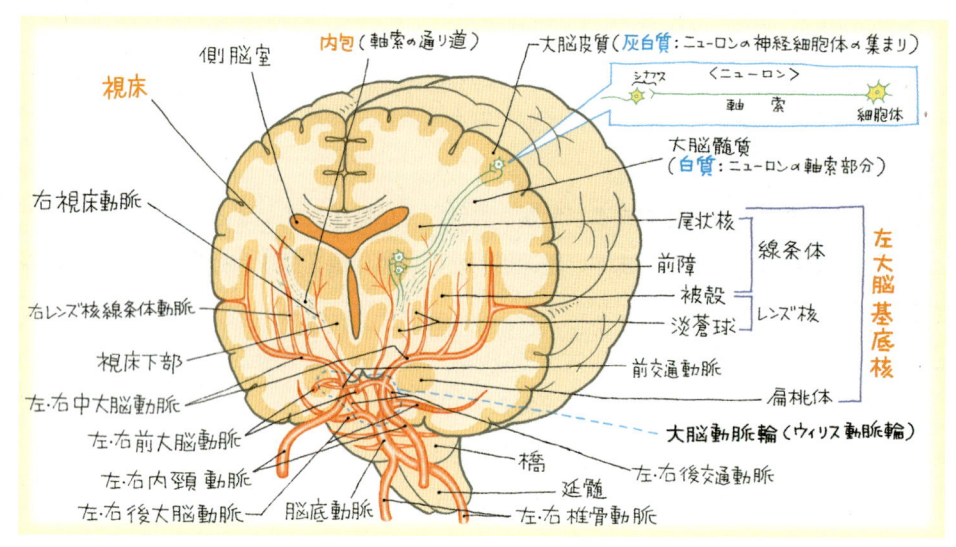

▲図Ⅱ㊶● 大脳の構造

　細胞体は皮質とよばれる外側に集中しています。外側に並んだ細胞から伸びた軸索は、中心部を走行しています。神経系では、細胞体が集まっている部位を灰白質、軸索が集まっている部位を白質とよびます。これは、脳を肉眼で見たときに色調が違って区別ができるためです。

　さて、大脳基底核は、大脳の中心部の白質の中に灰白質がまとまっている所を指します［▲図Ⅱ㊶］。つまり、大脳の外側でなく中心部に神経細胞体が集まっている部位があるのです。大脳基底核の「核」は、"神経細胞体が集まっている部位"という意味です。大脳基底核は複数の核から成り立っていて、おもしろい名前がついています。前障、被殻、淡蒼球、尾状核です。事を複雑にするのは、被殻と淡蒼球を合わせてレンズ核、被殻と尾状核を合わせて線条体とよぶことです。様々な、しかもわかりにくい名前がたくさん並ぶことになりますね。これらの名前は目をつぶって覚えてください。

　先ほどレンズ核線条体動脈という名前が出てきました。レンズ核と線条体、すなわち被殻、淡蒼球、尾状核に分布する動脈のことになりますね。この血管からの脳内出血は、時として半身麻痺を起こすことがありますが、なぜでしょう？

　脳室側に尾状核と視床が並んでいます。これらとレンズ核の間の白質を内包とよびます。内包は、大脳皮質からの軸索、大脳皮質へ向かう軸索が、ぎゅっと詰まって通り抜けている部位なのです。軸索の通り道が内包ということです。では出血が内包を横切ってしまうとどうなるでしょう？　軸索の通り道が切断されてしまいますね。もし左の内包に出血が及ぶと、右半身の感覚麻痺、運動麻痺がいっぺんに起こってしまいます。

🟧 脳梗塞

　脳の血管の病変にはもう一つ、脳梗塞があります。梗塞とは、血管の内腔が塞がれて血液が通らなくなることをいいます。内腔を塞ぐものは、血栓であったり、動脈硬化による血管壁の肥厚であったりします。

　梗塞が起これば、その血管の分布先がダメージを受けます。酸素とブドウ糖が届かなくなると、細胞は壊死を起こし、機能が失われます。細い血管の梗塞では、その分布領域が狭いため機能消失は小さくてすみますが、太い血管で起これば広範囲の細胞が死滅しますので、それだけ機能の喪失は大きくなります。

　脳梗塞が起こった部位により症状は異なり、梗塞部位の機能に限定された障害が起こります。ただ、複数の細動脈に梗塞が起こる（こういう場合を多発性といいます）場合も少なくありません。

　脳梗塞では出血は伴いませんので、脳内の容量が増えることはありませんが、病変が生じた部位に脳浮腫が生じます。このため頭蓋内圧は上昇しますので、やはり頭蓋内圧亢進症状の観察は必要です。

🟧 名前には、意味がある

　からだの構造と仕組みに関する知識は病気の理解に不可欠です。反対に、からだの知識がしっかりしていれば病気の理解は容易だということが実感できたでしょうか。

　血管の名前は、"意味がわからないし、面倒くさくて覚えてなんかいられない！"と思っていたかもしれません。でも、名前には意味があり、名前を知っているほうが病気の理解が楽になります。この名前は、すべての医療職が共通に使うものです。一つの用語に同じ意味をもたせて使わなければ通じ合えません。解剖は地図のようなものです。地名を勝手につけるわけにはいかないのと同じで、解剖の言葉も勝手に決めるわけにはいきません。基礎知識は覚えないと積み上げができなくなります。ぜひ、使いながら覚えてください。使わないと覚えられませんよ。

　看護職は、からだのことや病気のことを知っているものと、患者さんやその家族から期待されています。その期待に応えられるよう、確かな知識を身につけてください。

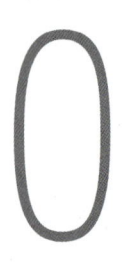

CHAPTER 10 知られざる!? 脾臓のはたらき
脾臓って、なんだろう?

皆さんは、脾臓がどこにあるか説明できますか?
脾臓はどんなはたらきをしているか、説明できますか?
改めて問われると、困ってしまうでしょう。
この章では、そんな脾臓について詳しくみていくことにしましょう。

keyword ・脾臓 ・免疫系のはたらき ・赤血球の破壊 ・脾腫 ・白血病 ・悪性リンパ腫 ・肝硬変 ・マラリア

◻ 脾臓はどこにある? 何をしている?

　私たちのからだにはいろいろな臓器がありますが、左脇腹で胃に隠れるような位置にある脾臓は、"名前は知っているけれど、何をしているのかよくわからない"と、素通りされる臓器ナンバーワンのような気がします。

　「白血病で脾臓が腫れている」「胃の手術の際に脾臓を摘出した」「脾臓は取っても大丈夫」「食後走ると脇腹が痛くなるのは脾臓のせい」などといわれていますが、いったいどういう意味なのでしょうか。これらは、からだの仕組みから説明できることなのでしょうか。

◻ 脾臓の血流は特別仕様

　脾臓は血液の豊富な臓器です。リンパ節が多数含まれているといってもよく、また毛細血管というには太めの脾洞とよばれる血管が網目状に走っています［▲図Ⅱ㊷］。

　脾臓は厚い被膜に覆われています。この被膜は脾臓の中に入って脾柱とよばれる仕切りになり、脾臓をたくさんの小部屋に区切っています。この小部屋を脾髄とよびます。

　臓器に出入りする血管などが通る部位を一般に門といいます。たとえば、肝門は門脈や固有肝動脈、胆管が肝臓に出入りする所、また肺門は肺動脈や肺静脈、気管支が出入りする所です。脾臓にも脾門があり、そこから被膜に続く脾柱が入り込み、また脾動脈、脾静脈が出入りします。

　脾動脈は腹腔動脈の枝です。脾動脈は、脾柱の中を通って脾髄に分布していきます。脾髄はリンパ性の白脾髄と、血液系の赤脾髄からできています。肉眼で見たとき白っぽく見えたので白脾髄、赤紫色に見えるので赤脾髄と名づけられたそうですが、脾柱に

> p.180 参照
> 腹部に分布する動脈

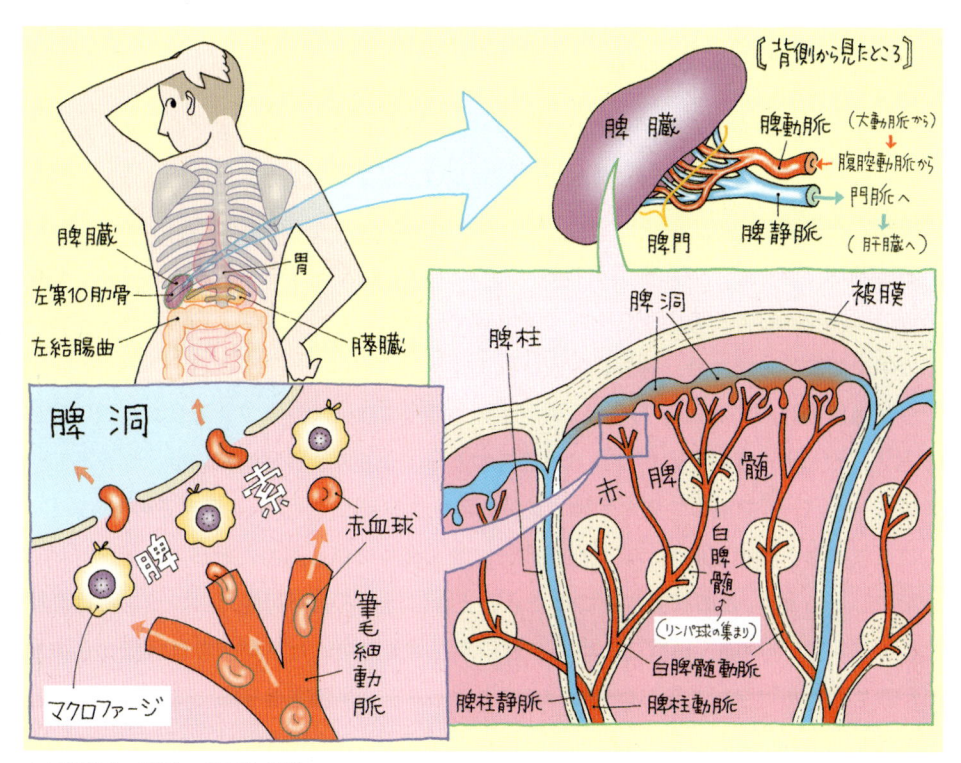

▲図Ⅱ㊷● 脾臓の位置と構造

近い部分が白脾髄、白脾髄の周辺が赤脾髄です。==白脾髄1に対し赤脾髄4の割合で、赤脾髄のほうが圧倒的に多く存在します。==

　脾動脈は分岐して脾柱動脈となり、脾柱を走り、さらに分岐して白脾髄動脈になります（血管は名前が変わってもつながっています）。白脾髄動脈は、白脾髄に分布する枝を出しながら白脾髄の中を通り抜け、赤脾髄へ入ります。ここで筆毛細動脈という動脈に枝分かれし、毛細血管になります。脾臓の特徴はこの先です。通常、毛細血管はそのまま静脈に移行し、血液は血管の中を通り、血管の外には出て行きません（外に出たら出血です）。しかし==脾臓では、この毛細血管の動脈側は静脈につながらず、赤脾髄に向かって開放されている==のです［▲図Ⅱ㊷］。

　赤脾髄は、この開放された血液を、脾索とよばれる、細網線維が支柱となったスポンジ状の結合組織内に受け入れます。脾索にはマクロファージがたくさんいます。特に毛細血管が開放される部分にはマクロファージが集結しています。脾索に開放された血液は、脾洞という静脈系の血管に集められます。脾洞は網目状に張りめぐらされた静脈洞で、その壁は有窓性です。つまり==脾索から脾洞へ、血球が入り込める造りになっている==のです。

　脾洞の血液は脾柱静脈を経て脾静脈に流れ、脾門を通って出て行きます。脾静脈は門脈に合流し、肝臓に入ります。

p.171参照 マクロファージとは？

◻ 脾臓に傷がつくと摘出するのが原則

　赤脾髄は、脾索という出血状態のスポンジ状の組織と脾洞からできています。血液が血管に収まっていない部分と、豊富な静脈洞からできていますから、脾臓は血だらけの臓器といえます。

　白脾髄はリンパ節に似た構造をもち、リンパ球がたくさん存在します。リンパ節と違うのは、流入してくるのがリンパ液ではなく血液だという点です。白脾髄動脈も白脾髄の中に開放して終わり、脾洞に吸収されます。

　白脾髄は動脈の周囲にTリンパ球（T細胞）が集まっています。Tリンパ球に接してBリンパ球（B細胞）がリンパ小節をつくっています。Bリンパ球は、リンパ節や脾臓でヘルパーT細胞の刺激を受けて抗体を産生する形質細胞に変容するのです。

　ここまでで、脾臓が血液、また血球成分に満ち満ちている臓器だというイメージがついたでしょうか？　この脾臓が傷ついたら、止血はほとんど不可能だということは理解できますか？　赤脾髄、白脾髄の構造を思い浮かべてみてください。では脾臓からの出血が認められた場合、どうしたらよいのでしょう――。脾臓を全部取ってしまうしかありません。

　脾臓は左の第10肋骨に沿って位置し、脾臓の前方には胃があり、膵臓の尾部や左結腸曲に接しています［▲図Ⅱ㊷］。内臓を強打するような事故で、脾臓に損傷が起こると、脾臓の摘出術（脾摘といいます）が行われます。これと同じ理由で、手術の際に脾臓を傷つけた場合は、脾摘をすることになります。脾臓に近い胃や膵臓の手術では、脾臓を傷つけないよう注意が必要なのです。

◻ 脾臓は血液のフィルター

　赤脾髄の脾索は細網線維で支えられた空所で、マクロファージがたくさんいます。ここを脾動脈から入ってきた血液が通るわけです。脾索は血液中の異物を免疫系につなげる番人のはたらきをしている、とみることができます。脾索でマクロファージが異物を食べて（貪食して）抗原を提示したら、白脾髄のリンパ球がはたらき出すので、効率がいいですね。

　子どものときに脾臓を摘出すると感染症に弱くなるといわれますが、これは脾臓が免疫系の機能をもっていることをよく表していると思います。大人になってからの脾摘はあまり問題がないといわれていますが、これは大人ではすでに免疫を獲得しているからだと説明されています。

　脾臓がフィルターにかけているのは、異物（抗原）ばかりではありません。何を見張っているのかというと、寿命がきた赤血球です。

🟥 赤血球は脾臓で壊される

　赤血球は骨髄で造血幹細胞から分化しますが、骨髄から循環系に出ていくときにはすでに核を失い、もう分裂することはありません。細胞質の小器官も失っています。ですから赤血球は、寿命がくると壊れて終わりになってしまいます。

　赤血球は骨髄で成熟し、骨髄を出てから約 120 日（約 4 か月）の寿命です。老化した赤血球は表面の脂質が減少し、表面積が減ってくぼみが浅くなります。また、毛細血管を通り抜けるときの変形能力が低下します。このため、老化赤血球は赤脾髄を通り抜けて脾洞に入ることができなくなり、マクロファージに貪食されてしまうのです［▲図Ⅱ㊸］。

　脾臓では、老化した赤血球のほかに異常な赤血球も壊されます。自己免疫性溶血性貧血は赤血球の膜に自己抗体が付く病気ですが、この赤血球は寿命がきていなくても脾臓で破壊されます。遺伝性の球状赤血球症では、赤血球の形が丸くなって変形能が落ちるため、やはり脾臓で破壊されます［▲図Ⅱ㊸］。こうした異常な赤血球は脾臓で破壊されるため、結局は貧血を生じます。貧血とは、末梢血中のヘモグロビンまたはヘマトクリット値が低下した状態です。

　ヘモグロビンは酸素や二酸化炭素を運ぶ、鉄とタンパクからできた物質でしたね。ヘマトクリット値は血液中の赤血球の割合（％）です。成人男性ではヘモグロビン 13g/dL 未満、ヘマトクリット値 39％未満、女性ではヘモグロビン 12g/dL 未満、ヘ

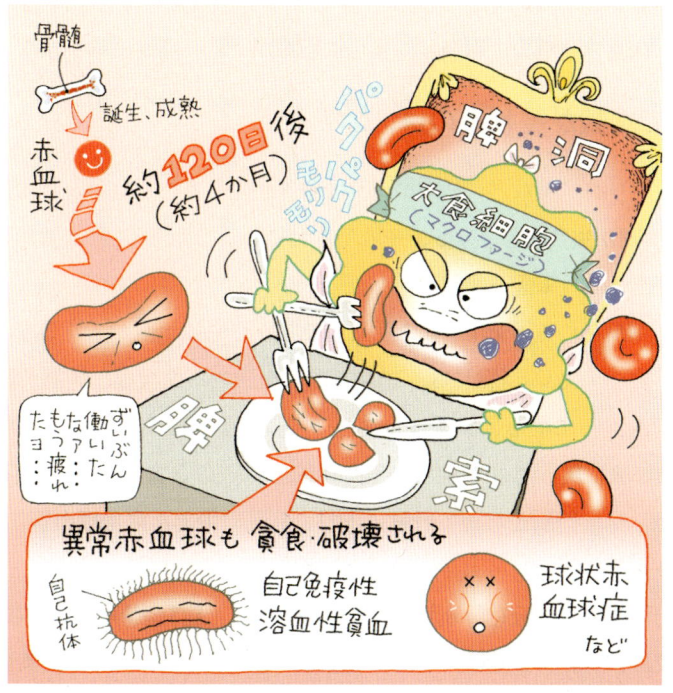

▲図Ⅱ㊸ ● 脾臓での赤血球の貪食

マトクリット値36％未満を貧血と診断します。通常ヘマトクリット値[*1]が下がれば、ヘモグロビンの値も比例して減少しますよ。なぜかはわかりますよね。

> **memo**
>
> **＊1　ヘマトクリット値**
> ヘマトクリット値は赤血球の容積を表しますから、赤血球の中にあるヘモグロビンの量は、赤血球の量に比例するのです。

◻ 白血病や悪性リンパ腫で、脾臓が腫れるのはなぜ？

　大人の脾臓は100g程度の重さで、ふだんは目立たないのですが、左の肋骨弓からはみ出して脾臓が触れるほどに大きく腫れてくることがあります。これを**脾腫**とよびます。脾腫は、**白血病**や**悪性リンパ腫**で起こります。白血病も悪性リンパ腫も、病態は悪性化した血球の異常増殖です。こうした異常な血球が脾臓にたまって脾臓が腫れるというのは、理解できると思います［▲図Ⅱ㊹］。

　白血病には慢性と急性がありますが、慢性白血病はより成熟した白血球が悪性化したもの、急性白血病は未成熟の芽球が悪性化したものです。また白血病は、悪性化した白血病細胞がリンパ性か骨髄性かでも分類されます。成人では血球は骨髄でつくられますが、骨髄には**造血幹細胞**という最も基礎になる細胞がいます。これは、血小板を含む多様な血球に分化する能力をもっています。分化する過程で、異常な血球が出現・増殖するのです。

　悪性リンパ腫は、リンパ球が悪性化し腫瘍状の塊（腫瘤）を形成する病気です。この場合、リンパ腺や脾臓の白脾髄が、まさに腫瘤ができる場所になります［▲図Ⅱ㊹］。

◻ 肝硬変で脾臓が腫れるのは、なぜ？

　白血病や悪性リンパ腫など、血球の異常で脾腫が生じることはわかりましたね。では**肝硬変**でも脾腫が生じるのですが、それはなぜでしょうか？　これは脾静脈の走行を考えれば答えが出ます［▲図Ⅱ㊹］。

　脾静脈は結腸からくる**下腸間膜静脈**と合流し、さらに小腸からくる**上腸間膜静脈**と合流して、とても太い**門脈**になります。門脈を流れる血液は、脾臓、結腸、小腸で一度毛細血管を通って静脈に集まった血液です。細胞に酸素を渡してきた血液ですから、そのまま心臓に戻ってもいいわけです。ところがこの3本（脾静脈、下腸間膜静脈、上腸間膜静脈）は、門脈となって肝臓に入り、肝臓の中で再度毛細血管になるのです。なぜでしょうか？

　それは、門脈血中の成分を肝細胞に渡すためです。上腸間膜静脈は小腸で吸収した栄養分を運んできます。脾静脈は何を運んでくるのかというと、破壊した赤血球のヘモグロビンの分解物です。これを再利用するために運んでくるのです。肝臓に入った門脈は、

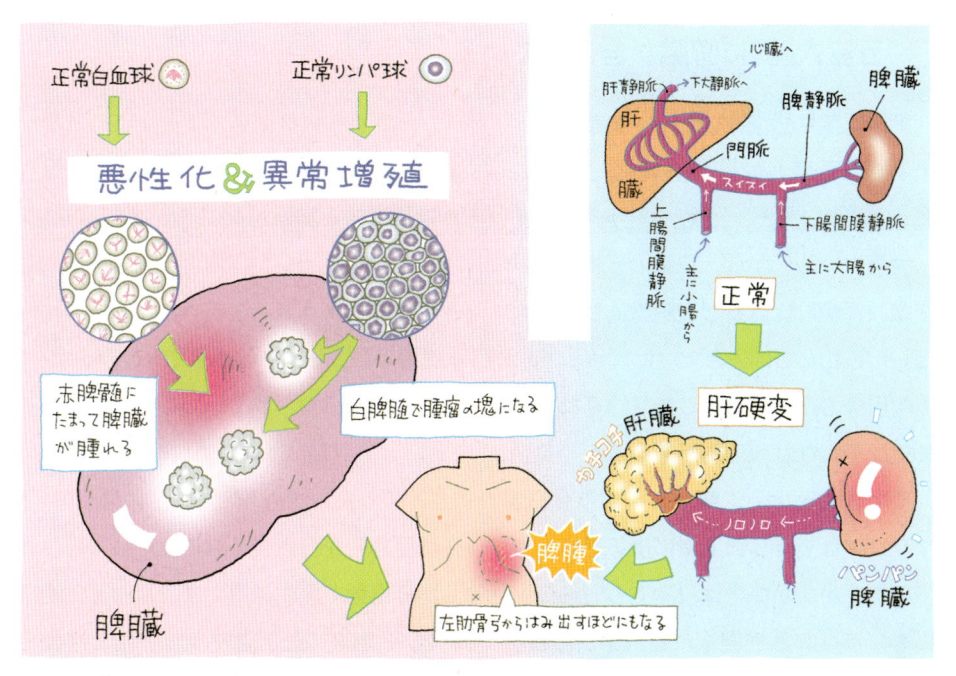

▲図Ⅱ㊹●脾腫のメカニズム（白血病、悪性リンパ腫／肝硬変）

規則正しく配列された肝細胞の間を通り、肝細胞は栄養分を吸収します。そのあと門脈血は肝静脈から下大静脈を経て心臓に戻ります。

　肝硬変は肝細胞の炎症によって肝細胞の規則正しい配列が壊れ、門脈の流れが障害される病気です。そのため、門脈の血液が肝臓に流れにくくなります。肝臓に入れなければ門脈はうっ血し、さかのぼって脾静脈がうっ血[*2]します。脾静脈がうっ血すれば脾臓に血液がたまるので、脾腫が生じるのです。

> **＊2　うっ血と充血**
> 静脈で血液が停滞することを「うっ血」、動脈に血液が停滞することを「充血」といいます。

memo

　肝硬変で脾腫が起こる理由はわかりましたね。
　ついでにもう一つ。肝硬変で脾腫が起こると、血小板減少（けっしょうばん）を伴います。血小板は、骨髄で巨核球（きょかくきゅう）の細胞質がちぎれるようにしてつくられ、通常30％程度は脾臓に留まっています。ところが脾腫が起こると、血小板の脾臓への貯留が増えるのです。このため、血流中の血小板が減少してしまいます。肝硬変で出血傾向がみられるのは、肝臓のフィブリノゲンの産生能が低下することに加え、血小板が脾臓に蓄えられてしまうためです。肝硬変では、止血機構で使われる主な材料が不足し、出血傾向になるのです。

◻ "五臓六腑"に脾臓が含まれている

　東洋医学に五臓六腑という言葉があります。一度くらいは聞いたことがあると思いますが、五臓とは肝臓、心臓、脾臓、肺臓、腎臓のこと、六腑とは胆嚢、小腸、胃、大腸、膀胱、三焦をいうそうです（三焦は該当する臓器がないそうです）。
　大変古い時代から、脾臓は五臓の一つにあげられていたわけです。しかし肝臓、心臓、肺臓、腎臓に比べると、脾臓は目立たないなと思ってしまうでしょう。ほかの4つは摘出したら私たちは生きていけませんが、脾臓は摘出しても私たちは生きていけますから、その重大さが違う気もします。それでも、脾臓は古くから知られていたのですから、それにはそれなりの理由があるようです。
　その理由とは、人類が古来より今日までずっと苦しんできたマラリアにあります。マラリアはマラリア原虫による感染症で、現在は亜熱帯から熱帯地方に集中して発生していますが、かつては日本でもヨーロッパでも、全世界で発生していました。源氏物語にもマラリアと推測される病気が語られており、平清盛の死因はマラリアだと考えられているそうです。
　マラリア原虫は、ヒトの赤血球に寄生します［▲図Ⅱ㊺］。赤血球の中で増殖し（このときは無性生殖で分裂を繰り返して分裂小体をつくります）、赤血球を壊して分裂小体が血中に出ると高熱発作が起こります。分裂小体が出た後の赤血球は、脾臓で壊されます。分裂小体は別の赤血球に入ってまた増殖を始めます。慢性のマラリアでは脾臓が腫れ、肝臓より容易に触れるほどになるそうです。
　古来より、脾臓が腫れて発熱発作を繰り返すマラリアが多かったため、中国でも、イ

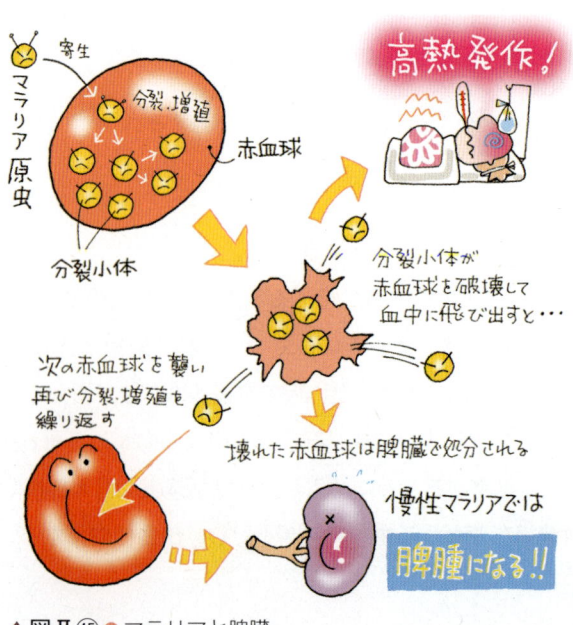

▲図Ⅱ㊺●マラリアと脾臓

ンドやギリシャでも、脾臓が認識されていたのだということです。

🔲 食後に運動すると、脾臓が痛む？

　食事をすると、体内の血液は消化管に集中します。体内の血液の量は一定ですから、消化管への血流が増えれば、その他の臓器への血流は減ることになります。たとえば、筋肉へ配分される血液量が減る、脳に分布する血液量が減るというわけです。こんな状態で運動するとどうなるでしょうか？

　骨格筋への血流が減っているのに、骨格筋を動かすとなると、どこかから血液を調達したいわけです。そこで脾臓が収縮して（被膜と脾柱には平滑筋線維があるため、脾臓は縮むことができます）脾臓内の血液を循環系に放出する、その収縮が脇腹の痛みだと説明されています。

　ただし、これは脾臓が血液のタンクだという意味ではありません。馬や犬の脾臓は血液タンクの役割があり、運動を続けると脾臓が収縮して血流を増やすそうですが、ヒトではそこまでの機能はありません。

> p.135 参照
> 副交感神経のはたらき

🔲 考えてみよう

　ではここでクイズを2つ、出しましょう。

◎ 脾摘後のからだ

　"脾臓は摘出しても大丈夫"といわれます。確かに生活するうえで問題はないようです。では、脾臓のはたらきから考えると、脾摘を行った場合、次の①、②は○でしょうか、それとも×でしょうか？

① **血液中の血小板が増える**
② **古い赤血球が流血中に観察できる**

　　――そうです、両方とも○ですね。

◎ 本当に取っても大丈夫？

　脾臓はリンパ性の臓器に数えられます。扁桃、虫垂もリンパ性の器官です。共通しているのは"取っても大丈夫"といわれていることです。しかし免疫機能をもつリンパ性の臓器・器官はからだの番人です。それなのに、本当に取ってしまって大丈夫なのでしょうか？

　もちろん摘出するにはそれなりの理由がありますので、大丈夫とかダメとかは言えませんね。ただ、子どもの場合は免疫能が下がるかもしれないことを考慮し、感染症を予防することを考えます。からだは、とてもうまくできていますので、摘出したあとに、ほかの器官がその代わりのはたらきをしてくれることもあります。

CHAPTER 11 膵臓のはたらきと糖尿病
ランゲルハンス島って、どんな島？

「ランゲルハンス島」と聞くと、"どこの国にある島なんだろう？"と思いますが、
どこかの外国にある島ではありません。
からだの中、膵臓の中にある、
顕微鏡で見なければ見えない小さな島（細胞群）です。
この小さな島は、いったいどんなはたらきをもっているのでしょう？

keyword ・膵臓 ・ランゲルハンス島 ・インスリン ・消化酵素 ・糖尿病 ・膵炎

■ ランゲルハンス島は、地球上に実在する島？

　以前、本屋さんで『ランゲルハンス島の午後』という本（村上春樹著、新潮文庫、1990年）を見かけたときは驚きました。「ランゲルハンス島ってどこかに実在するんだ！」って。でも違いました。やはり膵臓にしか存在しない島なのです。

　解剖学の用語には、その組織や構造を見つけた人の名前がつけられているものがたくさんあります。**ランゲルハンス島**もその一つで、パウル・ランゲルハンス（Paul Langerhans、1847～1888年）というドイツ人の医師によって、1869年に報告されたことから、彼の名前がついています。しかしそのときは、この細胞群がどういうはたらきをしているのかは不明でした。ランゲルハンスはその前年に、皮膚の中のランゲルハンス細胞の存在を報告しています。このランゲルハンス細胞は1世紀経ってから、皮膚の免疫系の細胞（マクロファージの仲間）であることが解明されました。

　ランゲルハンスは、自分が発見した細胞が人体の仕組みにどのように関与しているかを知らないまま、41歳という若さでこの世を去っています。でも私たちは、彼の功績のおかげで、ランゲルハンス島とランゲルハンス細胞が、どれだけ大切なはたらきをしているのかを学ぶことができるのです。

■ 膵臓の外分泌腺の中に浮かぶ島

　膵臓は十二指腸のカーブにはまり込んだ細長い臓器です［▲図Ⅱ㊻］。からだの中心線に近く十二指腸のカーブにはまっているほうを**頭部**、膵臓に近いほうを**尾部**、真ん中を**体部**とよびますが、実際に区切りの線があるわけではありません。

　膵臓の構造をみてみると、3大栄養素（炭水化物［糖質］、タンパク質、脂質）のすべての消化酵素を含む**膵液**を分泌する**外分泌腺**がほとんどを占めています。この消化

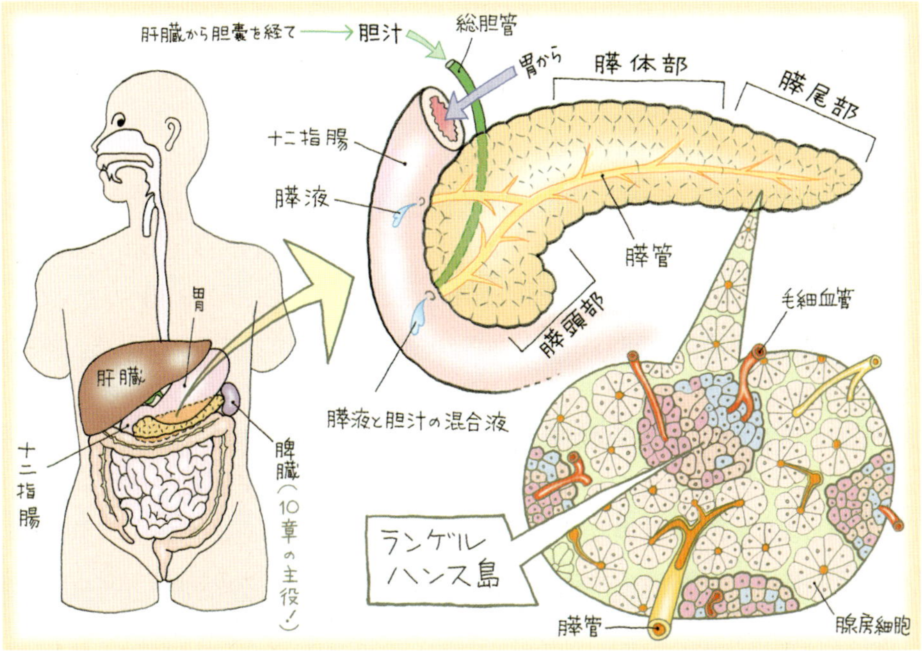

▲図Ⅱ㊻ ● 膵臓の位置と構造

腺は管腔構造をしています。膵臓の腺細胞は膵液をつくり出し、管腔内に分泌していま す。膵液は**膵管**に集まり、十二指腸に注がれます。このように、**分泌物を運ぶ導管がある腺を外分泌腺とよびます**。

p.078 参照 外分泌腺

この管腔構造の細胞がぎっしりある中に、管腔構造をとらない細胞の塊が点々と分布しています。**外分泌腺を海とすると、小島がいくつも散らばっている**、そんなイメージです。この小島がランゲルハンス島です。ランゲルハンス島は頭部より尾部のほうに多く存在します。膵臓にある島なので、ランゲルハンス島のことを**膵島**ともいいます（ランゲルハンス島をランゲルハンス氏島と表記しているものもありますが、同じ意味ですよ）。

ランゲルハンス島の細胞は、そこでつくったホルモンを細胞周囲に分泌します。ランゲルハンス島は導管をもっていませんから、ホルモンは毛細血管から血液中に吸収され、全身を回っていきます。このような**導管をもたない分泌腺を内分泌腺とよびます**。

p.078 参照 内分泌腺

ランゲルハンス島は、何をしている？

1889年、ドイツのミンコフスキーという人が、“膵管を結紮（管をしばって内容物が通れないようにする）しても糖尿病にならないが、膵臓を全摘出すると糖尿病になる”ということを、犬の実験から確かめました。

それから約10年後の1901年、アメリカのオピーは、糖尿病で亡くなった患者のランゲルハンス島が萎縮し、硝子様変性を起こしていることを発見しています。硝子は「ガラス」とも読みますが、人体で考えると眼の**硝子体**を思い出しますね。硝子体は、

タンパク質のコラーゲンからできた透明な物質でできています。硝子様変性とは、もともとの組織とは違ったタンパク質が細胞を埋めてしまい、見た目はツルツルした感じで、細胞自体は機能しない病的な状況です。

その15年後、1916年にはイギリスのシェーファーが、"糖尿病はランゲルハンス島でつくられる物質の欠如による病気である"と推論しています。では、その物質とは何か──。これを見出したのが、カナダのバンティング（Frederick Grant Banting、1891〜1941年）とベスト（Charles Herbert Best、1899〜1978年）の2人です。

ところで、糖尿病という病気はパピルスの時代から記録されており、口渇、多飲、多尿、多食にもかかわらず元気がなく、尿中に糖が出て、痩せて死んでしまう不治の病でした。日本でも、藤原道長が糖尿病だったと考えられています。

1921年トロント大学の夏期休暇中、実験室を借りて、バンティングとベストは実験を繰り返しました。その実験は、犬の膵管を結紮した後しばらく置いてから膵臓を取り出し、その抽出物を糖尿病の犬に与える、というものでした。犬の膵管を結紮して膵臓の外分泌腺が機能しなくなった後には、内分泌腺だけが残っているはずであり、その抽出物こそが血糖値を下げる物質であろう、というバンティングの仮説が基盤となっていました。

膵臓を全摘出して糖尿病になった犬に、この抽出物を与えると血糖が下がることから、その物質の存在が証明されました。糖尿病が不治の病から解放されたのです。このときバンティングは29歳、ベストはまだ21歳の医学生でした。

血糖を下げるホルモンはインスリンとよばれました。インスリン（insulin）という名前は、ラテン語で島という意味をもつinsulaに由来します。

□ ブドウ糖は細胞のエネルギー源

インスリンは血液中のブドウ糖が増えるとランゲルハンス島から分泌され、ブドウ糖が筋肉、肝臓、脂肪などの細胞に吸収されるのを助けます。

ブドウ糖は細胞が活動するためのエネルギー源です。細胞の中には、光学顕微鏡で見ても見えないけれど、電子顕微鏡で1万倍ほどに拡大するとやっと見えるような、小さな構造物がたくさん詰まっています。これを細胞小器官とよびます。

細胞小器官には実は様々な種類があって、細胞の活動を分担していますが、このなかにミトコンドリアがあります。ミトコンドリアは、細胞が取り込んだブドウ糖を酸化させ、エネルギーを放出するというはたらきをしています。酸化とは酸素を結合することで、物が燃えることと同じ意味です。つまりミトコンドリアでは、酸素を使ってブドウ糖を燃やし、エネルギーをつくり出しているのです［▲図Ⅱ㊼］。

ブドウ糖は炭素（C）、水素（H）、酸素（O）からできています。化学式で表すと$C_6H_{12}O_6$です。ここに酸素（O_2）が6分子作用すると、最終的に6分子の二酸化炭素（CO_2）と水（H_2O）になります。これを式で示すと次のようになります。

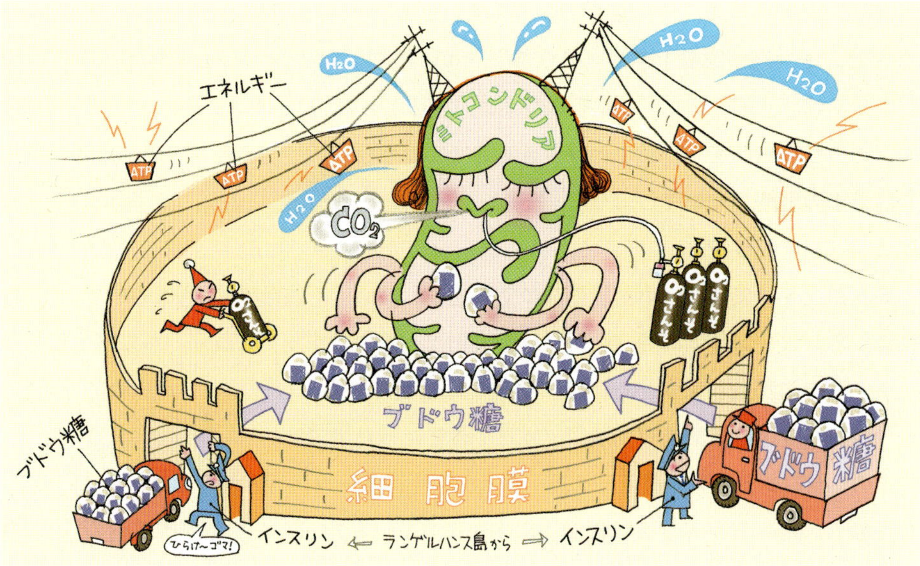

▲図Ⅱ㊼●ミトコンドリアでのエネルギー産生

$$C_6H_{12}O_6 + 6O_2 \rightarrow 6CO_2 + 6H_2O$$
ブドウ糖　酸素　　　二酸化炭素　水
↗エネルギー

p.119
参照
ブドウ糖の酸化反応

　元素の種類とその数が、式の左と右とで同じになっていますね。左右とも、Cが6個、Hが12個、Oが18個あります。酸化する（燃える）と、形は変わりますが、物はきちんと残っています。

　ブドウ糖が燃えて水と二酸化炭素になる過程で、**エネルギー**を放出します。このエネルギーを使って細胞は仕事をするのです。

　細胞が仕事をするには、ミトコンドリアでブドウ糖と酸素が反応する必要があるのですが、この<mark>ブドウ糖を細胞内に取り込むのがインスリンの作用</mark>です［▲図Ⅱ㊼］。細胞膜上のインスリン受容体にインスリンがくっつくと、細胞内のブドウ糖とカリウムを取り込む口が開くのです。

◻︎ ちょっと寄り道して

◎ GI療法

　インスリンによって細胞内にブドウ糖が取り込まれるとき、一緒に**カリウム**も取り込まれます。血漿のカリウム（イオン）はとても少量（5mEq/L）で、7mEq/Lになったら筋細胞の活動が停止するという、いってみれば猛毒な電解質なのです。しかしこのカリウムは、細胞の中にはいっぱいあります。細胞の中にあるぶんには何の障害も起こしません。血漿中のカリウムが上昇して危ないとき、ブドウ糖とインスリンを同時に使

p.068
参照
カリウム

う治療法があります。それが**GI療法**です。グルコース（glucose；ブドウ糖のこと）のGと、インスリンのIをとってGI療法といいます。インスリンがあって、ブドウ糖が十分あれば、細胞はブドウ糖を取り込み、そのときカリウムも細胞内に移動するので、血漿のカリウム値を下げることができるのです。からだの仕組みを知っていると、病気や治療法の理解が簡単でしょう？

◎ ミトコンドリア

ミトコンドリアは細胞小器官のなかでも変わっていて、独自のDNAをもっています。大昔、ミトコンドリアは独立した単細胞生物だったのですが、これが細胞に寄生したところ、双方に都合がよかったので、寄生した細胞の一部になったと考えられています。ミトコンドリアは酸素を有効活用できる生き物だったのです。

このミトコンドリアの遺伝子を調べると、人類のルーツに行き着くといわれています。なぜなら、ミトコンドリアは細胞質の中にいます。私たちの細胞はすべて**受精卵**に由来しますが、受精卵の細胞質は卵（母親）由来です。精子（父親）は遺伝子のみを伝え、精子の細胞質は子には伝わりません。ミトコンドリアはすべて母系由来なので、それをたどると集約されていくというわけです。

ちょっと横道にそれました。本題に戻りましょう。

口渇、多飲、多尿

筋細胞や肝細胞、脂肪細胞は、インスリンがないとブドウ糖を吸収できません。また、インスリンと同じ作用をするほかの物質は、からだにありません。となると、どんなに食べて血液中の糖を増やしても、インスリンがないと細胞はその糖を使えないのです。手の届くところに糖がいっぱいあるのに、使えないでいるわけですから、細胞からしたら悲惨ですね。多食にもかかわらず、痩せて死んでしまう病気の糖尿病は、"豊饒の大地の中の飢餓"といわれるのがうなずけます。

血液中に糖分がたくさんあると、血漿の濃度が高くなります。血漿の濃度はある程度一定に保たれていますので、高いと薄めようとします。薄めるというのは、具体的には血漿の量を増やすことです。血漿の濃度が高いと喉が渇き、水分をたくさん摂取するようになります。また、糖分の多い血液から尿ができるので、ブドウ糖が尿中に排出され、糖が水分を引き込むため尿量が増えます。これが、糖尿病の主症状である**口渇、多飲、多尿**の理由です［▲図Ⅱ㊽］。

p.141参照
尿細管での糖の再吸収

糖尿病という病名は、尿中に糖が出ていることからつけられました。通常、尿中には糖は含まれません。血液中の糖分は、腎臓の**糸球体**で濾し出されても、毛細血管に再吸収されて体内に戻ります。糖尿病では濾し出される糖分が多すぎて再吸収しきれず、尿中に糖が出るのです。糖尿病をDMといいますが、これはdiabetes mellitusというラテン語の略で、diabetesは尿、mellitusは甘いという意味です。

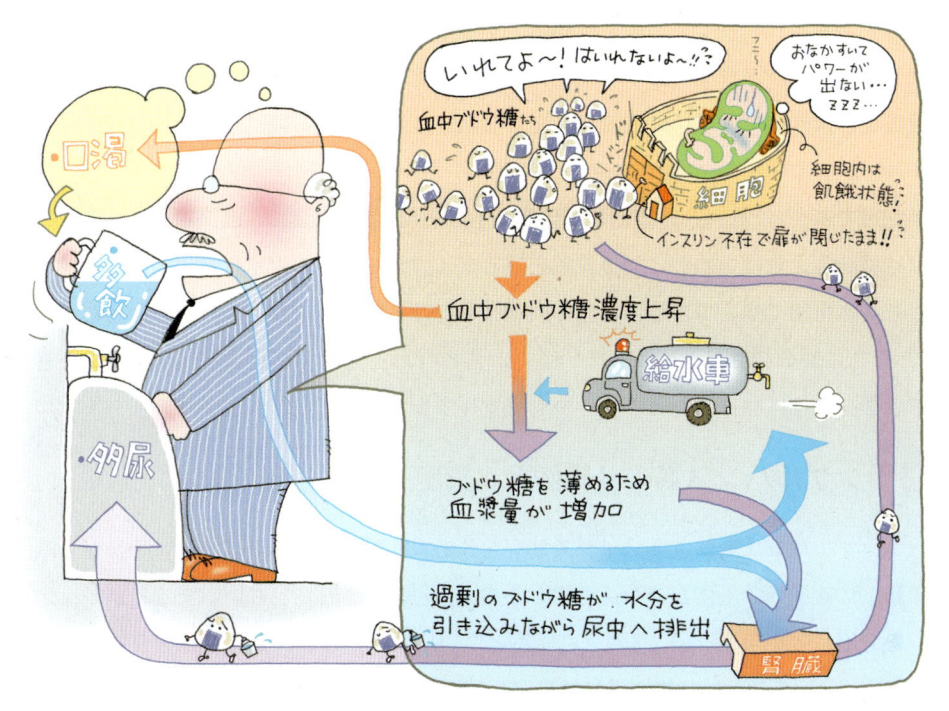

▲図Ⅱ㊽●糖尿病の主症状のメカニズム

◻ ブドウ糖は炭水化物を分解したもの

　ブドウ糖は炭水化物が分解されて最後にできる物質です。炭水化物とは、消化されない線維質と消化される糖質との総称ですが、糖質はアミラーゼという消化酵素によって分解されます。アミラーゼは唾液と膵液に含まれています。アミラーゼは多糖類の糖質を化学的に切断して、小さくしていくはたらきがあります。

　ランゲルハンス島が浮かんでいる海に当たる外分泌腺は、炭水化物、タンパク質、脂質の消化酵素を分泌し、膵液は胃から十二指腸に移動してきた食物を、吸収一歩手前まで分解していきます。ちなみにこの強力な消化酵素をもっている膵液が膵管から漏れたり、膵臓の外分泌細胞が壊れて膵液が漏れたりすると、何が起こるでしょうか？　自分の細胞を消化してしまいます（自己消化）。これは大変なことです。これが起こるのが膵炎で、激烈な痛みを生じます。

　膵液に含まれるアミラーゼによって分解された糖質は、最終的に小腸の粘膜上にあるマルターゼ（マルトースというのが麦芽糖のことですが、マルターゼは麦芽糖を2つに切ってブドウ糖にする消化酵素です）やスクラーゼ（スクロースはショ糖のこと、スクラーゼはショ糖をブドウ糖と果糖に分解する消化酵素です）などによって分解され、それと同時に小腸粘膜の上皮細胞に吸収されます。

　"ブドウ糖、ブドウ糖"といわれるものですから、"エネルギーをつくるためにはブドウ糖を摂取しなければならない"と思われることがありますが、そうではありません。

食事中の炭水化物がブドウ糖となるのですから、ブドウ糖をわざわざ摂る必要はないのです。確かにブドウ糖のほうが消化にかかる時間がないぶん、早く吸収され、早く血糖値を上げますので、早急に血糖値を上げるという目的があれば、ブドウ糖が役に立ちます。

蛇足ですが、「糖」という言葉が砂糖をイメージさせるため、"血糖値を抑えるためには砂糖を控えればいい"という誤解を招きます。せんべいも炭水化物ですし、パンも米飯も炭水化物です。つまり、どれも血糖値を上げる食べ物です。糖尿病の患者さんから「あんこはやめてせんべいにしている」と言われたときは、確実な理解に結びつく言葉で話さなければならないと、つくづく反省しました。

> 看護point
> 糖尿病患者さんへの食事指導

◼ ランゲルハンス島のβ細胞とα細胞

ランゲルハンス島は、実はインスリンを分泌するだけではありません。ランゲルハンス島には4種類の細胞があり、そのなかのβ細胞（B細胞ともいいます）がインスリンを分泌しています。α細胞（A細胞ともいいます）は、インスリンと反対の作用があるグルカゴンというホルモンを分泌しています［▲図Ⅱ㊾］。

インスリンは細胞が糖を取り込むときにはたらきますから、血液中の糖分は減る、つまり血糖値を下げるホルモンです。これに対し、グルカゴンは血糖値を上げるホルモンです。血糖値を上げるホルモンは、グルカゴンのほかにもたくさんあります。成長ホルモン、副腎皮質ホルモンの糖質コルチコイド（グルココルチコイド、糖代謝ホルモン）、アドレナリンがそうです。血糖値を上げるとは、肝臓に蓄えているグリコー

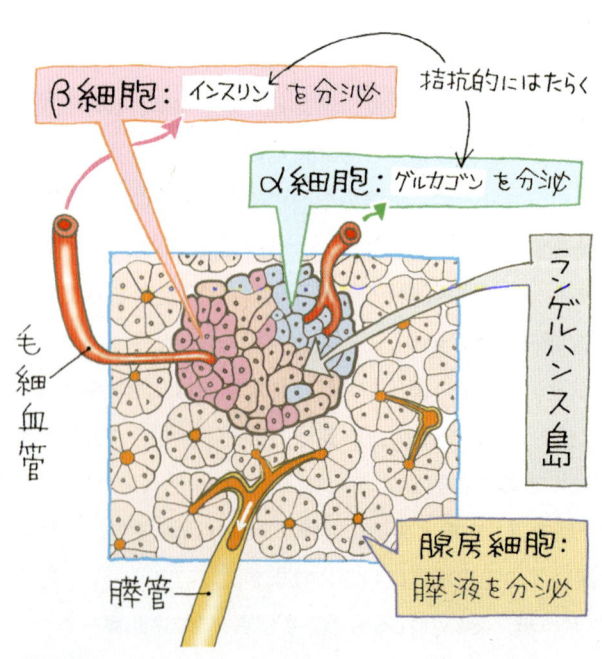

> p.056参照
> 血糖値を下降／上昇させるホルモン

β細胞：インスリンを分泌
拮抗的にはたらく
α細胞：グルカゴンを分泌
毛細血管
ランゲルハンス島
膵管
腺房細胞：膵液を分泌

▲図Ⅱ㊾ ●インスリンとグルカゴン

ゲン（肝細胞や筋細胞は、ブドウ糖を取り込んでグリコーゲンに合成して蓄えています。筋細胞は、運動するときこの蓄えを使います）を分解してブドウ糖にして、血液中に放出することです。

☐ インスリンは、タンパク質

　ランゲルハンス島が障害され、インスリンが分泌されないことによる糖尿病を1型糖尿病といいます。1型糖尿病では体内にインスリンがないので、インスリンを注射で補います。インスリンはタンパク質です。口から飲むと消化されてしまうので、インスリン製剤の経口薬はありません。1型糖尿病の人は、毎日自分で注射をして、インスリンの量と食事の量とをコントロールしています。インスリンの量より食事の量が少ないと低血糖になり、食事量が多すぎると高血糖になってしまいます。

　低血糖になると意識を失うことがあります。それは神経細胞にブドウ糖が不足するためです。もちろん全身の細胞にとってもブドウ糖は大切ですが、神経細胞はインスリンなしにブドウ糖を吸収し、しかもブドウ糖だけをエネルギー源にしています。ほかの細胞は、ブドウ糖以外の果糖なども使うのですが、神経細胞はそれができません。ブドウ糖が常に供給されていないと、神経細胞の活動が停滞してしまうのです。

　インスリンが分泌されない1型糖尿病に対し、インスリンが不足している、あるいはインスリンが処理できる量を超えたブドウ糖を摂取することによって血糖値が上がる場合を2型糖尿病といいます。2型糖尿病では経口糖尿病薬が使われますが、これはインスリン製剤ではありません。経口糖尿病薬には、腸管からのブドウ糖の吸収を抑制するもの、インスリンの分泌を刺激するもの、筋細胞などのインスリン受容体のはたらきをよくするものなどがあります。

　さて、ランゲルハンス島が親しみのある島になりましたか？

　糖尿病は今日、国民的な健康課題になっています。からだのメカニズムと組み合わせ、きちんとした説明ができるようになってください。

CHAPTER 12

胆道系の構造とはたらき
"お通じの色が薄い"って、なんのサイン？

胆道系は、肝細胞のすき間にある毛細胆管に始まり、
小葉間胆管、右・左肝管となって、肝臓の外で総肝管となります。
総肝管は胆嚢管と総胆管に分かれます。
最終的には総胆管は膵管と合流して十二指腸に開口します。
この胆汁の流れる道を胆道系といいます。
――これを読むと、字の形や音まで似ている言葉がたくさんあって、
複雑でわかりにくそう……と感じるかもしれません。
この胆道系は、いったいどんなはたらきをしているのでしょうか？

keyword　・胆嚢　・胆汁　・ビリルビン　・黄疸　・胆石　・肝硬変　・肝がん　・新生児黄疸
　　　　　　・消化管出血

◻ お通じの色は、なんの色？

お通じ（便）の色は、ズバリ、胆汁のビリルビンに由来した色です。

胆汁をつくっているのは肝臓の肝細胞です。肝細胞でつくられた胆汁は肝臓内の毛細胆管に分泌され、集合しながら、門脈に沿って肝門部に向かって流れていきます。左肝管と右肝管の2本に集約され肝門部から出て、総肝管とよばれる1本の管になり、胆嚢に向かう胆嚢管に流れます［▲図Ⅱ㊿］。

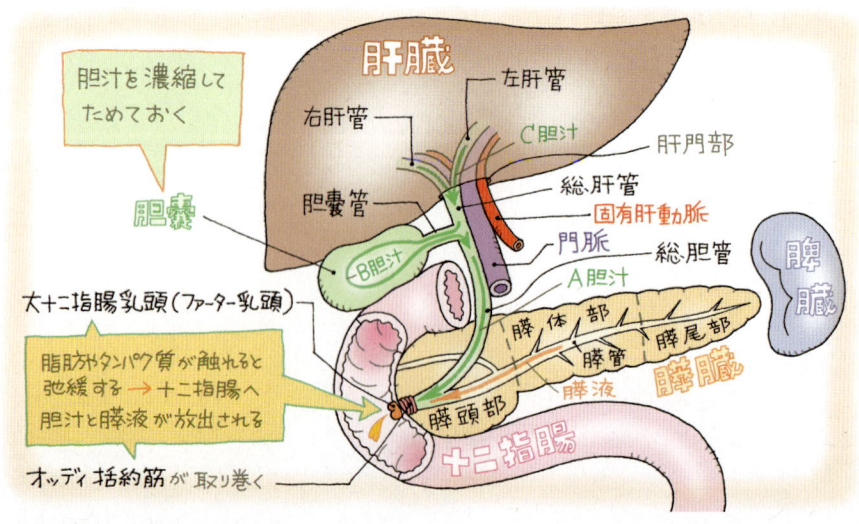

▲図Ⅱ㊿● 胆道系の構造と胆汁の流れ

胆嚢は、肝臓の下面前方にへばりつくような形で納まった袋です。胆嚢の上皮は胆汁の水分を吸収し、**胆汁を濃縮**しています。胆嚢で濃縮された胆汁は、再び胆嚢管を経て**総胆管**へ流れ、**十二指腸**へ注ぎます［▲図II(50)］。**胆汁が十二指腸に分泌されるので、腸の内容物が胆汁の色になる**のです。

胆汁の黄褐色の正体は、**ビリルビン**という物質です。ビリルビンは、脾臓で壊される赤血球の成分である**ヘモグロビン**の分解産物です。ヘモグロビンは**ヘム**という鉄を含む部分と、**グロビン**というタンパク質の部分からできています。ビリルビンはヘムの部分が変化した物です。まずヘムから鉄が取れ（緑色のビリベルジンという物質になります）、さらに黄色のビリルビンになります。ビリルビンは肝細胞内に取り込まれ、**グルクロン酸**と抱合し、**抱合型ビリルビン**になります［▲図II(51)］。

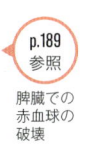

p.189
参照
脾臓での
赤血球の
破壊

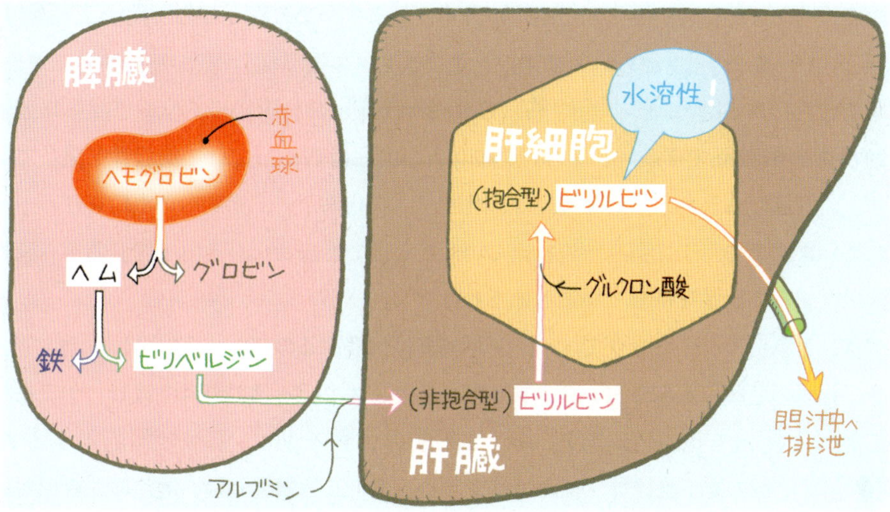

▲図II(51)● グルクロン酸抱合

203

グルクロン酸は水に溶けやすい物質で、グルクロノシルトランスフェラーゼという名前の酵素によって、グルクロン酸とビリルビンは結合します。グルクロン酸と結びつくことで**水溶性**の物質になれるのです。グルクロン酸と結合することを**グルクロン酸抱合**[*1]とよび、これによってビリルビンを胆汁中に排泄できるようになります（抱合型ビリルビンを**直接ビリルビン**ともよびます）。

実はお通じの色は、さらに腸内でビリルビンが変化したステルコビンという物質の茶色が直接の要因です。

memo

＊1　肝細胞におけるグルクロン酸抱合

肝細胞でグルクロン酸抱合を受けるのは、ビリルビンばかりではありません。薬物もグルクロン酸抱合を受けることで水溶性になり、排泄されます。

🔲 胆道系の不思議

胆道系は、部位によって名前が変わっていますが、総肝管、胆嚢管、総胆管の3本は、T字状になっています［▲図Ⅱ㊿］。それなのになぜ、胆汁は肝臓から直接十二指腸に流れていかないのでしょうか？　どうやって胆嚢に流れるのでしょうか？

肝臓では常に胆汁がつくられています。そのまま十二指腸に流れていくと、十二指腸に食べ物があるときもないときも、胆汁が注がれることになります。それでもいいのですが、効率が悪いですね。そこで、胆嚢にためておいて、必要なときに十二指腸に分泌しようというわけです。

このため、総肝管から総胆管に直接流れず、胆嚢管に曲がる巧妙な仕組みがあります。総胆管の十二指腸への注ぎ口は、十二指腸の側からみると乳頭状の膨らみになっていて、そのてっぺんに開いている穴から胆汁が分泌されます。この膨らみを、大十二指腸乳頭（ファーター乳頭ともいいます）とよびます［▲図Ⅱ㊿］。この膨らみの正体は、総胆管の端にあるオッディ括約筋（Oddi's sphincter）という、リング状に総胆管を取り巻く平滑筋です。オッディ括約筋は、ふだんは収縮していて総胆管を閉じています*2。肝臓から流れ出ている胆汁は、オッディ括約筋が十二指腸への出口をぎゅっと締めていますので、十二指腸へ流れ出ていくことはできません。それで胆嚢胆管へ流れ胆嚢にたまって出番を待っているというわけです。

> p.133 参照
> 平滑筋の特徴

では、どういうタイミングでオッディ括約筋は弛緩するのでしょうか？

十二指腸の粘膜に脂肪やタンパク質が触れると、オッディ括約筋は弛緩し、十二指腸内に胆汁と膵液を流し込みます。胆汁は脂肪の分解を助け、膵液は脂肪とタンパク質を消化します。絶妙なタイミングですね。大十二指腸乳頭は、胆汁の注ぎ口というだけでなく、膵液の注ぎ口にもなっています。多くの人では総胆管に膵管が合流し、大十二指腸乳頭に連なっています［▲図Ⅱ㊿］。

---

memo

＊2　からだのなかの括約筋

私たちのからだには、オッディ括約筋のほかにも括約筋があります。胃の出口にある幽門括約筋、肛門の出口の肛門括約筋、尿道を囲む尿道括約筋です。"あ、聞いたことがあるな"と思うでしょう。これらの括約筋は管の壁をぐるりと取り囲む厚い平滑筋です。周囲を取り囲んでいますから、収縮すれば管は塞がれた状態になります。括約筋は、収縮し続けているのが通常なのです。内容物を通過させるときだけ弛緩し、管を開きます。肛門括約筋が私たちのからだのなかで一番の働き者といわれるのは、1日に休む（弛緩して内容物を通過させる）のが1〜2回だけだからです。

◻ コレシストキニンがオッディ括約筋を調節している

オッディ括約筋が弛緩するタイミングは、コレシストキニン*3というホルモンで調節されます。コレシストキニン（cholecystokinin；CCK）とは、胆嚢という意味のcholecyst（コレシスト）、運動の意味のkinetic（キネティック）から名づけられたものです*3。

> **memo**
> *3 コレシストキニンの別名
> コレシストキニンを「パンクレオチミン」ともよびます。別々に発見され、それぞれ名前がつけられたのですが、後に同じ物質とわかりました。現在はコレシストキニンというよび名のほうがよく使われています。

コレシストキニンには大きく2つの作用があり、一つは胆嚢を収縮させてオッディ括約筋を弛緩させ、十二指腸への胆汁の排出を促進することです。もう一つは消化酵素を含む膵液の分泌を促すことです。十二指腸粘膜にペプチドやアミノ酸（タンパク質が胃で消化され分解されたもの）、脂肪酸（脂肪が胃で消化・分解されたもの）が触れる、また酸性度が高くなる、つまり胃の内容物が十二指腸に入ると、十二指腸粘膜からコレシストキニンが分泌されます。コレシストキニンに反応して、胆汁と膵液が十二指腸内に分泌され、消化が進むことになります。胆汁も膵液もアルカリ性ですので、胃酸で酸性になった内容物を中和することになります。本当に私たちのからだはうまくできていますね。

◻ お通じが白いのは？

お通じの黄土色は胆汁の色だということがわかりました。となると、お通じが白いということは、消化物に胆汁が混ざっていないことを意味します。これは胆汁が十二指腸に出られない、何か出来事が起こっているしるしです。

胆汁は肝臓でつくられ、胆管を通って流れてきます。この流れのどこかが詰まってしまえば、胆汁は十二指腸にたどり着きませんね。どの部分にそれが起こり得るのか、上流から考えてみましょう。

◉ 肝臓の微細構造

まずは、肝臓の細かな構造についてお話ししておきましょう［▲図Ⅱ㊽］。

肝臓は肝細胞が規則的に配列し、その間を毛細胆管が通っています。肝臓の基本構造を肝小葉とよびます。肝小葉の構造を頭に入れておくと、肝臓にかかわる病気の理解が簡単になりますので、ぜひ一度じっくり読んで覚えてください。

肝門から入った門脈と固有肝動脈は、並んで走行しながらどんどん枝分かれをしていきます。枝分かれの終点からこの2本は、肝細胞が並んだすき間の洞様血管（毛細血

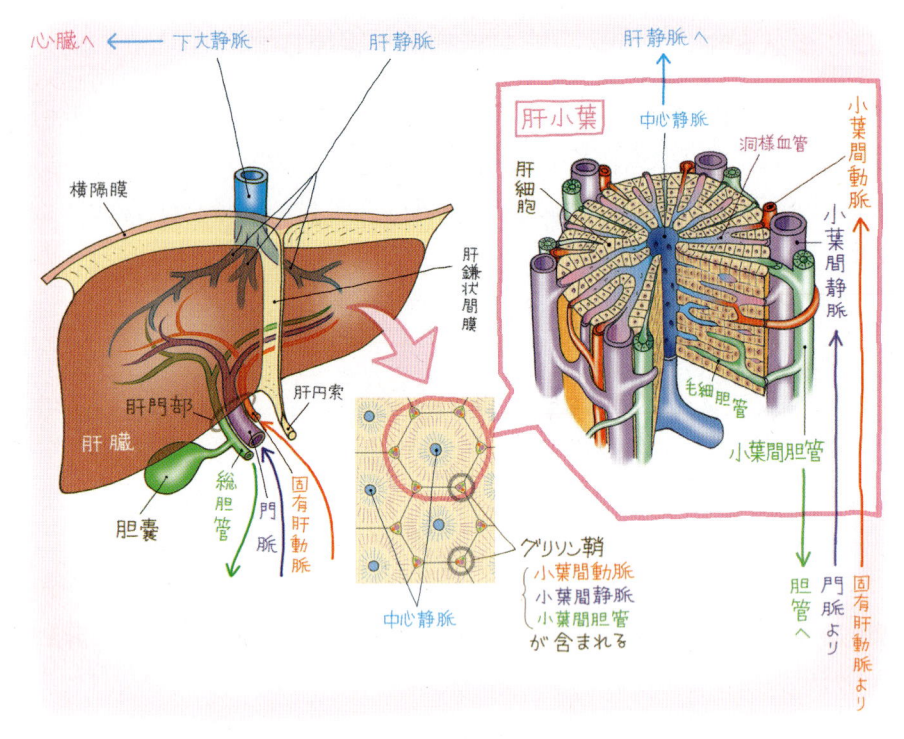

▲ 図Ⅱ⑤²● 肝臓の微細構造

管としては太めで、"まるで洞のようだ"ということから名づけられ、**類洞**ともよばれています）に一緒に流れ込みます。ここで、酸素と門脈から来た栄養分を肝細胞が吸収するのです。ビリルビンもここで吸収されます。類洞は肝小葉の中心方向に流れ、**中心静脈**に注がれます。各肝小葉の中心静脈は集まって太くなり、**肝静脈**になって下大静脈を経て、心臓に血液を戻します。

　肝小葉の外側で門脈の枝（**小葉間静脈**）と固有肝動脈の枝（**小葉間動脈**）が走行しているところを、**グリソン鞘**とよびます。グリソン鞘は肝小葉を区切っているのですが、このグリソン鞘には2本の血管のほかに、もう1本の管が通っています。その管が、胆汁を運ぶ胆管の枝（**小葉間胆管**）です。胆汁は肝細胞でつくられますね。肝細胞の配列の間に毛細胆管が走り、胆汁を集めます。毛細胆管はグリソン鞘を通る小葉間胆管に集まり、肝門部へ向かって走行します。==2本の血管は肝門部から肝臓内に向かうのに対し、胆管は肝臓の中から肝門部へ出てくるのです。でもこの3本は、肝臓の中では並んで走っています。==

◎ **肝内胆管での流れの障害**

　肝細胞と血管、胆管の規則的な配列からできあがっているのが肝小葉です。==肝小葉の構造が乱れると、肝内胆管（胆道系のうち、肝臓内を走っている部分）の流れが阻止される==ことは、容易に納得できると思います。小葉構造を破壊する代表的な病気は**肝硬変**や**肝がん**です。

　肝硬変は肝臓内の炎症の跡が線維化した状態で、線維化によって肝内の胆管が分断さ

れてしまいます。また肝がんは、小葉構造を無視して大きくなります。肝臓の小葉構造が壊れて肝臓内での胆汁の流れが阻害されると、肝臓の外に胆汁が出られないことになります。ただし肝臓全体に病変が及ばないかぎり、まったく胆汁が流れなくなるということはありません。

◎ **肝外胆管での流れの障害**

次に、胆汁が肝臓から出た後を考えましょう。

胆嚢管がたとえば胆石（たんせき）で詰まっていたらどうでしょうか。胆汁は胆嚢に行けませんが、総胆管から十二指腸へ流れることはできます。胆嚢で胆汁を濃縮することはできなくなりますが、肝臓でつくられたままの胆汁は十二指腸に注がれます。ですから胆嚢管が詰まっても、便は白くなりません。しかし胆石が総胆管を塞いでしまったら、もはや胆汁は十二指腸へ行けませんね。また、総胆管の下部は膵臓内を貫いて膵管と合流しますが、膵頭部がんで総胆管が圧迫されてつぶれてしまったら、やはり十二指腸に行けません。大十二指腸乳頭が、がんに巻き込まれている場合も同様です。肝臓を出てから十二指腸へ注ぐまでの胆道系が、内腔（ないくう）に詰まりものがあっても、外から圧迫されても、胆汁は便に混ざらなくなります。「お通じの色が薄くなった」ということは、こうした異常が生じていると考えられるのです。

☐ 白い便と黄疸は、うれしくないセット

「お通じの色が薄い」というときには、もう一つ観察すべき項目があります。それは十二指腸に流れなかった胆汁のゆくえです。胆汁の流れが阻害されているとすれば、肝臓でつくられた胆汁は、どこへ行くのでしょうか──。

十二指腸に流れない胆汁は、血液中に吸収されます。血液中に抱合型ビリルビン（直接ビリルビン）が多くなり、皮膚や眼球の結膜（けつまく）が黄色く染まります［▲図Ⅱ㊿］。これが、血液中のビリルビン値が上がり、次いで組織に沈着した状態である黄疸（おうだん）です。

黄疸が最もわかりやすく観察されるのは眼（結膜）です。白眼が黄色っぽく見えて、お通じが白っぽいとなったら、胆汁の流れがおかしいと疑えますね。

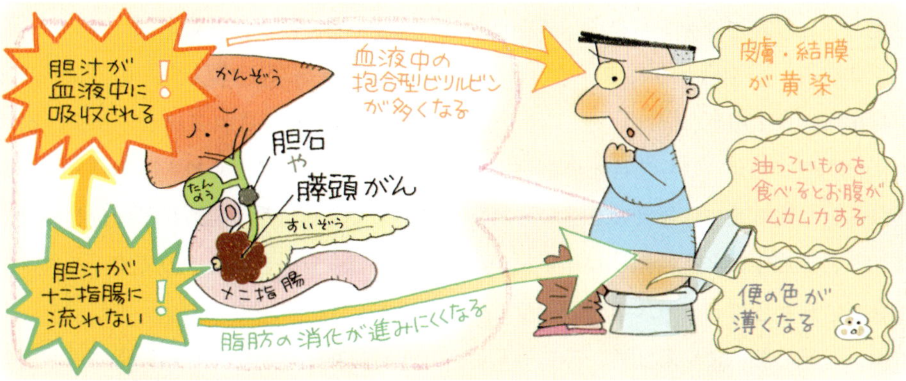

▲図Ⅱ㊿ ● 黄疸のメカニズム

これらの症状は、ある日突然出現するというよりは、徐々に現れてきます。患者さんは、この頃なんだか便が白っぽいと自覚していたり、あるいは油ものを食べるとムカムカすると思っていたりします。なぜムカムカするのでしょう？ 油（脂肪）が十二指腸に入ると、胆汁が分泌される仕組みでした。でも胆汁が出てこないとすると、脂肪の消化が進みませんので、油ものを食べたくなくなるのです。

胆嚢がなくても大丈夫？

さて、胆嚢を病気で切除することがあります。胆汁を濃縮する役割と、胆汁をためておく役割がある胆嚢は、効率よく脂肪を消化するのに役立っているのですが、切除してなくなっても支障はないのでしょうか――。

胆汁*4は3種類に区別できます。肝臓から出てきたばかりの胆汁を C胆汁、胆嚢で濃縮された胆汁を B胆汁、総胆管から十二指腸へ出る胆汁を A胆汁 とよびます［▲図II㊿］。胆嚢を切除すると、十二指腸に分泌される胆汁はA胆汁ではなく、濃度の薄いC胆汁ということになります。胆汁に含まれる胆汁酸には脂肪を乳化し、消化酵素がはたらきやすい形にする役割がありますが、胆汁酸はもちろんC胆汁にも含まれていますから、脂肪の消化には困らないのです。

> **memo**
> *4　胆汁は消化液ではない
> 胆汁は消化液とはいいません。なぜならば、消化液は消化酵素を有しているものを指すからです。消化酵素とは食物を小さく分断するはたらきがあるタンパク質です。脂肪の消化酵素、タンパク質の消化酵素、炭水化物の消化酵素があります。胆汁酸はあくまでも脂肪の消化を助けるもので、消化酵素は含んでいません。胆汁は消化液とよばないことを知っておいてください。

新生児黄疸は、なぜ起こる？

新生児黄疸という生理的現象を聞いたことがあるでしょうか。生まれたての赤ちゃんは、からだの様々な臓器がまだ十分にはたらけなくて、その機能が低い状態です。肝細胞も、ビリルビンをグルクロン酸抱合する能力が十分ではありません。

グルクロン酸抱合がされていないビリルビンのことを非抱合型ビリルビン、あるいは間接ビリルビンといいます。新生児でも赤血球は破壊されていますから、血液中にはヘモグロビンからできた非抱合型ビリルビンがあります。これを肝細胞で抱合型ビリルビンに変えて、胆汁から捨てられたらいいのですが、この能力が不十分なわけです。それで血中の非抱合型ビリルビンが高くなり、黄疸を引き起こすのです。これは生後3～4日からはじまり、2週間程度で治まります。

実は母親の胎内にいる間も、赤ちゃんはビリルビンを処理できません。母体は胎児の非抱合型ビリルビンを胎盤で受け取って、お母さんの肝臓で抱合型ビリルビンにして処

理しています。母体が担う役割は実に幅広く、大変だということを改めて感じます。

🟥 お通じの色が黒かったら

　お通じの色は消化器系のはたらきを示す一つの指標です。白のほかに便の色でもう一つ、気をつけるべき色があります。それは黒です。タール便という言葉を聞いたことがあるでしょう（タールとは、石炭や木材から生成する防腐塗料で、真っ黒でドロっとしています）。タール便は上部消化管での出血を示します。

　消化管は上部消化管と下部消化管に分けて考えることができます［▲図Ⅱ㊴］。上部消化管は食道から胃、十二指腸までを指し、下部消化管は空腸以下の小腸と大腸を指します。下部消化管、特に肛門に近い部位での出血であれば、便の表面に鮮紅色の血液が付着します。何らかの影響で血液が腸管内に長時間停滞していた場合には、黒っぽい便になることもあります。これらももちろん気をつけなければなりません。一方、上部消化管、特に胃、十二指腸で大量の出血があると、血液は食べ物と一緒に消化管を通って行きます。その過程で赤血球のヘモグロビンが分解されてできる大量の鉄は、消化・吸収はされず、酸化して真っ黒になって排出されます［▲図Ⅱ㊴］。なお、食道での大量の出血は、吐血になることが多いです。

　鉄剤を飲んでいる人のお通じは、同じ理由から黒くなります。鉄欠乏性貧血のときには鉄剤が処方されます。鉄剤を飲む人には、「お通じが黒くなりますよ」とあらかじめ説明しておかないと、黒い便が出たときにびっくりしてしまいます。

　鉄剤を飲んでいるわけでもないのに、お通じが黒いというときは、胃や十二指腸で出血している危険性が高いので、放っておかないほうがいいですね。鎮痛薬で胃潰瘍を起こし、タール便になってしまった、というケースも多いので、要注意です。

　白いお通じ、黒いお通じは病気のサインです。だれもが自分のお通じの色をチェックできるように知識を広めるのも、看護師の役割だと思います。

> 看護point
> 鉄剤服用中の患者さんへの説明

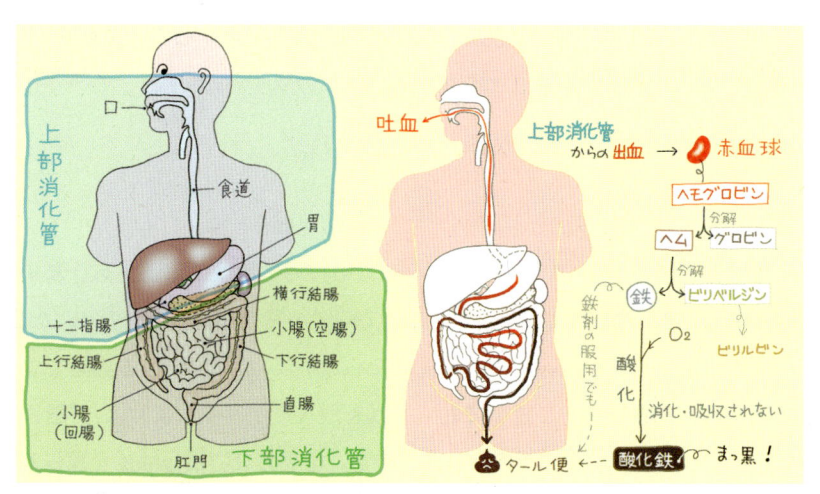

▲図Ⅱ㊴● 消化管内の出血と黒い便

CHAPTER 13 記憶の不思議と認知症
「忘れた」と「覚えられない」は、同じこと？

皆さんは認知症のある患者さんと接したとき、
"さっき説明したのにもう忘れてしまったの？""同じことを何度説明したらいいの？"
と、とまどいを覚えた経験はないでしょうか？
果たして、患者さんは本当に忘れてしまったのでしょうか――。
私たちの"記憶"に焦点を当てて、考えてみることにしましょう。

keyword ・認知症　・短期記憶　・長期記憶　・海馬　・情報の記憶　・扁桃体　・感情の記憶

☐「覚えた」ことならば、「忘れる」こともできる

　「さっき言いましたよ。もう忘れたんですか？」「また忘れちゃったのね」という言葉ほど、認知症（特にアルツハイマー型）の方を傷つけるものはないと思います。なぜなら、「忘れる」というのは「覚える」という前段階があってこそ成り立つからです。「覚えられない」のに「忘れた」と責められたら、嫌な気分になりますよね。
　認知症の方に限らず、皆さんにとっても「聞いたことがない」と「忘れてしまった」とでは意味が違うでしょう？「そんなの聞いた覚えがない」のに、「忘れたのね」と言われたらどうでしょうか。
　私たちの脳には、入ってきた情報を認識し、記憶するはたらきがあります。そして記憶した情報を思い出すこと（想起）ができるので、新しい情報を増やし、情報どうしを比較したり、論理を組み立てたりすることができるのです。覚える、つまり記憶するのは脳です。アルツハイマー型認知症では、新しい情報を記憶することにかかわる神経細胞が障害されるため、新しいことを覚えられないのです。

☐ 記憶の種類

　記憶には、大きく短期記憶と長期記憶の2種類があります。
　短期記憶には、特にワーキングメモリーといわれる数秒の記憶があります。ワーキングメモリーとは、今行っていることについての数秒間の記憶のことです。たとえば、ある人が"たった今そこに置いた眼鏡が見あたらない"、と騒いでいる場面を思い浮かべてみてください。眼鏡をそこ置いても、それを取ってかけてしまえば、"眼鏡をそこに置いたこと"は残しておく必要のない情報です。必要のない情報は長く残しておくことはなく、その場限りで捨てていきます。意味のない数字を見て、数秒間覚えていられ

るというのも、ワーキングメモリーの一つです。

　私たちは一度に7つくらいのことを覚えていられるといわれています。鍋を火にかけて、洗濯機を回して、野菜を切って、などと複数のことを同時に行っていられるのは、ワーキングメモリーのおかげです。しかし同時に覚えておくべき事柄が多くなると、何かを忘れることになるのです。

　ワーキングメモリーよりも長く、数時間ほど保持される記憶を、通常、短期記憶とよびます［▲図Ⅱ㉕］。たとえば、キュウリを洗って、まな板で切って、塩をふって、そしてボウルに入れた、とすると、その後に洗濯物を干すという作業を終えてからでも、"ボウルの中に塩をふったキュウリが入っている"と覚えています。これが短期記憶です。この短期記憶が機能しないと、洗濯物を干し終わってからボウルを見ても、その中に洗って切って塩をふったキュウリが入っていることはわからなくなります。これでは料理をすることも難しくなりますね。

　皆さんは、直前に復習したことが試験に出てラッキー！と、スラスラ問題が解けちゃったという経験があるでしょう。これも短期記憶の一つです。ただし、短期記憶は長くは保持されません。長期記憶の貯蔵庫に入れられなければ、消えてしまう運命です。短期記憶には、脳の側頭葉の奥にある海馬が関与しています。

　さて長期記憶ですが、これはシナプスの結合が強くなるという神経系の変化を伴います。海馬に短期記憶された情報が貯蔵されると長期記憶に変換されます。情報が貯蔵されるというのは、その情報に関する神経細胞（ニューロン）のネットワークが強固に

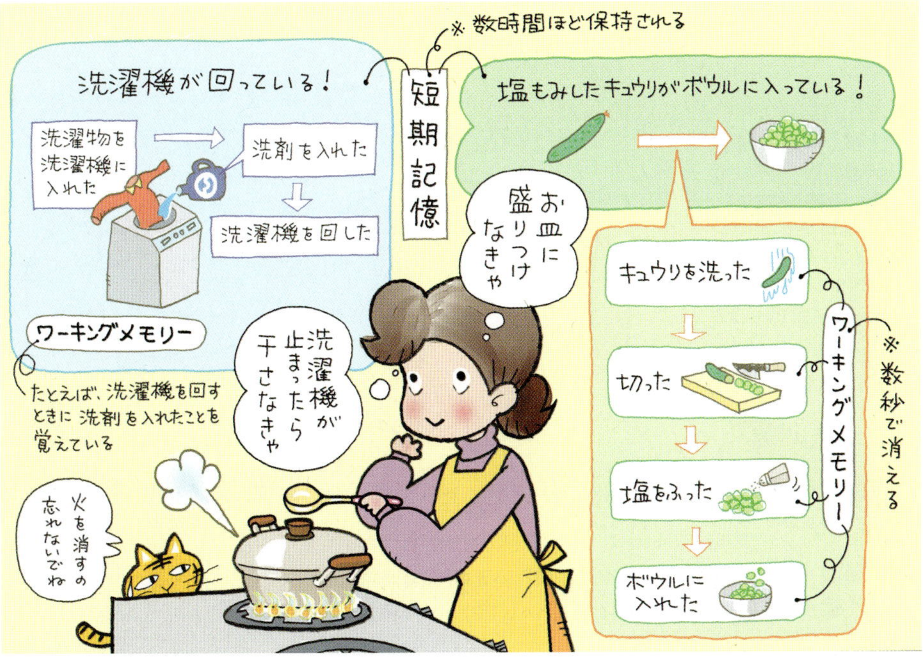

▲図Ⅱ㉕ ● ワーキングメモリーと短期記憶

なるという、脳での変化を指します。神経細胞のネットワークに変化が起こり、情報は想起できる記憶に変わるのです。情報の貯蔵場所は大脳の前頭前野だと考えられています。1〜2歳頃の記憶がないのは、情報を貯蔵する前頭前野がまだ発達していないからだというのは納得できますね。

海馬

　海馬という変わった名前をした場所は、側頭葉にあります。ワーキングメモリーは感覚器からの情報が前頭葉に一時的に記憶されたものですが、これが海馬に伝わると短期記憶となり、さらに海馬は入ってきた情報を長期的な貯蔵庫に入れるかどうかの振り分けをしているといわれています［▲図Ⅱ㊽］。長期記憶の貯蔵庫は前頭葉ですが、海馬での処理がなされないと、新たな長期記憶はできないのです。

　短期記憶、長期記憶には海馬の神経細胞が関与しているといいましたが、この神経細胞は変わっています。神経細胞は一般に増えないといわれており、生まれた後は減る一方で、再生されないと考えられています。これは正しいのですが、例外があって、海馬の神経細胞は幹細胞から新しく分裂していることがわかっています。死滅する神経細胞がある一方で、新しい神経細胞ができているのが海馬なのです。新しい神経細胞ができないと、記憶が障害されるのです。

　一晩寝て覚えていることは、すでに長期記憶の貯蔵庫へ回された情報と考えていいわけです。眠っている間、海馬は情報の振り分けに忙しくはたらいていると考えられています。睡眠をとることは、情報の整理に必要なのです。徹夜して試験勉強をするより、

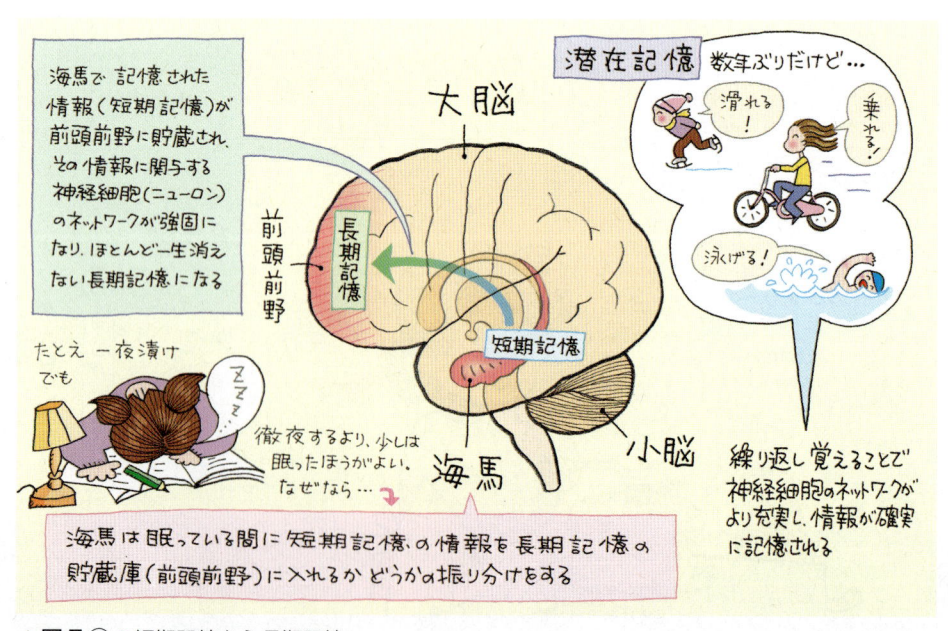

▲図Ⅱ㊽ ● 短期記憶から長期記憶へ

たとえ一夜漬けでも、眠ったほうが覚えています。睡眠中に膨大な量の情報のなかから、格納するものとしないものとが区別され、格納庫へ持っていかれた情報は、翌朝も記憶として残っているからです。もちろん一夜漬けより、もっと前から繰り返して勉強したほうが確実に覚えられます。神経細胞のネットワークがより充実し、早く回るようになるからです。運動でも言葉でも、初めは意識して覚えていきますが、繰り返すうちに意識しないでできるようになります。このようになった記憶を潜在記憶とよびます［▲図Ⅱ㊽］。よく、自転車は一度乗れるようになったらしばらく乗らずにいても、またいつでも乗ることができるといいますが、これが潜在記憶の例です。

海馬の障害

さて、アルツハイマー型認知症[*1]は神経細胞に変性が起こる病気ですが、最初に変性が生じるのが海馬だといわれています。短期記憶、長期記憶に関する大事なはたらきをしている海馬から始まる病気なのです。

> **memo**
> ***1　アルツハイマー型認知症とは？**
> 「アルツハイマー病」「アルツハイマー型認知症」という名前は、ドイツの精神科医で、この病気を初めて発表したアロイス・アルツハイマー（Aloysius Alzheimer、1864〜1915年）に由来します。βアミロイドというタンパクが、脳内に小さな塊をつくり（老人斑といわれています）、神経細胞内にはタウタンパクがたまり（これを神経原線維変化といいます）、神経細胞の変性を起こします。その結果、神経細胞は脱落し、したがって海馬や大脳皮質が萎縮し、脳室が大きくなります。変性が生じている部分では、血流が少ないため酸素消費が少なく、ブドウ糖の消費も減っています。神経細胞は酸素とブドウ糖を使ってエネルギーをつくりますから、これらの消費が少ないということは、活動が低下している証拠です。

普通私たちは、5分前のこと、昨日のこと、1か月前のこと、さらに1年前のこと、それよりもっと前のことを覚えています。記憶しているからこそ、思い出すことができます。でも、アルツハイマー型認知症に限らず、海馬が障害された場合は、覚えることができないのです。ただし、海馬が障害されるより以前に長期記憶として貯蔵されていたことは思い出すことができます。ですから、昔のことはわかるけれど、さっき言ったこと、さっきしたことはわからない、という状況になるのです［▲図Ⅱ㊾］。わからないのは覚えられないからであって、覚えたことを忘れてしまったのではありません。

私たちの毎日の暮らしのなかで、"さっき"がないというのは、ものすごく不安なことだと思いませんか？"さっき"がない、というのはつまり、遠い"昔"と目の前の"今"の世界しかないのです。「さっき言ったでしょう？」は通じません。さっきのことは記憶されないからです。それなのに、「さっき言ったでしょ。もう忘れたの？」と責められたら、どんな気持ちになるでしょうか。記憶できるのなら忘れたことを責められてもしかたないこともあります。でも、記憶がないのに、つまり思い出すべき事柄が脳

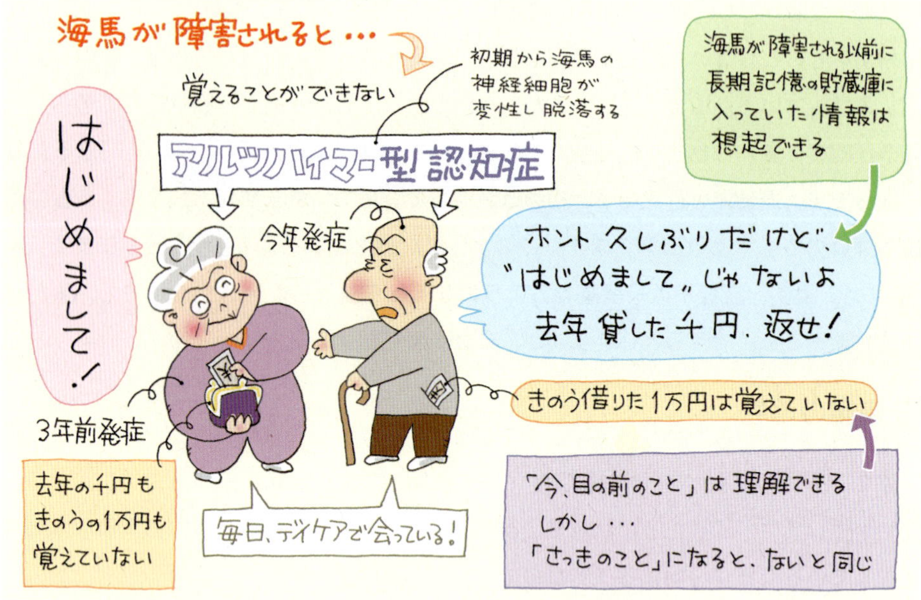

▲図Ⅱ(57)●海馬の障害

に納められていないのに、「それを思い出せないのか」「忘れたのか」と言われても、まったくの言いがかりでしかありませんよね。

海馬の損傷で記憶障害になった方は、昨日会った人にも「初めまして」とあいさつをしてしまうのです。海馬が機能せず、新しいことを覚えられないからです。これはとんでもなく大変な暮らしだということはわかりますよね。

「ご用があれば、ナースコールを押してください」?!

アルツハイマー型認知症の方に「ご用があれば、ナースコールを押してください」と言うのは、まったくナンセンスです。その場では認識できますから、「ハイ」と返事されるでしょう。でも一人になって、見慣れていないナースコールを見ても、ナースコールだとはわかりませんし、まして用があったら押すものとも記憶されていません。ですから、これは何だろうとナースコールをいじっているうちにナースコールが鳴ってしまうのは当然です。それなのに、“用もないのにナースコールを押す人”とレッテルを貼ってしまうナースもいます。また、ナースコールを届かないところに片づけてしまうなんてこともあります。ナースコールが本来の意味をなさないわけですから、ナースコールを置いておいても役に立たないのはわかります。では患者さんは、どこか痛かったり、喉が渇いたり、トイレに行きたいとき、あるいはここ（今自分がいる場所）がどこで、ここにいていいのかどうかと不安になったとき、どうすればいいのでしょうか――。

そうなったとき、大声で人を呼ぶ、あるいはベッドから出て聞ける人を探す、という方法をとるのは、ごく自然な成り行きですね。ところがこうすると今度は、大声で騒ぐ

人、ベッドから離れて危ない人、と思われてしまうことがあります。"さっき"がなくて"今"しかない世界です。なぜここ（ここがたとえば病院だとも記憶されていません）にいるかも記憶されていないし、安心できる場所ではないのですから、だれかに確かめていないと不安でしかたがないだろうということは理解できると思います。

アルツハイマー型認知症は、海馬の神経細胞が脱落し、新しいことを記憶するという脳の機能がなくなっていく病気なのです。病気を理解し、症状としての記憶障害[*2]をよくわかっていないと、患者さんへストレスをかけてしまうことになります。

ナースコールが使えて話ができる方にはナースコールが有効ですが、そうでない場合、ナースが患者さんのニーズを把握する手段は、絶え間ない観察ではないでしょうか。これは意識のない方でもそうですし、アルツハイマー型認知症に限らず、記憶できない状況にある方に共通していえることです。

> **memo**
>
> **＊2　記憶障害**
> たとえば、事故による脳震盪でも記憶障害が生じます。短期記憶ができなくなると、患者さんは入院していても、「ここがどこか」「何で自分はここにいるか」「このチューブは何か」と5分おきにでも尋ねてきます。この場合も、「さっき説明したでしょ。もう忘れたの？」は禁句です。忘れたのではなく覚えられないので、"今"の世界しかない状態にあるからです。

◻ 今、目の前のことは理解できる

私たちは目で物を見て、耳で音を聞いて、それぞれ大脳の視覚野と聴覚野に形と音が伝わります。その音と形の意味は側頭葉の連合野で認識されます。

たとえば、ナースコールを手にして「これはナースコールです」と説明されたとします。海馬に障害があっても、視覚野（後頭葉の皮質）や聴覚野（側頭葉の皮質）、側頭連合野に障害がなければ、ナースコールをそのときは認識できます。目の前の"今"のことは理解できます。もちろんこうした中枢に病変が及んだら、"今"も理解できなくなります。

"今"が認識できるということは大事なことで、たとえば、食事の後に食卓をきれいに片づけてデザートの果物を出すとします。アルツハイマー型認知症の方は、「まだご飯を食べていないのに、お食後（デザート）なの？」と言うかもしれません。目に見えている果物は認識できますが、さっき食べた食事は目に見えませんし、記憶されていないからです。

こういう場合、どうしたらいいでしょうか――。食べ終わった食器がまだ見えているうちに、果物を出したほうがいいのです。なぜかはわかりますよね。"今"見えているものは理解できるからですね。

□ 情報の記憶と感情の記憶

あの授業おもしろかったなあ、と覚えていても、内容はまったく覚えていないということが、皆さんにもあるでしょう。情報の内容の記憶と、感情の記憶は別ものです。

感情の記憶には海馬は関係しないので、**海馬が障害されても感情の記憶は残ります**。感情の記憶は、自分にとって良いか悪いかというポイントで振り分けられますが、その判断基準は生命が脅(おびや)かされるかどうかという本質的なものだといわれており、**扁桃体**(へんとうたい)がその中枢です。扁桃体は海馬の近くにある神経細胞の集まり（**灰白質**(かいはくしつ)）で、親指の爪くらいの大きさです。

p.184 参照 大脳基底核

よく知られた実験ですが、扁桃体を摘出(てきしゅつ)した猿は、ふだんなら近づかないヘビや犬に近づき、噛まれても何度でも繰り返し近づいていくという結果が得られました。この実験から、扁桃体がないと恐怖心がなくなるということがわかりました。つまり、**扁桃体は恐怖心を生む場所**だということです。自分にとって危険だということが恐怖心になるわけですが、扁桃体がないと恐怖心が起こらず、危険なものを避けることができなくなるのです。これは生物にとって、生命維持のうえで危険なことです。そしてこの扁桃体が、感情の記憶に関与しています。

情報の内容の記憶には海馬が必要ですが、感情の記憶には扁桃体が必要です。**海馬に障害があって内容は記憶されなくても、扁桃体が障害されていなければ感情の記憶は残る**のです［▲図Ⅱ㊽］。

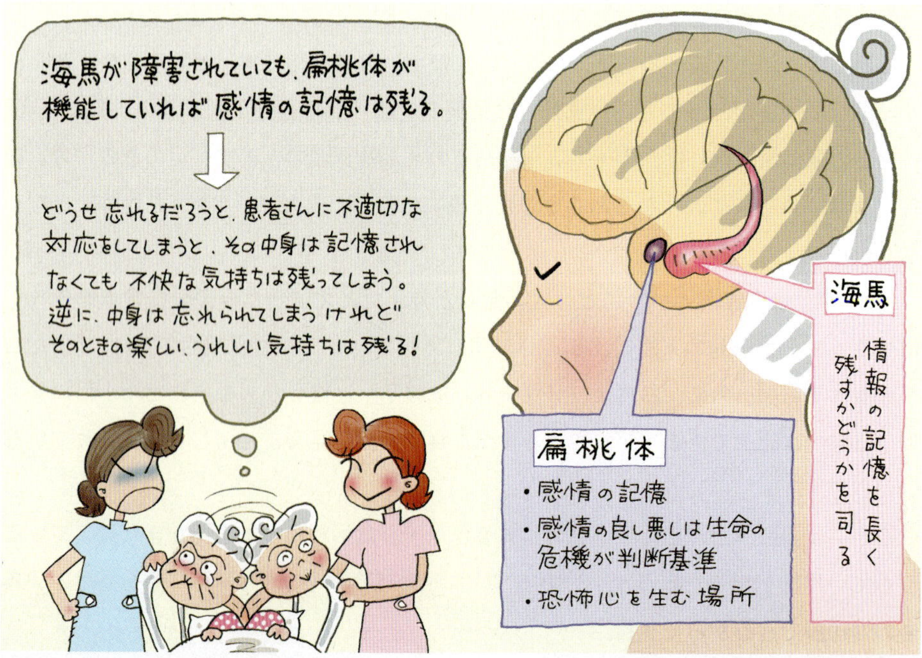

▲図Ⅱ㊽●情報の記憶と感情の記憶

嫌な思いをすると、内容を覚えていなくても不安定になります。さらに、嫌な思いをしたということは記憶に残ります。アルツハイマー型認知症の方もそうです。反対に、楽しいことも記憶に残ります。楽しかったことの中身は覚えていませんが、楽しいと感じた気持ちの記憶は残ります。その時々の感情は記憶されますから、アルツハイマー型認知症の方をはじめ、患者さんと接する際は、なるべく楽しい、あったかい気持ちを味わえるようなケアが求められるのです。

> 看護point
> 認知症のある人への接し方

■ レビー小体型認知症

ご承知のように、認知症にはアルツハイマー型のほか、いろいろなタイプがあります。アルツハイマー型のように、神経に変性が起こるものにレビー小体型認知症があります。あまり知られていないかもしれませんが、アルツハイマー型、脳血管障害型に次いで多く、パーキンソン病でみられるレビー小体（Lewy bodies）というタンパク質が、大脳皮質の神経細胞内に広く沈着します。特に後頭葉に沈着が多く、このためレビー小体型認知症では、記憶障害より先に、幻視、幻聴などが現れます。進行するとパーキンソン病様の運動障害や記憶障害が発生し、比較的早く寝たきりになる病気です。

大脳の後頭葉は視覚中枢があり、そこに脳内の異物による刺激が加わるため、幻視が現れるというのは納得できますね。幻視による不安や、運動障害による転びやすさも加わります。

この章ではアルツハイマー型の記憶障害を中心に説明しましたが、認知症には違うタイプもあり、症状が異なりますので、認知症をひとくくりにしないで、ケアを考えていってください。

もっと勉強したい方へ ～Further Readings

本書は入門書です。もっと詳しく知りたくなった方は、本書の執筆にあたって参考にした以下の文献を手がかりに、さらに学びを深めてください。

参考文献

- **生理学全般**
  1) Barrett, K.E. 他，岡田泰伸監訳：ギャノング生理学，原書23版，丸善出版，2011．
- **解剖学全般**
  2) Platzer, W., 平田幸男訳：分冊解剖学アトラスⅠ；運動器，第6版，文光堂，2011．
  3) Fritsch, H.・Kühnel, W., 平田幸男訳：分冊解剖学アトラスⅡ；内臓，第6版，文光堂，2011．
  4) Kahle, W.・Frotscher, M., 平田幸男訳：分冊解剖学アトラスⅢ；神経系と感覚器，第6版，文光堂，2011．

Ⅰ

- **内部環境とホメオスタシス**
  5) Bernard, C., 長野敬編，小松美彦他訳：ベルナール；動植物に共通する生命現象，朝日出版社，1989．
  6) Cannon, W.B., 舘鄰・舘澄江訳：からだの知恵；この不思議なはたらき，講談社，1981．
- **自律神経**
  7) 佐藤昭夫他：自律機能生理学，金芳堂，1995．
- **ストレス**
  8) 林峻一郎：「ストレス」の肖像；環境と生命の対話，中公新書，1993．
  9) Selye, H., 杉靖三郎他訳：現代社会とストレス，法政大学出版局，1988．
- **からだの仕組みと看護**
  10) 菱沼典子：看護形態機能学；生活行動からみるからだ，第3版，日本看護協会出版会，2011．
  11) 菱沼典子編：ケーススタディ看護形態機能学；臨床実践と人体の構造・機能・病態の知識をつなぐ，南江堂，2003．

Ⅱ

- **骨粗鬆症**
  12) 骨粗鬆症の予防と治療ガイドライン作成委員会編：骨粗鬆症の予防と治療ガイドライン2011年版，ライフサイエンス出版，2011．
  13) 遠藤直人編：骨粗鬆症のすべて，南江堂，2007．
  14) 森井浩世監訳：骨粗鬆症の予防と管理；WHOテクニカルレポート，医薬ジャーナル社，2005．
- **免疫機能、自己免疫疾患**
  15) 多田富雄，南伸坊：免疫学個人授業，新潮文庫，2001．
  16) 多田富雄：免疫の意味論，青土社，1993．
  17) 立花隆，利根川進：精神と物質；分子生物学はどこまで生命の謎を解けるか，文春文庫，1993．
- **脾臓の機能、血液疾患**
  18) 押味和夫：やさしい血液疾患，第5版，日本医事新報社，2009．
  19) 橋本雅一：世界史の中のマラリア；一微生物学者の視点から，藤原書店，1991．
- **脳の機能、認知症**
  20) 池谷裕二，糸井重里：海馬；脳は疲れない，新潮文庫，2005．
  21) 池谷裕二：進化しすぎた脳；中高生と語る［大脳生理学］の最前線，朝日出版社，2004．

INDEX 〈索引〉

欧文

- $C_6H_{12}O_6$ ……………… 196
- H_2CO_3 ……………… 060
- HCO_3^- ……………… 060
- mEq/L ……………… 059
- $NaHCO_3$ ……………… 063
- Pa_{CO_2} ……………… 115
- Pa_{O_2} ……………… 115
- P_{CO_2} ……………… 044、**119**
- pH ……… 007、038、047、059、**060**、108
- P_{O_2} ……………… 044、**117**
- Sa_{O_2} ……………… 115
- Sp_{O_2} ……………… 116

あ行

- 悪性新生物 ……………… 154
- 悪性リンパ腫 ……………… 190
- アシドーシス ……… 047、**058**、063、066、108
- アドレナリン ……… **056**、099、109、200
- アプガースコア ……………… 127
- アミラーゼ ……………… 199
- アランチウス管 ……………… 126
- アルカローシス …… 049、**058**、064
- アルツハイマー型認知症 …… 213
- アルドステロン …… **092**、110、143
- アンギオテンシン受容体阻害薬 ……………… 143
- アンドロゲン ……… 090、**094**
- 1型糖尿病 ……… 055、**201**
- 1秒率 ……………… 048
- 1回換気量 ……………… 050
- 1回(心)拍出量 ……………… 016
- 一酸化炭素中毒 …… 016、120
- in-outバランス ……………… 010
- インスリン ……… **054**、196
- インターロイキン ……………… 173
- ウィリス動脈輪 …… 180、181
- ウィルヒョウのリンパ節 … 158

- 右脚 ……………… 027、166
- うっ血 ……… 005、191
- うつ熱 ……………… 074
- 運動神経 ……………… 081
- 栄養血管 ……………… 125
- ACE 阻害薬 ……………… 143
- 腋窩動脈 ……………… 178
- 液性免疫 ……………… 173
- 壊死 ……… 161、164
- エストロゲン …… **094**、095、150
- エネルギー …… 051、114、119、**197**
- 遠位尿細管 ……………… 140
- 炎症 ……………… 136
- 遠心性神経 ……………… 081
- 横隔膜 …… 049、131
- 黄体 ……………… 096
- 黄体ホルモン … 071、**096**、150
- 黄疸 ……………… 207
- O_2 サチュレーション ……… 116
- 横紋筋 …… **133**、159、162
- オキシトシン ……………… 079
- オッディ括約筋 ……………… 204

か行

- 外頸動脈 ……………… 178
- 外呼吸 …… 044、**045**、121、123
- 概日リズム ……………… 071
- 回旋枝 ……………… 164
- 海馬 ……………… 211
- 灰白質 ……… **184**、216
- 外分泌腺 …… 078、194
- 外肋間筋 …… 049、131
- 拡散 ……… 044、118
- 拡張期血圧 ……………… 019
- 下垂体 ……………… 079
- 下垂体門脈 …… 053、**097**、102
- ガス交換 …… 044、121
- ガストリン ……………… 093
- 下大静脈 …… 023、126
- 活動電位 ……………… 025
- カテコールアミン ……………… 109
- 顆粒球 ……………… 175

- カルシウム拮抗薬 ……………… 144
- カルシトニン …… 091、149
- 肝円索 ……………… 128
- 感覚神経 ……………… 081
- 肝がん ……………… 206
- 換気 ……………… 114
- 肝硬変 …… 128、**190**、206
- 肝細胞 ……………… 202
- 間質液 …… **002**、015、158
- 冠状動脈 ……………… 163
- 肝静脈 ……………… 206
- 肝小葉 ……………… 205
- 関節リウマチ ……………… 176
- 顔面神経 ……………… 085
- 期外収縮 ……………… 034
- 気化熱 ……………… 074
- 気管 …… 041、122
- 気管支喘息 … 042、048、**131**、136
- 基礎体温 ……………… 071
- 機能血管 ……………… 125
- QRS波 …… 028、167
- 求心性神経 ……………… 081
- Q波 ……………… 028
- 胸管 ……………… 158
- 狭心症 ……………… 164
- 虚血性心疾患 ……………… 164
- 近位尿細管 ……………… 140
- クスマウルの大呼吸 ………… 062
- クモ膜下出血 ……………… 181
- グリコーゲン …… 051、200
- グリソン鞘 ……………… 206
- グルカゴン …… 056、200
- グルクロン酸抱合 ……………… 203
- グルコース ……………… 051
- クレアチニン ……………… 140
- 形質細胞 …… 173、188
- 頸動脈小体 ……………… 046
- 頸動脈洞 ……………… 109
- 経皮的酸素飽和度 ………… 116
- 血液ガス …… 044、115
- 月経 …… 095、096
- 血行性転移 ……………… 158

- 結合組織 ……………… 160
- 血漿タンパク …… 004、015
- 血小板 ……………… 191
- ケトアシドーシス ……………… 062
- 原始卵胞 ……………… 095
- 原尿 ……………… 140
- 原発がん ……………… 157
- 降圧利尿薬 ……………… 144
- 抗アルドステロン薬 ……… 144
- 交感神経 …… 042、083、**086**、109、**135**、169
- 交感神経賦活薬 ……………… 136
- 抗原抗体反応 ……………… 173
- 抗原提示 ……………… 172
- 後室間枝 ……………… 164
- 鉱質コルチコイド ……………… 103
- 膠質浸透圧 ……………… 004
- 恒常性 …… 009、088
- 甲状腺機能亢進症 ……… 089
- 甲状腺機能低下症 ……… 089
- 甲状腺刺激ホルモン ……… 097
- 甲状腺刺激ホルモン放出ホルモン ……………… 097
- 甲状腺ホルモン …… 032、**089**、097
- 拘束性(換気)障害 ……… 047
- 好中球 ……………… 171
- 抗利尿ホルモン ……………… 079
- 誤嚥性肺炎 ……………… 067
- コーピング ……………… 105
- 呼吸音 ……………… 043
- 呼吸中枢 …… **046**、131
- 骨格筋 …… 073、081、**133**、159
- 骨芽細胞 ……………… 146
- 骨強度 ……………… 150
- 骨細胞 ……………… 146
- 骨粗鬆症 ……………… 150
- ゴナドトロピン放出ホルモン ……………… 094
- 固有肝動脈 ……………… 179
- コラーゲン ……………… 147
- コレシストキニン … 093、205
- コロトコフ音 ……………… 018

219

INDEX 〈索引〉

さ行

サーカディアンリズム……071
再吸収…………………139、141
臍静脈……………………123
臍帯………………………124
臍動脈……………………123
サイナスリズム……027、034、166
細胞外液……………004、009
細胞傷害性T細胞…………175
細胞性免疫………………175
細胞内液…………………002
サイロキシン……………090
左脚…………………027、166
サプレッサーT細胞…174、175
酸化…………………038、119
酸化ヘモグロビン………115
三尖弁……………………023
酸素分圧………044、115、117
酸素飽和度………………115、116
GI療法…………069、197、198
CO_2ナルコーシス………048
紫外線………………148、153
視覚野……………………215
ジギタリス製剤…………033
糸球体………………139、198
糸球体濾過値……………139
死腔…………………039、050
軸索…………………078、183
刺激伝導系………026、165、166
自己抗体…………………176
自己消化…………………199
自己免疫…………………176
脂質………………………004
思春期……………………094
視床………………………183
視床下部…………………079
シナプス……………078、211
脂肪………………………051
脂肪酸………………051、205
集合管……………………140
収縮期期血圧……………019
重炭酸イオン………047、060
重炭酸ナトリウム………063
絨毛………………………123
出血傾向…………………191
消化管ホルモン…………099
硝子体……………………195
上大静脈…………………023
小脳テント………………183
上皮小体ホルモン………149
上皮組織…………………154
静脈角………………006、158
静脈管……………………126
上腕動脈…………………017
徐脈…………………031、033
腎盂………………………140
心音………………………022
心筋…………022、133、159、162
心筋梗塞……021、161、164
神経細胞……015、182、183、210
神経細胞体………………183
神経線維……………078、183
神経伝達物質……………078
神経分泌細胞……………079
人工透析…………………145
新生児黄疸………………208
心電図………………028、167
浸透圧……………………004
腎動脈……………………138
心拍…………………017、022
心不全……………………021
腎不全……………………063
心房細動…………………035
心房粗動…………………035
随意運動…………………131
膵液……………093、194、199
膵管………………………195
髄鞘………………………159
水素イオン濃度…007、038、059
膵臓………………………194
膵島………………………195
水頭症……………………181
膵頭部がん………………207
水分出納量………………010

ストレッサー………101、135
精子………………………095
静止膜電位………………068
性周期……………………096
性腺刺激ホルモン………094
性染色体…………………094
精巣………………………095
成長ホルモン……056、090、097、200
脊髄腫瘍…………………159
脊髄神経…………………083
セクレチン………………093
舌咽神経………046、047、085
赤血球……015、038、115、175、189
節後線維…………………085
節前線維…………………085
前下行枝…………………164
潜在記憶…………………213
腺細胞……………………015
前室間枝…………………164
全身性エリテマトーデス…176
全身適応症候群…………104
前頭前野…………………212
前頭葉……………………131
総肝管……………………202
総肝動脈…………………179
総頸動脈…………………178
造血幹細胞………………190
僧帽弁……………………023
側頭葉……………………212
側副循環路………………129

た行

タール便…………………209
体温調節中枢……………073
大孔ヘルニア……………183
胎児循環…………………125
大十二指腸乳頭…………204
体循環……………………024
体性神経………082、133
大動脈弓…………………109
大動脈小体………………046

大動脈弁…………………023
第二次性徴………………094
大脳基底核………………183
大脳動脈輪………180、181
大脳辺縁系………………040
胎盤………………………123
脱水…………………009、012
脱分極………………024、068
田原の結節………027、167
短期記憶…………………210
単球………………………172
炭酸…………………047、060
胆汁………………………202
炭水化物……………051、199
弾性線維…………………019
胆石………………………207
単糖類……………………053
胆嚢管……………………202
タンパク質分解酵素……149
チャネル…………………024
虫垂………………………193
中枢神経…………………081
中大脳動脈………………180
聴覚野……………………215
長期記憶…………………210
直接ビリルビン…………203
椎骨動脈…………………178
T波…………………028、168
Tリンパ球………………188
テタニー…………………091
転移がん…………………157
電解質コルチコイド…092、103
電解質代謝ホルモン……143
伝導………………………074
テントヘルニア…………183
頭蓋骨……………………081
頭蓋内圧………033、159、181
導管…………………078、156
洞結節……………………166
橈骨動脈…………………030
糖質コルチコイド…103、200
糖新生……………………054
糖尿病……054、055、061、141、

176、**196**、198
洞房結節⋯⋯⋯⋯027、166
動脈管⋯⋯⋯⋯⋯⋯⋯⋯125
動脈硬化⋯⋯⋯⋯⋯⋯⋯021
ドーパミン⋯⋯⋯⋯⋯⋯109
特殊心筋⋯⋯⋯⋯167、168
トリヨードサイロニン⋯⋯90

な行

内頸動脈⋯⋯⋯⋯⋯⋯⋯178
内呼吸⋯⋯⋯044、**045**、121
内臓筋⋯⋯⋯⋯⋯133、160
内分泌腺⋯⋯⋯⋯078、195
内包⋯⋯⋯⋯⋯⋯183、184
内肋間筋⋯⋯⋯⋯⋯⋯⋯131
ナチュラルキラー細胞⋯⋯177
2型糖尿病⋯⋯⋯⋯055、201
二酸化炭素分圧⋯⋯044、115、**118**
二尖弁⋯⋯⋯⋯⋯⋯⋯⋯023
日常生活行動⋯⋯⋯008、111
日内変動⋯⋯⋯⋯⋯⋯⋯070
ニューロン⋯⋯085、**183**、211
尿管⋯⋯⋯⋯⋯⋯⋯⋯⋯140
尿細管⋯⋯⋯⋯⋯⋯⋯⋯140
尿素窒素⋯⋯⋯⋯007、012
認知症⋯⋯⋯⋯⋯⋯⋯⋯210
ネフローゼ症候群⋯⋯⋯005
ネフロン⋯⋯⋯⋯⋯⋯⋯141
燃焼水⋯⋯⋯⋯⋯010、038
脳圧⋯⋯⋯⋯⋯⋯⋯159、181
脳幹⋯⋯⋯⋯⋯⋯⋯085、183
脳梗塞⋯⋯⋯⋯⋯⋯⋯⋯185
脳腫瘍⋯⋯⋯⋯⋯⋯⋯⋯159
脳神経⋯⋯⋯⋯⋯⋯⋯⋯083
脳脊髄液⋯⋯⋯⋯⋯⋯⋯181
脳底動脈⋯⋯⋯⋯⋯⋯⋯180
脳動脈瘤⋯⋯⋯⋯⋯⋯⋯181
脳内出血⋯⋯⋯⋯⋯⋯⋯182
脳浮腫⋯⋯⋯⋯⋯⋯⋯⋯181
ノルアドレナリン⋯099、109

は行

パーキンソン病⋯⋯⋯⋯217
％肺活量⋯⋯⋯⋯⋯⋯⋯047
肺気腫⋯⋯⋯⋯⋯⋯⋯⋯048
肺循環⋯⋯⋯⋯⋯⋯⋯⋯024
肺静脈⋯⋯⋯⋯⋯⋯**023**、043
肺動脈⋯⋯⋯⋯⋯⋯**023**、042
肺動脈弁⋯⋯⋯⋯⋯⋯⋯023
肺胞⋯⋯⋯⋯⋯⋯⋯⋯⋯042
排卵⋯⋯⋯⋯⋯⋯⋯071、096
白質⋯⋯⋯⋯⋯⋯⋯⋯⋯184
破骨細胞⋯⋯⋯⋯091、146
パルスオキシメーター⋯116
バセドウ病⋯⋯⋯⋯⋯⋯089
バソプレッシン⋯⋯⋯⋯079
白血球⋯⋯⋯⋯⋯⋯⋯⋯175
白血病⋯⋯⋯⋯154、161、**190**
発熱⋯⋯⋯⋯⋯⋯⋯⋯⋯073
ハバース管⋯⋯⋯⋯⋯⋯146
パラソルモン⋯⋯⋯091、149
瘢痕⋯⋯⋯⋯⋯⋯⋯161、165
汎適応症候群⋯⋯⋯⋯⋯104
PQ間隔⋯⋯⋯⋯⋯⋯⋯167
P波⋯⋯⋯⋯⋯⋯⋯028、167
Bリンパ球⋯⋯⋯⋯⋯⋯188
脾腫⋯⋯⋯⋯⋯⋯⋯⋯⋯190
脾静脈⋯⋯⋯⋯⋯⋯⋯⋯186
脾髄⋯⋯⋯⋯⋯⋯⋯⋯⋯186
ヒス束⋯⋯⋯⋯⋯⋯027、166
ビタミンD⋯⋯⋯⋯148、152
脾摘⋯⋯⋯⋯⋯⋯⋯⋯⋯188
脾洞⋯⋯⋯⋯⋯⋯⋯186、187
脾動脈⋯⋯⋯⋯⋯⋯179、186
ヒト絨毛性ゴナドトロピン⋯096
ヒドロキシアパタイト⋯149
非抱合型ビリルビン⋯⋯208
脾門⋯⋯⋯⋯⋯⋯⋯⋯⋯186
ビリルビン⋯⋯⋯⋯202、203
貧血⋯⋯⋯⋯⋯016、116、209
頻脈⋯⋯⋯⋯⋯⋯⋯⋯⋯031
ファーター乳頭⋯⋯⋯⋯204
フィブリノゲン⋯⋯⋯⋯004
フィラメント⋯⋯⋯⋯⋯024
フォルクマン管⋯⋯⋯⋯146
不感蒸散⋯⋯⋯⋯⋯⋯⋯010
不感蒸泄⋯⋯⋯⋯⋯⋯⋯010
腹腔動脈⋯⋯⋯⋯⋯⋯⋯179
副交感神経⋯⋯042、083、**087**、135、169
副腎皮質刺激ホルモン放出ホルモン⋯⋯⋯⋯⋯⋯⋯102
副腎皮質ホルモン⋯097、101
浮腫⋯⋯⋯⋯⋯⋯⋯004、159
不整脈⋯⋯⋯⋯⋯⋯028、034
ブドウ糖⋯⋯**051**、119、140、196
負のフィードバック機構⋯098
プラズマ細胞⋯⋯⋯173、175
プルキンエ線維⋯⋯⋯⋯166
プロゲステロン⋯⋯096、150
分泌⋯⋯⋯⋯⋯⋯⋯⋯⋯141
平滑筋⋯⋯⋯042、**133**、159、204
閉経⋯⋯⋯⋯⋯⋯⋯⋯⋯150
閉塞性（換気）障害⋯⋯048
ペースメーカー⋯⋯026、166
β細胞⋯⋯⋯⋯⋯⋯⋯⋯200
ヘマトクリット値⋯⋯⋯189
ヘモグロビン⋯⋯**115**、189、203
ヘモグロビン酸素解離曲線⋯117
ヘルパーT細胞⋯⋯173、175
ヘンダーソン・ハッセルバルヒの式⋯⋯⋯⋯065、067
扁桃⋯⋯⋯⋯⋯⋯⋯⋯⋯193
扁桃体⋯⋯⋯⋯⋯⋯⋯⋯216
ヘンレ係蹄⋯⋯⋯⋯⋯⋯140
抱合型ビリルビン⋯⋯⋯203
傍糸球体装置⋯⋯⋯⋯⋯142
房室結節⋯⋯⋯⋯⋯027、166
房室ブロック⋯⋯⋯⋯⋯034
放射⋯⋯⋯⋯⋯⋯⋯⋯⋯074
ボウマン嚢⋯⋯⋯⋯⋯⋯139
ボタロー管⋯⋯⋯⋯⋯⋯125
歩調取り⋯⋯⋯⋯⋯026、166
発作性頻拍⋯⋯⋯⋯⋯⋯033
ホメオスタシス⋯⋯009、108

ま行

マクロファージ⋯⋯171、187
末梢血管抵抗⋯⋯⋯020、143
末梢神経⋯⋯⋯⋯⋯⋯⋯081
マラリア⋯⋯⋯⋯⋯⋯⋯192
マンシェット⋯⋯⋯⋯⋯018
満腹感⋯⋯⋯⋯⋯⋯⋯⋯057
右リンパ本管⋯⋯⋯⋯⋯158
ミトコンドリア⋯⋯196、198
迷走神経⋯⋯⋯046、047、**083**
メドゥサの頭⋯⋯⋯⋯⋯128
メモリーB細胞⋯⋯174、175
免疫グロブリン⋯⋯⋯⋯170
毛細胆管⋯⋯⋯⋯⋯202、205
門脈⋯⋯⋯⋯⋯**053**、126、190

や行

輸出管⋯⋯⋯⋯⋯⋯⋯⋯139
輸入管⋯⋯⋯⋯⋯⋯⋯⋯139
羊水⋯⋯⋯⋯⋯⋯⋯⋯⋯122

ら行

卵円孔⋯⋯⋯⋯⋯⋯⋯⋯125
ランゲルハンス細胞⋯⋯172
ランゲルハンス島⋯⋯⋯194
卵巣⋯⋯⋯⋯⋯⋯⋯⋯⋯095
卵胞刺激ホルモン⋯⋯⋯096
卵胞ホルモン⋯071、**096**、150
リンパ液⋯⋯⋯⋯⋯004、006
リンパ球⋯⋯⋯⋯⋯⋯⋯175
リンパ行性転移⋯⋯⋯⋯158
類洞⋯⋯⋯⋯⋯⋯⋯⋯⋯206
洞様血管⋯⋯⋯⋯⋯⋯⋯205
レニン⋯⋯⋯⋯⋯110、142
レニン-アンギオテンシン-アルドステロン系⋯110、143
レビー小体型認知症⋯⋯217
連合野⋯⋯⋯⋯⋯⋯⋯⋯215
濾過⋯⋯⋯⋯⋯⋯⋯004、139

わ行

ワーキングメモリー⋯⋯210
腕頭動脈⋯⋯⋯⋯⋯⋯⋯178

看護につなげる 形態機能学

1999年 6月25日　第1版第 1 刷発行	定価（本体 2,400 円＋税）
2012年10月22日　第2版第 1 刷発行	
2024年 3月15日　第2版第15刷発行	

著　者　菱沼　典子©　　　　　　　　　　　　　　　　　　　＜検印省略＞

発行者　亀井　淳

発行所　株式会社 メヂカルフレンド社

〒102-0073　東京都千代田区九段北3丁目2番4号
麹町郵便局私書箱48号　電話(03)3264-6611　振替 00100-0-114708
https://www.medical-friend.jp

2012 Printed in Japan　落丁・乱丁本はお取り替えいたします
DTP／(有)マーリンクレイン　印刷／(株)加藤文明社　製本／(有)井上製本所
ISBN978-4-8392-1499-9　C3047　　　　　　　　　　　　　107004-087

本書の無断複写は、著作権法上の例外を除き、禁じられています。
本書の複写に関する許諾権は、(株)メヂカルフレンド社が保有していますので、複写される場合はそのつど事前に小社（編集部直通 TEL 03-3264-6615）の許諾を得てください。